W0259392

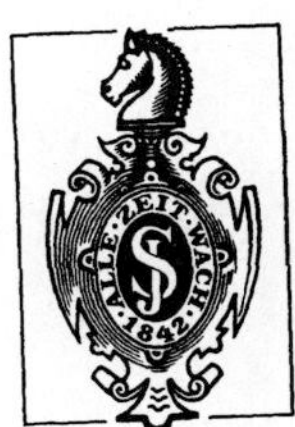
ALLE ZEIT WACH
1842

Untersuchungs- und Behandlungsverfahren in der Gerontopsychiatrie

Herausgegeben von

H. Lauter · H.-J. Möller · R. Zimmer

Mit 25 Abbildungen

Springer-Verlag
Berlin Heidelberg New York Tokyo

Professor Dr. Hans Lauter
Professor Dr. Hans-Jürgen Möller
Dr. Reinhilde Zimmer

Psychiatrische Klinik
der Technischen Universität München
Möhlstraße 26
8000 München

ISBN-13:978-3-540-16289-6 e-ISBN-13:978-3-642-82733-4
DOI: 10.1007/978-3-642-82733-4

CIP-Kurztitelaufnahme der Deutschen Bibliothek
Untersuchungs- und Behandlungsverfahren in der Gerontopsychiatrie / hrsg. von H. Lauter ... – Berlin ; Heidelberg ; New York ; Tokyo : Springer, 1986.
ISBN-13:978-3-540-16289-6

NE: Lauter, Hans [Hrsg.]

2125/3130/543210

Vorwort

In den letzten 15 Jahren zeichnen sich in der Diagnostik und Therapie psychiatrischer Alterskrankheiten einige neuere Entwicklungstendenzen ab. Hierzu gehört unter anderem die Erkenntnis, daß die Hirnarteriosklerose entgegen früheren Annahmen nur für einen relativ geringen Teil der Demenzprozesse im höheren Lebensalter verantwortlich ist. In mindestens der Hälfte der Fälle sind die kognitiven Leistungseinbußen und Persönlichkeitsveränderungen solcher Patienten dagegen auf eine Krankheit zurückzuführen, die vor nahezu 80 Jahren erstmals von Alois Alzheimer an einer präsenilen Patientin beschrieben wurde und seither mit seinem Namen verbunden ist. Aufgrund des Absinkens der Geburtenraten, der gesteigerten Lebenserwartung und der verbesserten Möglichkeiten der Infektionsprophylaxe hat die Prävalenz dieser Erkrankung vor allem in der Gruppe der Höchstaltrigen zugenommen und das Ausmaß einer Epidemie erreicht. Von manchen wird sie als die „Krankheit des Jahrhunderts" bezeichnet. In vielen Industrienationen stellt sie – nach den Herz-Kreislauf-Erkrankungen, den Malignomen und dem Schlaganfall – die vierthäufigste Todesursache dar.

Diese Tatsache hat zu verstärkten Bemühungen geführt, die psychopathologischen Symptome dieser Erkrankung möglichst früh und zuverlässig zu erfassen und sie von nichtorganischen Erkrankungen sowie von anderen Formen der Demenz im Senium und Präsenium abzugrenzen. Wie in anderen Bereichen der Psychiatrie wurden zahlreiche standardisierte Verfahren der klinischen Befunderhebung entwikkelt, die sich der quantifizierenden Methodik bedienen und sich nicht nur auf die psychiatrische Symptomatik erstrecken, sondern auch genauere Aussagen über den körperlichen Gesundheitszustand, Pflegebedürftigkeit und soziale Anpassung des betreffenden Patienten erlauben. Diese Verfahren dienen der diagnostischen Klassifikation, der Korrelation zwischen klinischem Befund und verschiedenen neurobiologischen Parametern, der exakten Verlaufsdokumentation und nicht zuletzt der Evaluation verschiedenartiger Therapieverfahren. Der erste Teil des vorliegenden Bandes soll dem Leser einen Überblick über den gegenwärtigen Stand solcher klinisch-pathometrischen Untersuchungsmethoden in der Geriatrie vermitteln und als Ratgeber bei der Auswahl solcher Verfahren dienen.

Der zweite Teil versucht einen Ausschnitt derjenigen Probleme darzustellen, die mit der Pharmakotherapie älterer Menschen verbunden sind. Der Schwerpunkt liegt dabei ebenfalls bei der Behandlung dementieller Erkrankungen. Während noch bis in die jüngste Zeit hinein die Verbesserung der Hirndurchblutung als ein wesentliches Behandlungsziel bei der Altersdemenz galt, stehen heute solche Präparate im Vordergrund des Interesses, die eine Steigerung des Hirnstoffwechsels erwarten lassen. Biochemische Befunde bei der Alzheimer-Erkrankung haben darüberhinaus zu Versuchen geführt, durch gezielte Beeinflussung bestimmter Neurotransmitter eine Substitution einzelner – möglicherweise spezifischer – Stoffwechseldefizite zu erreichen und damit Demenzprozesse vom Alzheimer Typ in analoger Weise zu beeinflussen, wie dies schon seit längerer Zeit bei der Behandlung der Parkinson-Krankheit der Fall ist. Obwohl sich derartige Hoffnungen bisher noch nicht erfüllt haben, ist die neuropharmakologische Forschung noch stark im Fluß. Berechtigte Erwartungen knüpfen sich besonders an neuere Entwicklungen auf dem Gebiet der Pharmakologie cholinomimetischer Substanzen sowie an die Einführung neuer ACTH- oder vasopressinanaloger Pharmaka und anderer Neuropeptide.

Der dritte und letzte Abschnitt dieses Bandes beschäftigt sich mit neueren apparativen Untersuchungsverfahren, die sich bei der Diagnostik von Demenzprozessen und bei der Evaluation von Therapieverfahren bewährt haben. Zu den am häufigsten angewandten Methoden – dem EEG, den evozierten Potentialen, der Doppler-Sonographie, dem Computertomogramm (CT) des Schädels und der Messung der regionalen Hirndurchblutung – sind in jüngster Zeit vor allem die Positronen-Emissions-Tomographie (PET) und die Nuclear Magnetic Response (NMR) hinzugetreten. Diese Methoden stecken zwar noch in den Anfängen und können derzeit im allgemeinen noch kaum zur klinischen Routinediagnostik hinzugezogen werden. Aber mit der Einführung einer neuen PET-Scan-Generation mit einem stärkeren Auflösungsvermögen, kann heute der Hirnstoffwechsel beim selben Patienten an einem einzigen Tag mehrmals hintereinander in verschiedenen Regionen des Gehirns gemessen und zu den regionalen Dichtebestimmungen der gleichen Hirnregionen in Bezug gesetzt werden, die als Ausdruck veränderter morphologischer Strukturen zu werten sind. Es ist unschwer vorauszusehen, daß aufgrund dieses technischen Fortschritts in den nächsten Jahren neue Erkenntnisse über die Pathogenese von Altersdemenzen und über deren Beeinflussung durch verschiedene Neuropharmaka gewonnen werden können.

Der vorliegende Band erhebt nicht den Anspruch, eine vollständige und umfassende Übersicht über die neuesten Entwicklungen alterspsychiatrischer Forschung zu geben. Die Herausgeber hoffen aber, dem interessierten Leser zumindest einen Einblick in einige wesentliche Fragestellungen vermitteln zu können.

Der Firma Janssen, die das diesem Buch zugrundeliegende Symposion ermöglicht und ausgerichtet hat, und vor allem Herrn Dr. von Loeper danken wir noch einmal für die Gelegenheit zu einem fruchtbaren Informations- und Meinungsaustausch zwischen Klinikern und Mitarbeitern der pharmazeutischen Industrie. Gleichzeitig danken wir den Referenten und Diskussionsteilnehmern der Tagung für ihre aktive Teilnahme und für die zusätzliche Mühe bei der Abfassung und Überarbeitung der Manuskripte.

München

H. Lauter
H.-J. Möller
R. Zimmer

Inhaltsverzeichnis

Teil 1: Klinische standardisierte Untersuchungsverfahren

Teil 2: Beiträge zur Pharmakotherapie

Teil 3: Neuroradiologische, neurobiochemische und neurophysiologische Untersuchungsmethoden

Mitarbeiterverzeichnis

BOSSERT, S., Dr.; Psychiatrische Klinik der Technischen Universität München, Möhlstr. 26, 8000 München

HEISS, W.-D., Prof. Dr.; Max-Planck-Institut für Hirnforschung, Ostmerheimer Str. 200, 5000 Köln 91 (Merheim)

HERRMANN, W. M., Prof. Dr.; Arzneimittelforschung Berlin, Kurfürstendamm 217, 1000 Berlin 15

HUSSER, J., Dr.; Rheinische Landesklinik Köln, Wilhelm-Griesinger-Str. 23, 5000 Köln 91

KANOWSKI, S., Prof. Dr.; Freie Universität Berlin, Abteilung für Gerontopsychiatrie, Reichsstr. 15, 1000 Berlin 19

KOHLMEYER, K., Prof. Dr.; Zentralinstitut für Seelische Gesundheit, Neuroradiologische Abteilung, Postfach 5970, 6800 Mannheim 1

KRANZHOFF, E. U., Dr.; Rheinische Landesklinik Köln, Wilhelm-Griesinger-Str. 23, 5000 Köln 91

KUSS, H. J., Dr.; Universitätsnervenklinik, Nußbaumstr. 7, 8000 München 2

LAUTER, H., Prof. Dr.; Psychiatrische Klinik der Technischen Universität München, Möhlstr. 26, 8000 München

MÖLLER, H.-J., Prof. Dr.; Psychiatrische Klinik der Technischen Universität München, Möhlstr. 26, 8000 München

SALETU, B., Prof. Dr.; Psychiatrische Universitätsklinik, Lazarettgasse 14, A-1097 Wien

SCHÄRER, E., Dr.; Arzneimittelforschung Berlin, Kurfürstendamm 217, 1000 Berlin 15

WAGNER, O., Dipl.-Psych.; Psychiatrische Klinik der Universität Heidelberg, Voßstr. 4, 6900 Heidelberg 1

ZIMMER, R., Dr.; Psychiatrische Klinik der Technischen Universität München, Möhlstr. 26, 8000 München

Teil 1: Klinische standardisierte Untersuchungsverfahren

1. Pathometrische Verfahren in der Geriatrie

R. Zimmer, S. Bossert und H. Lauter

1 Einführung

In den letzten zwei Jahrzehnten ist es zu einem zunehmenden Bedarf an solchen Techniken gekommen, mit deren Hilfe die Probleme, Bedürfnisse und Veränderungen älterer Menschen beschrieben und quantifizierend erfaßt, vor allem aber ihr körperliches Befinden, ihre geistige Rüstigkeit und ihr soziales Beziehungsgefüge in objektiver Weise gemessen werden kann. Es wurden daher standardisierte Beurteilungsinstrumente entwickelt, die es erlauben, bestimmte Kriterien des körperlichen und seelischen Gesundheitszustandes oder der sozialen Anpassung in einheitlicher Form abzuschätzen und den Ausprägungsgrad des jeweiligen Merkmals auf einer Skala des betreffenden Meßinstrumentes anzugeben. Soweit es sich hierbei um die quantifizierende Erfassung des psychiatrischen Befundes handelt, hat sich hierfür der Begriff „Psychopathometrie" eingebürgert. Als psychopathometrische Verfahren bezeichnet man heute alle Formen der standardisierten psychiatrischen Datenerhebung, gleichgültig, ob es sich um objektive Meßmethoden im engeren Sinne oder um Schätzskalen handelt, ob sie bei der Diagnosestellung, Verlaufsbeschreibung oder Therapieprüfung eingesetzt werden und ob sie der Erhebung psychopathologischer Merkmale dienen oder bei der Erfassung anamnestischer, somatischer oder sozialer Informationen Anwendung finden, die für die psychiatrische Beurteilung von Belang sind. Durch psychopathometrische Verfahren wird z. B. ein psychiatrischer Befund, der beim üblichen anamnestischen Gespräch oder diagnostischen Interview nur eindrucksmäßig wahrgenommen und beschrieben werden kann, mit Hilfe einer standardisierten Methode objektiviert, mit Hilfe eines Zahlenwertes ausgedrückt und damit besser kommunizierbar und nachprüfbar. Die Entwicklung solcher psychopathometrischer Techniken ist gerade auf dem Gebiet der Geriatrie besonders groß. Der Anstieg der durchschnittlichen Lebenserwartung und die relative Zunahme älterer und höchstaltriger Personen an der Gesamtbevölkerung hat auf epidemiologischem Gebiet zu der Notwendigkeit geführt, den gegenwärtigen und künftigen Bedarf an medizinischen, psychiatrischen und sozialen Behandlungs- und Versorgungsmaßnahmen für die Population der Älteren als Ganzes, für bestimmte Risikogruppen und für jeden einzelnen Betroffenen möglichst frühzeitig abzuschätzen. Die Verfeinerung der somatischen Diagnostik, etwa auf dem Gebiet der Labormedizin, Neurophysiologie, Neuroradiologie, Neurochemie und Neuropathologie hat das verständliche Bedürfnis geweckt, quantifizierbare biologische Parameter mit meßbaren psychiatrischen Daten in Beziehung zu setzen und damit im Bereich der klinischen Forschung das Verständnis für Pathogenese und Ätiologie psychiatrischer Alterserkrankungen zu fördern. Auf dem Gebiet der Therapieforschung werden neue pharmakologische, psychotherapeutische und rehabilitative Behandlungsverfahren erprobt, deren Wirksamkeit nur durch subtile psychopathometrische Techniken nachgewiesen werden kann.

Für das Gebiet der Geriatrie ergeben sind daher für die *Anwendung psychopathometrischer Verfahren folgende Zielsetzungen:*

a) *Merkmalsdiagnostik:* Quantifizierende Beschreibung psychischer Normabweichungen im Querschnitt. Sie dient der Korrelation von psychopathologischen Merkmalen mit biologischen Parametern oder der Auswahl von Patienten für Therapiestudien und schafft die Ausgangsinformation für Verlaufsbeschreibungen.
b) *Syndromatologische und nosologische Diagnostik:* Sie dient der Zuordnung von Einzelfällen zu möglichst homogenen diagnostischen (syndromatologischen oder nosologischen) Kategorien und bildet somit eine unerläßliche Voraussetzung für die Evaluation von Therapieverfahren oder die Überprüfung pathogenetischer bzw. ätiologischer Hypothesen.
c) *Indikationsdiagnostik:* Sie beinhaltet Aussagen über den vermutlichen Spontanverlauf einer Erkrankung und über deren voraussichtliches Ansprechen auf spezifische Therapieverfahren. Sie erlaubt daher Aussagen darüber, welches Behandlungsverfahren in einem individuellen Fall am geeignetsten ist.
d) *Versorgungsdiagnostik:* Das psychopathometrische „assessment“ ermöglicht sowohl für den individuell Betroffenen als auch für größere Gruppen älterer Menschen eine Aussage darüber, welche Versorgungsangebote im Rahmen der Möglichkeiten offener und geschlossener Altenhilfe zum gegenwärtigen Zeitpunkt notwendig und erfolgversprechend sind oder welcher Bedarf an derartigen Angeboten voraussichtlich in der nächsten Zeit zu erwarten ist.
e) *Verlaufsdiagnostik:* Sie ermöglicht die Erfassung von Veränderungen des psychiatrischen Befundes im Längsschnitt, also im Verlauf einer bestimmten Zeitspanne und erlaubt somit die genaue Beurteilung des Spontanverlaufs bestimmter Erkrankungen wie auch die Evaluation verschiedener Therapieverfahren.

Zur Erreichung dieser Zielsetzung bedienen sich die psychopathometrischen Beurteilungsverfahren bestimmter Techniken. In der Geriatrie werden vor allem folgende technische Prinzipien angewandt:

Fremdbeurteilungsverfahren: Die Beurteilung wird durch geschulte Beobachter der Bezugspersonen durchgeführt. Sie stützt sich auf Aussagen der Patienten und/oder Beobachtungen des Untersuchers. Fremdbeurteilungsverfahren müssen die üblichen Gütekriterien eines psychologischen Tests (Objektivität, Reliabilität, Validität, Normierung) erfüllen und auf das spezielle Ausbildungsniveau des Untersuchers zugeschnitten sein. Dementsprechend gibt es Skalen für psychiatrisch geschulte Ärzte – z. B. die SCAG (Sandoz Clinical Assessment Geriatric, Shader et al. 1974), für psychiatrisch erfahrenes Personal (z. B. die LPRS (London Psychiatric Rating Scale, Hersch et al. 1978)), Instrumente, die von Ärzten, Sozialarbeitern und klinischen Psychologen verwandt werden können (z. B. das CARE (The Comprehensive Assessment and Referral Evaluation, Gurland et al. 1977) und solche, die z. B. auch von Angehörigen der Patienten auszufüllen oder zu beantworten sind (z. B. I-ADL (Instrumental Activities of Daily Living, Lawton u. Brody 1969)). Die Skalen unterscheiden sich oft auch durch den Beobachtungszeitraum, auf den sie sich beziehen; sie können sich ausschließlich auf den Zeitpunkt der Beobachtung erstrecken oder einen gewissen Zeitpunkt vor der Untersuchung mit einbeziehen.

Selbstbeurteilungsverfahren: Hierbei stuft der Patient selbst gegenwärtiges oder vergangenes Verhalten auf einer Schätzskala ein. Damit wird der Nachteil von beurteilerbedingten Verzerrungen vermieden, der mit dem Fremdbeurteilungsverfahren verbunden ist. Außerdem hat die Selbstbeurteilung den Vorteil, daß sie für den Untersucher zeitökonomisch ist. Andererseits fallen bewußte oder unbewußte Verfälschungstendenzen des Patienten (z. B. Verleugnung oder Überbewertung von Krankheitssymptomen) stärker ins Gewicht. Die Selbstbeurteilungsinstrumente stellen eine Ergänzung zu den Fremdbeurteilungsskalen im Sinne einer multimethodalen Psychodiagnostik dar, besonders, wenn es um die Erfassung affektiver Zustände, Einstellungen oder Befindlichkeiten des Patienten geht.

Leistungstests: Die Ergebnisse objektiver Tests basieren im Gegensatz zu den Fremdbeurteilungsskalen nicht auf den Aussagen des Untersuchten, sondern auf seiner Reaktion gegenüber vorgegebenem Reizmaterial. Sie dienen der Analyse bestimmter Funktionen, wie Orientierung, Gedächtnis, Aufmerksamkeit, Konzentration oder höhere kognitive Funktionen unter dem Gesichtspunkt der Leistung. Dieses Gebiet hat sich inzwischen zu einem eigenständigen, umfangreichen psychologischen Forschungsbereich entwickelt. Im klinischen Bereich werden die objektiven Leistungstests heute als Teil der umfassenderen neuropsychologischen Untersuchung im Zusammenhang mit bestimmten Krankheitsbildern zunehmend systematisch untersucht. In der Geriatrie gibt es aber nur wenige spezifisch für ältere Patienten entwickelte objektive Leistungstests. Einige einfache klinische Demenztests wurden aus der Empirie heraus entwickelt. Bei der genaueren Erfassung leichterer organischer Funktionseinbußen und höherer kognitiver Leistungen wird meist auf Testverfahren zurückgegriffen, die ursprünglich bei jüngeren Patienten entwickelt wurden und in erster Linie von klinischen Psychologen angewandt werden. Ansätze zur Entwicklung einer umfassenden Neuropsychologie der Demenzen bzw. der verschiedenen Demenzformen sind besonders im angloamerikanischen Sprachraum zu beobachten.

Halbstandardisierte oder halbstrukturierte Interviewverfahren: Bei vielen Fremdbeurteilungsverfahren im Bereich der Geriatrie ist die Beobachtungssituation selbst nicht vorgegeben. Dem Untersucher, der beispielsweise bei dem Fremdbeurteilungsverfahren SCAG das „Frischgedächtnis" oder die „geistige Klarheit" eines Patienten beurteilen soll, bleibt es selbst überlassen, welche der Fragen er an den Patienten richtet, in welcher Reihenfolge er sie stellt oder welche Verhaltensbeobachtungen er in die Beurteilung mit einbezieht. Demgegenüber haben halbstandardisierte Interviewinstrumente (wie z. B. das Goldberg-Interview, Goldberg et al. 1970) oder das GMS (Geriatric Mental State) Schedule

(Gurland et al. 1976b, Copeland et al. 1976) den Vorteil, daß sie Art und Reihenfolge der Fragen zumindest teilweise strukturieren und damit auch die Beobachtungssituation selbst bis zu einem gewissen Grad standardisieren.

Systematische Verhaltensanalyse: Die Verhaltensbeobachtung erreicht hier einen höheren Grad an Objektivierung wie beispielsweise in den üblichen Fremdbeurteilungsinstrumenten, da bestimmte Verhaltensdetails oder Verhaltenskomplexe in bestimmten Beobachtungssituationen direkt ausgezählt werden, z.B. Häufigkeit, mit der ein Patient sich außerhalb des Bettes aufhält, eine bestimmte Tätigkeit ausübt oder mit Bezugspartnern kommuniziert.

Die *Dimensionen*, die mit Hilfe dieser Verfahren erfaßt werden können, beziehen sich auf die Beurteilung des körperlichen, psychischen und sozialen Befundes. Die enge Verflechtung zwischen körperlicher, psychischer und sozialer Gesundheit im Alter und die hierdurch vorhandene Notwendigkeit der gleichzeitigen Erfassung mehrerer Dimensionen spiegelt sich einmal in der Multidimensionalität vieler Meßinstrumente wider, andererseits hat sich eine eigene Gruppe standardisierter Erhebungsinstrumente entwickelt, die durch Addition spezieller eindimensionaler Skalen mehrere Dimensionen standardisiert erfassen. Diese verschiedenen zu beschreibenden Dimensionen wurden der vorliegenden Skalenzusammenstellung in Anlehnung an Kane u. Kane (1983) als *Einteilungsprinzip* gewählt. Obwohl aufgrund zahlreicher Überschneidungen scharfe Trennungslinien nicht immer zu ziehen sind, erschien die Einteilung nach dimensionalen Gesichtspunkten im Gegensatz zu dem sonst in der Psychopathometrie eher üblichen methodischen Einteilungsprinzip angesichts der recht unübersichtlichen Vielfalt von Skalen in der Geriatrie und unter Berücksichtigung der Tatsache, daß einige Instrumente aus einem Aggregat mehrerer methodischer Verfahren bestehen, am geeignetsten.

Entsprechend den genannten Dimensionen können vier Skalengruppen unterschieden werden (Tabelle 1).

Die psychopathometrischen Verfahren beschränken sich also nicht auf die Erhebung psychopathologischer Daten, sondern beziehen auch Informationen über das körperliche Befinden und die soziale Anpassung des Patienten mit ein, da dies Aspekte sind, die auch bei der nichtstandardisierten Erhebung psychiatrischer Befunde berücksichtigt werden. Diesem multidimensionalen Aspekt kommt in der Geriatrie und der Gerontopsychiatrie wegen der im Alter meist vorliegenden Multimorbidität eine größere Bedeutung als in der Psychiatrie im Erwachsenenalter zu. Es wäre daher sogar angebracht, in der Geriatrie in Zukunft von psycho-, somato- und sozio-pathometrischen Beurteilungsverfahren zu sprechen.

Auf dem Gebiet der *körperlichen Störungen* liegt eine umfangreiche Skalenliteratur vor. Sie umfaßt die Beurteilung der sogenannten Alltagsaktivitäten, die Aussagen über die im Alter so wichtig werdende Frage der Pflegebedürftigkeit erlauben, sowie Verfahren zur Registrierung und Erkennung bestehender somatischer Erkrankungen.

Die standardisierten Beurteilungsverfahren zur Erhebung des psychiatrischen Befundes sind sehr vielfältig. Es können standardisierte Verfahren zur psychiatrischen Fallidentifikation, nosologischen Diagnostik, Diagnostik auf

Tabelle 1. Einteilung der standardisierten pathometrischen Beurteilungsverfahren in der Geriatrie

1	*Instrumente zur Erfassung des körperlichen Gesundheitszustandes*
1.1	Standardisierte Verfahren zur vorwiegend medizinischen Beurteilung des Gesundheitszustandes
1.2	ADL- und I-ADL-Skalen
2	*Instrumente zur Erhebung des psychiatrischen Befundes*
2.1	Standardisierte Beurteilungsverfahren zur psychiatrischen Fallidentifikation
2.2	Standardisierte Beurteilungsverfahren zur nosologischen Diagnostik
2.3	Standardisierte Beurteilungsverfahren zur Erfassung psychopathologischer Symptome und Syndrome
2.3.1	Instrumente zur klinischen Beurteilung der gesamten Bandbreite psychopathologischer Symptome und Syndrome bei dementiellen Erkrankungen
2.3.2	Instrumente zur Erfassung psychopathologischer Teilaspekte
2.3.2.1	Kognitive Störungen: „Einfache" Skalen zur Beurteilung des Schweregrades der kognitiven Störungen „Erweiterte" Skalen zur Beurteilung des Schweregrades der kognitiven Störungen
2.3.2.2	Schweregrad und Verlaufsmessung akuter exogener Psychosen
2.3.2.3	Affektive Störungen
2.4	Instrumente zur Stadieneinteilung dementieller Erkrankungen im Alter
3	*Instrumente zur Erhebung des sozialen Befundes*
3.1	Standardisierte Beurteilungsverfahren zur Erfassung der Häufigkeit und Möglichkeiten von sozialen Interaktionen
3.2	Selbstbeurteilungsverfahren zur Erfassung der „Lebenszufriedenheit"
3.3	Standardisierte Beurteilungsverfahren zur Einschätzung der Angepaßtheit von Institutionen an die Bedürfnisse älterer Menschen
4	*Sogenannte „mehrdimensionale" Beurteilungsverfahren*
4.1	„Einfache mehrdimensionale" Beurteilungsverfahren
4.2	„Additive mehrdimensionale" Beurteilungsverfahren

Symptom- oder Syndromebene, Erfassung der gesamten Bandbreite des psychopathologischen Befundes bzw. von psychopathologischen Teilaspekten und Instrumente zur Stadieneinteilung dementieller Erkrankungen im Alter unterschieden werden.

Die Instrumente zur Erhebung des sozialen Status beziehen sich auf die Erfassung der Häufigkeit und Intensität von sozialen Interaktionen, der Lebenszufriedenheit und Coping-Strategien und der Einschätzung des Einflusses von Institutionen auf die Bedürfnisse älterer Menschen.

Die letzte Gruppe, die „additiven" mehrdimensionalen Beurteilungsverfahren gehen auf die „einfachen" mehrdimensionalen Verhaltensbeobachtungsinstrumente vom Typ der Stockton Geriatric Rating Scale zurück. Sie stellen „zusammengesetzte" Instrumente dar, die auf der Addition mehrerer Skalen beruhen und ein spezialisiertes Urteil oft durch verschieden geschulte Mitarbeiter eines multidisziplinären Teams liefern können.

Die *Schwierigkeiten bei der Anwendung* der standardisierten Untersuchungsverfahren bei älteren Patienten sind im allgemeinen groß. Sowohl unter dem

Aspekt der Symptomatologie als auch unter dem Gesichtspunkt des Alters ist die Belastbarkeit deutlich herabgesetzt.

Eine der wichtigsten Anforderungen an die Untersuchungsverfahren ist daher die *Alterseignung*. Hier müssen verschiedene Aspekte, wie Gestaltung der Untersuchungssituation, Motivation, Inhalt des Testmaterials, zeitliche Belastbarkeit und körperliche, vor allem motorische und sensorische Behinderungen und, im psychischen Bereich, die Änderungen der Intelligenzstruktur, berücksichtigt werden.

Bei der Gestaltung der Untersuchungssituation sollte auf eine längere Motivierungsphase und die Vermeidung von Mißerfolgs- oder Imkompetenzgefühlen wegen der ohnehin geringen Motivation und Risikofreudigkeit der älteren Patienten geachtet werden. Die Motivation kann durch Vergrößerung des Anteils an sinnvollem Untersuchungsmaterial und z.B. durch Einbau spezieller Fragen des Interviews in einen natürlichen Gesprächskontext erhöht werden. Die oft nicht zu umgehende zeitliche Belastung kann durch fraktionierte Untersuchungen an mehreren Tagen reduziert werden. Den körperlichen, motorischen und sensorischen Beeinträchtigungen sollte durch entsprechende motorische Hilfen, lautes, langsames Sprechen bzw. durch Vergrößerung des Testmaterials oder durch optische Hilfen Rechnung getragen werden. Die Veränderung der Intelligenzstruktur erfordert bei leichten kognitiven Leistungseinbußen differenzierte Untersuchungsverfahren, wenn eine Abgrenzung vom normalpsychologischen Bereich möglich werden soll.

Bei pharmakologischen Untersuchungen ist die hohe intraindividuelle Variabilität hinsichtlich kognitiver Leistungen besonders bei der psychometrischen Messung von Behandlungseffekten bei gerontopsychiatrischen Patienten mit organischem Psychosyndrom zu berücksichtigen. Und es ist schließlich stets zu fragen, welche Relevanz der Nachweis von positiven Veränderungen im psychometrischen Testverfahren für das Alltagsleben des betreffenden Menschen aufweist, ob also der jeweilige Test auch jene Leistungen widerspiegelt, die für die täglichen Anforderungen des betreffenden Patienten tatsächlich von Bedeutung sind.

Die hier vorgenommene *Auswahl der standardisierten Beurteilungsverfahren* erfolgt nach dem Gesichtspunkt ihrer Brauchbarkeit für klinisch-geriatrische oder spezielle gerontopsychiatrische Fragestellungen. Sie soll und kann daher keinen Anspruch auf Vollständigkeit haben. Das Ziel besteht vielmehr darin, dem in der gerontopsychiatrischen und geriatrischen Forschung tätigen Psychiater oder Psychologen durch Hinweise auf die vorhandenen Skalen ein Arbeitsinstrument in die Hand zu geben, das ihm in kurzer Zeit eine Orientierung erlaubt, zumal im deutschen Sprachraum dieses Gebiet der klinisch orientierten geriatrischen psychopathometrischen Beurteilungsverfahren bisher kaum zusammenhängend dargestellt wurde. Die Instrumente zur Erhebung des psychiatrischen Befundes, des körperlichen Funktionszustandes (ADL- und I-ADL-Skalen), sowie die „einfachen" und „additiven" mehrdimensionalen Beurteilungsverfahren sind in der vorliegenden Skalenzusammenstellung insgesamt ausführlich berücksichtigt, während bei den Instrumenten zur vorwiegend medizinisch orientierten Beurteilung des körperlichen Gesundheitszustandes sowie den Skalen zur Erhebung des sozialen Befundes nur beispielhaft die wichtigsten Skalen Erwähnung fanden. Von einigen Ausnahmen abgesehen, die sich auf speziell klinische Skalen beziehen, blieb das große Gebiet der objektiven psychologischen Leistungstests unberücksichtigt.

Unter den aufgeführten standardisierten Beurteilungsverfahren wurden nur jene Meßinstrumente berücksichtigt, die bereits für geriatrische oder gerontopsychiatrische Patienten zusätzlich validiert und/oder normiert oder speziell für diese Population entwickelt wurden. Eine Ausnahme bilden die psychopathometrischen Verfahren für akute exogene Psychosen, die im deutschen Sprachraum entstanden sind. Diese Skalen sind zwar noch nicht für geriatrische Patienten ausreichend normiert und validiert, aber aufgrund der standardisierten Erfassung von kognitiven Störungen können sie für die Gerontopsychopathometrie Bedeutung erlangen. Für die meisten der aufgeführten Beurteilungsverfahren gilt der kritische Einwand, daß sie in angloamerikanischen Ländern, hauptsächlich in den USA, entwickelt und standardisiert wurden. Ihre Übertragbarkeit auf deutsche oder europäische Verhältnisse ist aufgrund andersartiger soziokultureller Bedingungen in Frage gestellt. Diese Problematik läßt sich durch eine Übersetzung der Items und Faktorenskalen aus dem Englischen ins Deutsche nicht beheben. Es ist daher notwendig und sinnvoll, diese Instrumente für den deutschen Sprach- und Kulturraum zu normieren und validieren. Diese Anpassung an deutsche Klinik- oder Altenpflegeheimbedingungen und Patientencharakteristika erscheint um so dringlicher, wenn man bedenkt, daß Untersuchungen zur Reliabilität und Validität selbst für die amerikanischen und englischen „Originalinstrumente" noch ausstehen bzw. bislang erst in sehr kleinen Stichproben erfolgt sind.

Als wichtigste Literaturquellen für die ausgewählten Skalen sind die Übersichten von Salzman (Salzman 1981, Salzman et al., 1972a, b), die CIPS-Skalensammlung, das Buch von Kane u. Kane (1983), die noch unveröffentlichte Skalenzusammenstellung von E. Lehmann und für die Skalen der akuten exogenen Psychosen die Skalenzusammenstellung von Erzigkeit et al. (1978) zu nennen. Die Übersicht über die Skalen wird durch Tabellen erleichtert, auf denen Item-Anzahl, Antwortkategorien und Merkmalsbereiche spezifiziert sind.

2 Instrumente zur Erfassung des körperlichen Gesundheitszustandes

Die Erhebung des somatischen Befundes ist – wie bereits erwähnt – in der geriatrischen Forschung wegen der bei älteren Patienten meistens vorhandenen Multimorbidität von besonderer Bedeutung. Hierbei geht es neben der medizinisch exakten Auflistung von Expertendiagnosen um die Beurteilung des gesamten Gesundheitszustandes, wie er z.B. bei Planungen im Rahmen der Versorgungsmedizin oder bei Beurteilung der Auswirkungen körperlicher Erkrankungen auf den psychischen Zustand und umgekehrt benötigt wird.

Für die objektive Beschreibung des Gesundheitszustandes, insbesondere seine Auswirkungen auf die Selbstversorgung, haben sehr früh Skalen zur Beurteilung der Alltagsaktivitäten an Interesse gewonnen. Sie stellen neben dem obengenannten vorwiegend diagnostisch-medizinisch ausgerichteten somatischen Beurteilungsverfahren einen eigenständigen Skalentyp dar und werden als ADL-(Activities of Daily-Living) Skalen bezeichnet. Mittels dieser Skalen wird die Durchführbarkeit von alltäglichen Verrichtungen, wie z. B. Anziehen, Wohnungsversorgung, Nahrungsaufnahme etc., also die negativen Auswirkungen von körperlichen und neuropsychiatrischen Erkrankungen auf die Selbstversorgung beurteilt. Als Untergruppe innerhalb dieses Skalentyps werden die I-ADL-(Instrumental Activities of Daily-Living) Skalen (Lawton u. Brody 1969) abgegrenzt. Sie berücksichtigen komplexere Tätigkeiten wie Telefonieren, Einkaufen usw., deren Ausführung auch stark von der sozialen Lebenssituation des betreffenden Patienten sowie von psychischen Faktoren wie Gestimmtheit, Motivation oder kognitive Fähigkeiten bestimmt sind.

Zusammengefaßt können im Bereich der somatischen Befunderhebung also 2 Skalentypen unterschieden werden:

1. Die standardisierten Verfahren zur vorwiegend medizinischen Beurteilung des Gesundheitszustandes und
2. die ADL- und I-ADL-Skalengruppe zur Beurteilung der Selbstversorgung bzw. Pflegebedürftigkeit.

2.1 Standardisierte Verfahren zur vorwiegend medizinischen Beurteilung des Gesundheitszustandes

Die Thematik dieser Skalen bezieht sich im allgemeinen auf verschiedene Aspekte wie Feststellung der Diagnosen, Erfassung der Labordaten, der Anzahl von Krankenhausbehandlungen, Bett-Tagen zu Hause und Arztbehandlungen und Beurteilung des subjektiven Krankheitsgefühls, von Schmerzzuständen und Unwohlsein.

Erfahrungen bei der Erhebung des körperlichen Befundes haben gezeigt, daß ein valides Urteil über den körperlichen Allgemeinzustand eher bei der gleichzeitigen Anwendung von Arztratings und Selbstratings zustande kommt, zumal Selbstbeurteilung des Gesundheitszustandes und Arzturteil häufig differieren (Maddox 1962). Bei Selbstratings können vor allem psychiatrische Erkrankungen wie Depressionen oder Hypochondrien das Urteil über den körperlichen Gesundheitszustand verzerren.

Auch Diagnosen allein haben zu wenig Aussagekraft und sind kaum ein Indikator des körperlichen Funktionszustandes; Labordaten bedürfen der speziellen Interpretation, und die Anzahl der Krankenhausbehandlungstage sind, allein genommen, ein zu grobes Maß.

Insgesamt wäre also ein standardisiertes Verfahren, das sowohl eine Diagnosenaufschlüsselung mit Labordaten, ein Arzt- und Selbstrating des allgemeinen Gesundheitszustandes und die Objektivierung der Wahrnehmung sozialer Rollen beinhaltet, am aufschlußreichsten (zitiert nach Kane u. Kane 1983).

Als Beispiel für Instrumente zur Erfassung des allgemeinen körperlichen Gesundheitszustandes seien lediglich 3 Instrumente, die in den USA an Populationen von älteren Patienten validiert wurden, genannt. Es handelt sich um den Cornell Medical Index (Monroe et al. 1965), die Cumulative Illness Rating Scale (Linn et al. 1968) und den Mental Health Index von Rosenkranz u. Philblad (1970). Der Cornell Medical Index, ein Selbstbeurteilungsinstrument, besteht aus 195 Fragen, die sich auf Körpersymptome, Stimmung, Gefühl und kognitive Symptome beziehen. Die Beantwortung kann in 20 Minuten erfolgen. Allerdings reflektiert dieser Fragebogen eher die Selbsteinschätzung der körperlichen Gesundheit als diese selbst.

Die Cumulative Illness Rating Scale ist ein mehr klinisch orientiertes Fremdbeurteilungsinstrument für den Arzt, das Aufschluß über Diagnosen und prognostisches Urteil des Arztes gibt. Es werden 13 Organsysteme berücksichtigt. Es kann auch als anamnestisches Instrument verwendet werden und hat sich als guter Prädiktor für die Lebenserwartung erwiesen.

Im Rosencranz Health Index werden 40 verschiedene Erkrankungen sowie deren Auswirkungen auf das tägliche Leben erfragt. In die Gewichtung gehen sowohl Diagnose als ihre Folgen für den Funktionszustand mit ein. Aufgrund der Scores können 5 Schweregradeinteilungen vorgenommen werden.

2.2 ADL- und I-ADL-Skalen. Skalen zur Beurteilung der körperlichen und/oder psychisch bedingten Pflegebedürftigkeit

2.2.1 ADL-Skalen

Die einfachsten und gleichzeitig ältesten Skalen erfassen Basisaktivitäten wie Baden, Ankleiden, Toilettenbenutzung, Beweglichkeit, Kontinenz und Essen. Die am besten bekannte und am sorgfältigsten untersuchte Skala ist die ADL-(Activity of Daily Living) Skala (Katz et al. 1963, 1970). Es gibt sie in 2 Versionen, einmal als Guttmann-Skalentyp mit einer auf 6 Items beruhenden dichotomen Beurteilung der Unabhängigkeit bzw. Abhängigkeit, wobei der Pflegebedürftigkeitsindex nach einer bestimmten Rangordnung errechnet wird. Bei der Likertschen Skalenversion wird ein nach drei Graden abgestuftes Urteil abgegeben (zitiert nach Kane u. Kane 1983). Ein Großteil der aufgeführten ADL-Skalen (Tabelle 2) entspricht diesem ADL-Skalen-Grundtyp von Katz, der vorwiegend auf die körperliche Pflegebedürftigkeit ausgerichtet ist. Hierzu rechnen mit kleinen inhaltlichen und formalen Variationen der Barthel-Index (Mahoney u. Barthel 1965), die PSMS (Physical Self-Maintenance-Scale, Lawton u. Brody 1969), die ADL-A (Functional Health Status of the Institutionalized Elderly; Mossey u. Tisdale 1970) sowie der modifizierte Erhebungsbogen zur Beurteilung der Pflegebedürftigkeit (Stähelin et al. 1980).

Als Skalen, die stärkere Behinderung auf psychischem, sozialem und körperlichem Sektor noch differenzieren können, sind die Rapid Disability Rating Scale von Linn (1967), die Pflegebedürftigkeitsskala von Bergener et al. (1975) sowie die GRGS (Geriatric Resident Goals Scale, Cornbleth 1978) und der Fragebogen für Hilfs- und Pflegeabhängigkeit von Pflegeheimbewohnern des Kuratoriums Deutscher Altershilfe mit 350 Items (zit. nach Schneider u. Fisch 1981) zu nennen.

Die GRGS kann auch zur Beurteilung der Effektivität von spezifischen Lernprogrammen im Rahmen von Rehabilitationsversuchen in Pflegeheimen verwendet werden. Sie besteht aus einer Liste von operational definierten Zielaktivitäten zur Beurteilung des Funktionszustandes des Pflegeheimbewohners. Anhand dieser Liste werden die zu erreichenden Zielaktivitäten definiert. Die

Tabelle 2. ADL-Skalen

Name	Autor	Rater	Patienten	Item-anzahl	Antwort-kategorien	Merkmalsbereiche
Katz-Index of ADL (Activities of Daily Living)	Katz et al. 1963	Pflegepersonal oder Sozialarbeiter	Geriatrische Patienten	6	2 bzw. 3	Items: Baden, Ankleiden, Toilettenbenutzung, Beweglichkeit, Kontinenz, Essen
Barthel-Index	Mahoney u. Barthel 1965	Pflegepersonal oder Sozialarbeiter	Geriatrische Patienten	9	2	Items: Nahrungsaufnahme, Bett-Mobilität, Kleiden, zur Toilette gehen, Baden, Gehen (Rollstuhl), Bewegen, Treppensteigen, Blasenkontrolle, Stuhlkontrolle
Rapid Disability Rating Scale	Linn 1967	Pflegepersonal oder Sozialarbeiter	Geriatrische Patienten	16	3	Items: Essen, Diät, Medikation, Sprechen, Hören, Gehen, Baden, Kleiden, Inkontinenz, Rasieren, benötigt Beaufsichtigung, ans Bett gebunden, verwirrt, unkooperativ, depressiv
Kenny-Self-Care Evaluation Scale	Schoening u. Iversen 1968	Pflegepersonal oder Sozialarbeiter	Geriatrische Patienten	17	4	6 Kategorien: Bett-Mobilität, Beförderung, Bewegung, persönliche Hygiene, Ankleiden, Nahrungsaufnahme
PSMS Physical Self Maintenance Scale	Lawton u. Brody 1969	Pflegepersonal oder Sozialarbeiter	Geriatrische Patienten	5	2	Items: Toilettenbenutzung, Essen, Ankleiden, Körperpflege, Beweglichkeit, Baden
Pflegebedürftigkeits-Skale	Bergener et al. 1975	Pflegepersonal oder Sozialarbeiter	Geriatrische Patienten	60	2	5 Faktoren: Körperliche Gebrechlichkeit, psychoorganisches Syndrom, allgemeine Verwirrtheit, aggressiv-gereiztes Verhalten, Aktivität, eingeschränkte Sinnestätigkeit
Geriatric Resident Goals Scale	Cornbleth 1978	Pflegepersonal, Sozialarbeiter	Geriatrische Patienten	85	2	6 Kategorien: Essen, Kleidung, Gepflegtheit, Kommunikation, Bewegung und „andere“

ADL-A Functional Health Status of the Institutionalized Elderly	Mossey u. Tisdale 1979	Pflege-personal	Institutio-nalisierte geriatrische Patienten	7	4	Items: Aus dem Bett herausgehen, Essen, Trinken, Baden, Ankleiden, Toilettenbenutzung
Modifizierter Erhebungsbogen zur Beurteilung der Pflegebedürftigkeit	Hulten et al. 1969, modifiziert von Stähelin et al. 1980	Pflege-personal, Sozial-arbeiter	Institutio-nalisierte geriatrische Patienten	8	1–5	Items: Verwirrtheit, Stuhlinkontinenz, Urininkontinenz, An- und Ausziehen, persönliche Hygiene, Toilettenbenutzung, Mobilität, Essen

Tabelle 3. I-ADL-Skalen

Name	Autor	Rater	Patienten	Item-anzahl	Antwort-kategorien	Merkmalsbereiche
I-ADL Instrumental Acitivities of Daily Living	Lawton u. Brody 1969	Sozial-arbeiter Angehörige	vorwiegend nichtinstitutionalisierte geriatrische bzw. gerontopsychiatrische Patienten	31	3	8 Subskalen: Telefonieren, Einkaufen, Haushüten, Kochen, Waschen, selbständige Medikamenteneinnahme, Fortbewegung, Regelung finanzieller Angelegenheiten
PADL Performance Activities of Daily Living	Kuriansky u. Gurland 1976	Pflege-personal Sozial-arbeiter	geriatrische Patienten	16	2	16 Aktivitäten: Trinkt aus der Tasse, putzt sich die Nase, kämmt sich die Haare, schneidet sich die Nägel, rasiert sich, ißt mit dem Löffel, dreht den Wasserhahn auf und zu, macht das Licht an und aus, knöpft eine Jacke mit Knöpfen auf und zu, zieht Pantoffeln an und aus, putzt die Zähne, telefoniert, unterschreibt, kann den Schlüssel im Schloß herumdrehen, kann die Zeit sagen, kann aufstehen, herumgehen und sich setzen
NAB Nürnberger Alters-Beobachtungs-Skala	Oswald 1979	Sozial-arbeiter, Angehörige	Altenheimbewohner oder nichtinstitutionalisierte ältere Menschen	15	3	Zu beobachtende Bereiche: Äußere Erscheinung, alltägliche Aufgaben, Verhalten außer Haus, konstruktive Beschäftigung, Sprachverständnis, sprachlicher Ausdruck

Validität dieser Skala, geprüft am Außenkriterium „Pflegebedürftigkeit“ und dem Mental Status Questionnaire (Kahn et al. 1960a) lag bei r = 0,8 bzw. 0,7.

2.2.2 I-ADL-Skalen

Der Skalentyp der „instrumentellen“ Aktivitäten des Alltags (Tabelle 3) umfaßt komplexere Aktivitäten des Alltags, wie z. B. Telefonieren, Einkaufen, Regelung finanzieller Angelegenheiten. Diese Tätigkeiten sind stärker von kognitiven Funktionen, aber auch von Stimmungsfaktoren abhängig.

Die I-ADL Items sind unter Institutionalisierungsbedingungen schwierig zu messen, da die Möglichkeiten hierfür fehlen und eignen sich daher besser für den ambulanten Bereich, zumal mit diesen Skalen leichtere Funktionsstörungen, insbesondere die beginnenden Demenzzustände, erfaßt werden können.

Eine häufig geäußerte Kritik an diesen Skalen ist die überstarke Vertretung von weiblichen Tätigkeiten (Kane u. Kane 1983). Trotz dieser und anderer Kritiken sind sie wertvolle Instrumente bei der Planung von ambulanten Service-Angeboten.

Ein typischer Vertreter dieses Skalentyps ist die I-ADL-Skala (Lawton u. Brody 1969), die wie die ADL-Skala von Katz (1963) der Gruppe den Namen gegeben hat. Bei der PADL-Skala (Performance Activities of Daily Living, Kuriansky u. Gurland 1976) ist der methodische Ansatz insofern geändert, als eine Serie von 16 Aufgaben von aufsteigendem Schwierigkeitsgrad in einem vorgegebenen Setting aktuell geprüft wird. Die Ergebnisse dieser Beurteilung sollen gut mit der psychiatrischen Diagnose, dem körperlichen Zustand der Patienten oder mit der Prognose der Mortalität übereinstimmen.

Zu den I-ADL-Skalen gehört im deutschen Sprachraum die NAB (Nürnberger Altersbeobachtungs-Skala, Oswald 1979; Oswald u. Fleischmann 1980). Diese Skala ist im ambulanten Bereich bzw. Altenwohnheimbereich einsetzbar und ist ein Teil des NAI (Nürnberger Alters-Inventar), das im letzten Abschnitt der „additiven“ multidimensionalen Instrumente besprochen wird.

3 Instrumente zur Erhebung des psychiatrischen Befundes

3.1 Standardisierte Beurteilungsverfahren zur psychiatrischen Fallidentifikation

In der epidemiologischen geronto-psychiatrischen Forschung ist die Fallidentifikation eines der wichtigsten methodischen Probleme. Es gelten aber im Prinzip die gleichen methodischen Überlegungen wie in der übrigen psychiatrisch-epidemiologischen Forschung. Im allgemeinen wird mit Hilfe eines standardisierten psychiatrischen Interviews oder einer speziellen Rating-Technik das Vorliegen eines aktuellen Falles ermittelt. Ein international bekanntes Verfahren ist das Clinical Psychiatric Interview Schedule von Goldberg et al. (1970) und Zintl-Wiegand et al. (1980), das kürzlich von Cooper u. Schwarz (1982) und Cooper u. Sosna (1983) für die Fallidentifikation der älteren Bevölkerung adaptiert wurde. Dieses Verfahren stellt ein halbstrukturiertes Interview zur Beantwortung von 23 Items auf einer 5-stufigen Skala dar. Die Items sind in berichtete Symptome und in beobachtete manifeste Symptome gegliedert und umfassen einerseits körperliche (vegetative) Symptome, Müdigkeit, Schlafstörungen, Alkoholabusus, Konzentrationsstörungen, Depressionen, Reizbarkeit, Angst, Phobien, Zwangsverstellungen/Zwänge und andererseits die Symptome Langsamkeit/Verlust der Spontaneität, Mißtrauen/Abwehrverhalten, hysteriformes Verhalten, traurige Verstimmung, depressive Gedankeninhalte, Agitiertheit/Angst, Hypochondrie, gehobene Stimmung/Erregung, inadäquater, flacher Affekt, Wahn/wahnhafte Verkennungen, Halluzinationen/Wahrnehmungstäuschungen und kognitive Störungen. Durch vorher festgelegte operationale Definitionen können mittels der durchgeführten psychiatrischen Interviews 3 Fallkriterien beantwortet werden:

1. Diagnostische Kriterien (es wird unterschieden zwischen Probanden, die eine psychiatrische ICD-Diagnose erhielten und solchen, die keine erhielten)
2. symptomatische Kriterien (es wird unterschieden zwischen Probanden, die einen gewichteten Gesamtscore über einen bestimmten „cut-off score" erhielten und solchen, deren Gesamtscore unter diesem lag)
3. Kriterium des klinischen Schweregrades und der Behandlungsbedürftigkeit.

Probanden, welche mindestens zwei dieser drei operationalen Kriterien erfüllen, werden als psychiatrische Fälle klassifiziert.

Neben diesem psychiatrischen Rating wurden in dem für die Geriatrie modifizierten Interview von Cooper u. Sosna (1983) Ratings zur Erfassung des körperlichen Funktionszustandes in Form einer kurzen Beurteilung des Sehvermögens, Hörvermögens und der Beweglichkeit sowie des sozialen Befundes durchgeführt. Aufgrund dieses mehrdimensionalen Untersuchungsansatzes kann das gesamte Instrumentarium theoretisch auch unter den „additiven" multidimensionalen Verfahren eingeordnet werden. In Anlehnung an das Vorgehen der Autoren haben wir jedoch die wichtige Dimension, nämlich die Fallidentifikation, in den Vordergrund gestellt.

3.2 Standardisierte Beurteilungsverfahren zur nosologischen Diagnostik

In der klinischen Gerontopsychiatrie steht die Problematik der Differentialdiagnostik an erster Stelle. Hierzu ist eine Erfassung der gesamten psychopathologischen Symptome mit dem Ziel der Diagnosefindung erforderlich. Die Einführung von semistrukturierten Interviews in den 60er Jahren (Spitzer et al. 1964, Wing et al. 1967) hat einen wesentlichen Fortschritt für die psychiatrische Diagnosefindung in wissenschaftlichen Untersuchungen gebracht. Die wichtigsten standardisierten Verfahren (Tabelle 4) auf diesem Gebiet sind das Present State Examination (PSE, Wing et al. 1967) und das Present Status Schedule (PSS, Spitzer et al. 1964). Erst 1976 entwickelten eine englische und amerikanische Arbeitsgruppe (Copeland 1976, Gurland 1976b) ein entsprechendes gerontopsychiatrisches Instrument, nämlich das GMS-(Geriatric Mental State) Schedule. Dieses semistrukturierte Interviewverfahren basiert zum großen Teil auf Fragen der obengenannten PSE- und PSS-Schedules.

Gerontopsychiatrisch relevante Items wurden durch Einbeziehung z. B. des Mental Status Questionnaire (Kahn et al. 1960b) berücksichtigt. Die Konstruktion des GMS-Interviews, das ursprünglich 436 Items enthielt, erfolgte mit Hilfe einer umfangreichen faktoriellen Untersuchung (Gurland 1976b). Die ermittelten 21 Faktoren sind in Tabelle 4 aufgeführt. Das Instrument ist bezüglich der Interraterreliabilität sowie der diagnostischen Reliabilität und Validität gut untersucht. Ein Computerverfahren (AGECAT) zur Ermittlung der Diagnose, der verschiedenen Differentialdiagnosen, des Sicherheitsgrades der Diagnose und des Schweregrades der vorliegenden Erkrankung befindet sich z. Z. in Entwicklung (Copeland u. Dewey 1984). Inzwischen liegen auch Kurzformen der GMS-Schedule vor, die entweder in gekürzter Form die gesamte Psychopathologie berücksichtigen (Version A) oder inhaltlich reduziert sind auf die Diagnosestellung von Demenz und Depression (Form B) (Copeland u. Dewey 1984). Als psychopathologisches Instrument hat das GMS-Schedule in umgearbeiteter Form Eingang in das im folgenden noch zu erwähnende CARE-Instrument gefunden, das zu den „additiven multidimensionalen" Verfahren gehört.

Die übrigen standardisierten differentialdiagnostischen Verfahren (s. Tabelle 4) können als kurze Screening-Instrumente bezeichnet werden. Sie beziehen sich thematisch auf die differentialdiagnostische Abgrenzung von verschiedenen Demenzformen, wie Multi-Infarkt-Demenz, Demenz vom Alzheimer-Typ und Morbus Pick.

Die differentialdiagnostisch oft schwierige Unterscheidung einer Demenz vom Alzheimer-Typ von der sogenannten Multi-Infarkt-Demenz kann psychopathometrisch mit Hilfe des von Hachinski et al. (1975) auf der Basis der Diagnosekriterien von Mayer-Gross et al. (1969) entwickelten Ischemic Score erfolgen. In der klinischen Anwendung wird heute der von Rosen et al. (1980) modifizierte Ischemic Score bevorzugt. Diese modifizierte Form mit einer Merkmalsreduzierung auf 8 Items beruht auf einer neuropathologisch-histologischen Validierung der Originalform von Hachinski. Beide Formen werden von Frau O. Wagner in diesem Band vorgestellt und beschrieben.

Ein standardisiertes Verfahren zur diagnostischen Abgrenzung der Alzheimerschen Krankheit und des Morbus Pick wurde kürzlich von Gustafson u. Nilsson (1982) vorgestellt. Die Skalen sind aufgrund von post-mortem Untersuchungen validiert. Ein Score von mehr als 5 bzw. mehr als 8 bei länger bestehenden Demenzen in der Alzheimer Skala spricht für das Vorliegen einer Alzheimerschen Erkrankung. Ein Score von über 5 in der Pick-Skala in Kombination mit einem mäßig hohen Alzheimerschen Score spricht für einen Morbus Pick.

Insgesamt sollte die Treffsicherheit dieser Skalen nicht überschätzt werden. Sie können nur als Zusatzverfahren im gesamten diagnostischen Prozeß, der eine ausführliche Anamneseerhebung, labortechnische Untersuchungen und psychometrische Testungen einschließt, betrachtet werden.

3.3 Standardisierte Beurteilungsverfahren zur Erfassung psychopathologischer Symptome und Syndrome

3.3.1 Instrumente zur klinischen Beurteilung der gesamten Bandbreite psychopathologischer Symptome und Syndrome bei dementiellen Erkrankungen

Die Entwicklung dieser Instrumente wurde vor allem durch die Notwendigkeit der Evaluation von therapeutischen Programmen, insbesondere psychopharma-

Tabelle 4. Standardisierte Beurteilungsverfahren zur nosologischen Diagnostik

Name	Autor	Rater	Patienten	Item-anzahl	Antwort-kategorien	Merkmalsbereiche
Ischemic Score	Hachinski et al. 1975	Arzt	Patienten mit dementiellen Syndromen	13	0, 1, 2	Items: Plötzlicher Beginn der Erkrankung, schrittweise Verschlechterung, wechselhafter Verlauf der Symptomatik, nächtliche Verwirrtheit, Persönlichkeit ist eher erhalten, Depression, somatische Beschwerden, emotionale Inkontinenz, anamnestisch Hypertonie, anamnestisch Schlaganfall/Schlaganfälle, Vorliegen einer extrazerebralen Arteriosklerose, neurologische Herdsymptome, neurologische Herdzeichen
GMS Geriatric Mental Status	Gurland, 1976 b	Arzt	Geriatrische Patienten und nichtinstitutionalisierte Menschen über 65 Jahre	196	2	21 Faktoren: Depression, Angst, Gedächtnisstörungen, verlangsamte Sprache, Hypomanie, somatische Beschwerden, beobachtete und berichtete Aggressivität, Zwang, Tabletten/Alkoholabhängigkeit, kortikale Dysfunktion, Desorientiertheit, fehlende Krankheitseinsicht, Depersonalisation-Derealisation, Wahn, Denkstörung (subjektiv), optische und akustische Halluzinationen, motorische Störungen, Sprachabweichungen, Unverständlichkeit (Verwirrtheit)
Modified Ischemic Score	Rosen et al. 1980	Arzt	Geriatrische Patienten und nicht institutionalisierte Menschen über 65 Jahre	8	0, 1, 2	Items: s. Ischemic Score Die Items wechselhafter Verlauf der Symptomatik, nächtliche Verwirrtheit, Persönlichkeit sind erhalten, Depression und Vorliegen einer extrazerebralen Arteriosklerose entfallen

Rating Scale for Diagnosis of Alzheimer's Disease	Gustafson u. Nilsson 1982	Arzt	Geriatrische Patienten und nichtinstitutionalisierte Menschen über 65 Jahre	12	0, 1, 2	Items: Langsame Progression, frühzeitiger Verlust der Krankheitseinsicht, frühzeitige Störung des Langzeitgedächtnisses, frühe örtliche Desorientierung, Apraxie-Aphasie-Agnosie-Logoklonie, Logorhö, progressive Abnahme der Sprachspontanität, spätauftretende epileptische Anfälle, erhöhter Muskeltonus, myoklonische Zuckungen, Klüver-Bucy-Syndrom
Rating Scale for Diagnosis of Pick's Disease	Gustafson u. Nilsson 1982	Arzt	Geriatrische Patienten und nichtinstitutionalisierte Menschen über 65 Jahre	9	0, 1, 2	Items: Langsame Progression, frühzeitiger Verlust der Krankheitseinsicht, frühe Zeichen der Enthemmung, Reizbarkeit-Dysphorie, Konfabulation, Logorhö, progressive Abnahme der Spontansprache, Echolalie-Mutismus-Amimie, Klüver-Bucy-Syndrom

kologischer Studien, angeregt. Entsprechend den vielfältigen Auswirkungen der dementiellen Erkrankungen auf kognitive Funktionen, Affektivität, Persönlichkeit, soziales Verhalten und Fähigkeit zur Selbstversorgung sind die entwickelten Skalen multidimensional, d.h. sie berücksichtigen verschiedene Aspekte. Als Skalengruppe handelt es sich um Fremdbeurteilungsinstrumente für Ärzte (Tabelle 5).

Eine der ältesten, vielleicht schon als historisch zu bezeichnenden Vertreter dieser Skalen, die sich als therapie- bzw. pharmakosensitiv erweisen sollten, ist die CGBRS (Crichton Geriatric Behaviour Rating Scale, Robinson 1961). Mit dieser Skala wurde eine der ersten psychiatrisch-somatischen Beschreibungen von Patienten mit dementiellen Syndromen versucht. Es handelt sich um ein Fremdbeurteilungsverfahren, das auf Verhaltensbeobachtung und Interview beruht und vom Arzt unter Einbeziehung der Auskünfte des Pflegepersonals ausgefüllt wird. Die Skala liegt in deutscher und französischer Sprache sowie als modifizierte Form (The Organon Psychopharmacologic Evaluation System, OPES, 1981; siehe Riezen van 1981) vor. Die Operationalisierungen der Items und Itemstufen sind sehr grob und geben nur vage Anhaltspunkte. Über eine faktorielle Struktur der Items ist nichts bekannt, überhaupt wurde diese Skala kaum wissenschaftlich bearbeitet.

Anfangs der 70er Jahre entstand im Rahmen von geronto-pharmakologischen Studien mit Hydergin eine ähnlich konstruierte Skala, die SCAG (Sandoz Clinical Assessment Geriatric, Shader et al. 1974; Originalversion ECDEU-Manual; Guy et al. 1976) zur Evaluation von Therapieeffekten bei gerontopsychiatrischen Patienten in den USA. Auch diese Skala, für die Faktorenanalysen im englischen und europäischen Sprachraum mit der Möglichkeit von Subskalenbildungen vorliegen (Gaitz et al. 1977, Maurer et al. 1982) und für die gute Interrater-Reliabilitäten erzielt werden können (Shader et al. 1974), weist sehr vage und wenig psychopathologisch definierte Operationalisierungen für die Items und Itemstufen auf. Die Items selbst sind teilweise Symptome, psychiatrische Syndrome oder wenig definierte psychopathologische Konstrukte, wie z.B. „geistige Klarheit". Zudem ist das Syndromspektrum für die Untersuchung von Patienten mit degenerativ oder vasculär bedingten Demenzen nicht ausreichend. Trotzdem wurden in zahlreichen psychopharmakologischen Studien itemspezifische Veränderungen unter Behandlung von Antidepressiva, Geriatrika und Placebo von mehreren Forschergruppen berichtet, so daß sich diese Skala in der Praxis relativ gut bewährt hat.

Die beschriebenen Mängel der obengenannten Skalen haben zu Neuentwicklungen wie z.B. der BCRS (Brief Cognitive Rating Scale; Reisberg et al. 1983a) geführt. Diese Skala ist speziell für die Erfassung des dementiellen Syndroms bei senilen Demenzen bzw. Demenzen vom Alzheimer-Typ sowie deren progredientem Verlauf vom leichten zum mittleren Stadium konstruiert. Das Ausmaß der kognitiven Störungen wird auf fünf klinischen Achsen mittels spezifischer Kriterien registriert. Die Achsen sind Konzentration, Kurzzeitgedächtnis, Langzeitgedächtnis, Orientierung und Selbstversorgung. Die Beurteilung der Items erfolgt aufgrund eines strukturierten klinischen Interviews, das – wenn möglich – in Anwesenheit eines Angehörigen oder einer sonstigen Pflegeperson durchgeführt wird. Die praktische Bewährung dieser Skala bleibt abzuwarten.

Kürzlich berichteten Mohs et al. (1983) sowie Rosen et al. (1984) über eine weitere neue Skala, die ADAS (Alzheimer's Disease Assessment Scale), die mit dem Ziel konstruiert wurde, alle bekannten Symptome von Patienten mit neuropathologisch verifizierter Demenz vom Alzheimer-Typ zu erfassen. Als Grundlage dienten die psychopathologischen Studien von Sim u. Sussmann (1962) und Coblentz et al. (1973). Die ursprünglichen 40 Items beziehen sich auf die Prüfung der kognitiven Funktionen wie Gedächtnis, Sprache und Praxis sowie auf das nicht kognitive Verhalten in Form von Affektivität, Agitiertheit, produktiver psychotischer Symptome und vegetativer Symptome. Die endgültigen 21 Items, die sich aufgrund von Inter-Rater- und Test-Retest-Reliabilitätsprüfungen als zuverlässig erwiesen hatten, werden nach dem Schweregrad gestuft geratet. Da viele der Symptome auch bei anderen Demenzarten vorkommen, diskriminiert die Skala nur zwischen gesunden Kontrollen und Patienten mit Demenzen und ist deshalb kein differentialdiagnostisches oder nosologisches Instrument. Vorteile gegenüber der SCAG sind das für Demenzen vom Alzheimer-Typ spezifische Symptomspektrum, die besser operationalisierte und zum großen Teil objektive Testung der kognitiven Funktionen sowie die getrennte Erfassung von kognitiven und nicht kognitiven Störungen auf Subskalen. Zeitliche Veränderungen der Krankheitsprogression wurden im 1-Jahres-Intervall signifikant abgebildet. Die Autoren sehen in der Skala eine Fortentwicklung der bekannten Skala von Blessed et al. (1968). Diese Skala, die von dem Originalinstrument von Roth u. Hopkins (1953) abgeleitet ist, besteht ebenfalls aus einem Verhaltensteil (Dementia-Scale zur Erfassung der Änderung bei der Durchführung von Alltagsaktivitäten, der Gewohnheiten, der Persönlichkeit, des Interesses und Antriebs) und einem kognitiven Funktionstest, dem Information-Memory- and Concentration-Test (IMC-T). Mit dieser Skala konnten positive Korrelationen mit der Anzahl von senilen Plaques (Blessed et al. 1968) und den Konzentrationen der Cholinacetyltransferase (CAT) (Perry et al. 1978) aufgestellt werden. Für die ADAS stehen Untersuchungen dieser Art noch aus.

3.3.2 Instrumente zur Erfassung psychopathologischer Teilaspekte

3.3.2.1 Kognitive Störungen

3.3.2.1.1 „Einfache" Skalen zur Beurteilung des Schweregrades der kognitiven Störungen

Die Bedeutung der kognitiven Störungen als Leitsymptome der organischen Psychosyndrome bzw. Demenzen ist die theoretische Grundlage für die Entwicklung dieses Skalentyps (Tabelle 6), der sich als sehr praktikabel erwiesen hat. Der Prototyp dieser „kognitiven Screening-Skalen" ist das Mental Status Questionnaire (MSQ, Kahn et al. 1960a, 1960b), dessen 10 Fragen im wesentlichen die Orientierung in Raum und Zeit und zur Person beschreiben. Lediglich zwei Fragen beziehen sich auf die allgemeine Informiertheit in Form der Fragen nach dem amtierenden Präsidenten sowie dessen Vorgänger. Die Störung

Tabelle 5. Instrumente zur klinischen Beurteilung der gesamten Bandbreite psychopathologischer Symptome und Syndrome bei Demenzen

Name	Autor	Rater	Patienten	Item-anzahl	Antwort-kategorien	Merkmalsbereiche
CGBRS Crichton Geriatric Behaviour Rating Scale	Robinson 1961	Arzt	Institutionalisierte geriatrische Patienten	10	5	Items: Beweglichkeit, Orientierung, Kommunikation, Kooperation, Unruhe, Ankleiden, Nahrungsaufnahme, Kontinenz, Schlaf, Stimmung (objektiv und subjektiv)
Modifizierte CGBRS	Van Riezen, The Organon Psychopharmacologic Evaluation System, Opes 1981	Arzt	Institutionalisierte geriatrische Patienten	14	5	Zusätzliche Items: Verwirrtheit, Angst/Furcht, Motivation, Kurzzeitgedächtnis, emotionale Stabilität. Das Item „Schlaf" wurde durch das Item „Schwindel" ersetzt, die Items „Ankleiden" und „Nahrungsaufnahme" durch „Sorge um sich selbst"
D-S Dementia Scale	Blessed et al. 1968	Arzt	Patienten mit dementiellem Syndrom	Teil A: 22 Teil B: 28	1/3	Teil A: ADL-Funktionen, Persönlichkeit, Interessen, Antrieb Teil B: Information, Gedächtnis, Konzentration
SCAG Sandoz Clinical Assessment Geriatric	Shader et al. 1974	Arzt	Patienten mit dementiellem Syndrom	19	7	Items: Verwirrtheit, geistige Beweglichkeit, Beeinträchtigung des Kurzzeitgedächtnisses, Desorientiertheit, Stimmungslage, emotionale Labilität, Sorge für die eigene Person, Angstzustände, Motivation/Initiative, Reizbarkeit, Feindseligkeit, Lästigkeit, Gleichgültigkeit gegenüber der Umgebung, unsoziales Verhalten, mangelnde Kooperationsbereitschaft, Müdigkeit, Appetitlosigkeit, Schwindel (+19 Items: Gesamteindruck des Patienten). Faktoren: Agitiertheit, Reizbarkeit, depressive Verstimmung, Störung des Denkprozesses, Zurückgezogenheit (Gaitz et al. 1977)

DRS Dementia Rating Scale	Lawson et al. 1977 (Deutsche Übersetzung Wagner 1982)	Arzt	Patienten mit bzw. Verdacht auf dementielles Syndrom	27	2	Vier Faktoren: Orientierung, emotionale Kontrolle, motorische Fähigkeit, Kommunikation
BCRS Brief Cognitive Rating Scale	Reisberg et al. 1983a	Arzt	Patienten mit degenerativer Demenz	8	7	Achsen: Konzentration, Kurzzeitgedächtnis, Altgedächtnis, Orientierung, Selbständigkeit bzw. Pflegebedürftigkeit, Ausdrucksvermögen und Sprache, motorische Funktionen, Stimmung und Verhalten
ADAS Alzheimer's Disease Assessment Scale	Rosen et al. 1984	Arzt	Patienten mit Demenzen vom Alzheimer-Typ	21	0/4, 0/5, 0/7, 0/8, 0/12	Items: *Kognitives Verhalten:* Ausdrucksvermögen, Verständnis für die gesprochene Sprache, Wortfindungsstörungen, Aufforderungen nachkommen, Gegenstände bezeichnen, Orientierung, Wortwiedererkennung, Wortwiedergabe, Wiedergabe der Testinstruktionen, Konstruktionsfähigkeiten, ideatorische Praxisprüfung *Nicht kognitives Verhalten:* Depressive Verstimmung, Weinen, Konzentration/Ablenkbarkeit, unkooperativ bei der Testung, Wahn, Halluzinationen, Hin- und Herlaufen (objektiv), motorische Aktivität bezogen auf die Baseline des Patienten, Tremor, erhöhter oder verringerter Appetit

Tabelle 6. „Einfache" und „erweiterte" Skalen zur Beurteilung der kognitiven Störungen

Name	Autor	Rater	Patienten	Item-anzahl	Antwort-kategorien	Merkmalsbereiche
MSQ Mental Status Questionnaire	Kahn et al. 1960a, b	Arzt, Psychologe	Geriatrische Patienten in und außerhalb von Institutionen	10	2	Orientierung, Informiertheit, indirekt auch Gedächtnis
MSCL Mental Status Checklist	Lifschitz 1960	Arzt, Psychologe	Geriatrische Patienten in und außerhalb von Institutionen	17	5	Orientierung, Rechnen, allgemeine Informiertheit, Identifikation von Objekten, Abstraktionsfähigkeit, Schreibvermögen
IMC-Test Information-Memory-Concentration-Test bzw. MIT Memory-Information-Test	Blessed et al. 1968	Arzt, Psychologe	Geriatrische Patienten in und außerhalb von Institutionen	28	1, 3	Information bzw. Orientierung, Gedächtnis, Konzentration
GIES Geriatric Interpersonal Evaluation Scale	Plutchik et al. 1971	Arzt, Psychologe	Geriatrische Patienten in und außerhalb von Institutionen	16	+/– max. 36 inf. Subitems	Soziales Verhalten, Orientierung, Gedächtnis, Auffassungsvermögen, zeichnerisches Reproduktionsvermögen, Rechnen, allgemeine Informiertheit, Abstraktionsvermögen, Konzentration
MMS Mini Mental State	Folstein et al. 1975	Arzt, Psychologe	Geriatrische Patienten in und außerhalb von Institutionen	19	1, 2, 3, 5	Orientierung, Merkfähigkeit, Konzentration, Reproduktion, Sprache, Auffassung, zeichnerische Reproduktion
CAS Clifton Assessment Schedule	Pattie u. Gilleard 1975	Arzt, Psychologe	Geriatrische Patienten in und außerhalb von Institutionen	12	3, 4	Information, Orientierung, Konzentration, Schreib- und Lesefähigkeit

SPMSQ Short Portable Mental Status Questionnaire	Pfeiffer 1975	Arzt, Psychologe	Geriatrische Patienten in und außerhalb von Institutionen	10	+/–	Information, Orientierung, Konzentration, Schreib- und Lesefähigkeit
PGC Philadelphia Geriatric Center Mental Status Questionnaire	Fishback 1977	Arzt, Psychologe	Geriatrische Patienten in und außerhalb von Institutionen	35	3, 4	Wahrnehmung, Intelligenz, psychomotorische Geschwindigkeit, Persönlichkeit-Zufriedenheit (englisch: “morale”), Gesundheitsverhalten (englisch: “health habits”), Orientierung in Raum und Zeit, Langzeit- und Kurzzeitgedächtnis, allgemeine Informiertheit. Zusätzlich: Visueller Fingerzähl-Test
Dementia Rating Scale	Mattis 1976	Arzt	Patienten mit Verdacht auf dementielles Syndrom	64 Aufgaben	./.	Aufgabenbereiche: Aufmerksamkeit, Perseveration (verbal, motorisch), Zeichenfähigkeit, verbales und averbales Abstraktionsvermögen, verbales und averbales Kurzzeitgedächtnis
MOMSSE Mattis Organic Mental Syndrome Screening Examination	Mattis 1976	Arzt	Patienten mit bzw. Verdacht auf dementielles Syndrom	41 Aufgaben	./.	Merkmalsbereiche: Bewußtseinslage, Krankheitseinsicht, Affektivität, Einschätzung der prämorbiden Intelligenz, allgemeine Informiertheit, verbale Abstraktion, Aufmerksamkeit, Gedächtnis, Sprache, Konstruktionsvermögen

der Orientierungsfunktion, in die vor allem Störungen der Gedächtnisfunktion mit eingehen, ist ein relativ frühes pathognomonisches Zeichen der Demenzen vom Alzheimer Typ. Hieraus könnte sich die Durchsetzungsfähigkeit dieses in seiner Einfachheit exzellenten Skalentyps erklären. Wie so oft, hat es mehrere Nachfolgeskalen gegeben, die starke Überlappungen mit dem MSQ aufweisen, so daß Gurland (1980) von MSQ-Analogen spricht und sie untereinander für auswechselbar hält.

Der MSQ und seine Analoge sind valide Instrumente für die Beurteilung des Vorhandenseins eines organischen Psychosyndroms bzw. einer Demenz. Sie zeigen Korrelationen mit Diagnose, Verlauf, Schweregrad und biologischen Parametern der Demenz. Das Differenzierungsvermögen des MSQ und seiner Analogskalen, bezogen auf das Außenkriterium der Expertendiagnose funktionelle psychiatrische Erkrankung bzw. Demenz, ist relativ hoch. In der Goldfarb-Kahn-Serie (MSQ) fanden sich in der Gruppe mit einem Gesamtscore von Null lediglich 6% diagnostizierte Demenzen, in der Gruppe mit einem Gesamtscore von zehn 95% (zitiert nach Gurland 1980). Im unteren Gesamtscorebereich von Null bis zwei lag die Mortalitätsrate nach dem Zeitintervall von einigen Monaten bei 11%, in dem Gesamtscorebereich von 9–10 dreimal so hoch.

Signifikante Korrelationen zwischen histologischen Plaques-Auszählungen pro kortikaler Hirnregion und Demenzgrad konnten mit dem MSQ-Analog IMC-(Information-Memory-Concentration-)Test (Subtest der Dementia Scale, deutsche Übersetzung: Wagner 1982) durch Blessed et al. (1968) beschrieben werden. Wegen dieser bekannten diagnostischen Trennstärke wurde der MSQ im GMS-Schedule (Copeland et al. 1976) eingebaut.

Als kritische Einschränkung muß jedoch die schlechtere diagnostische Diskriminationsfähigkeit des MSQ oder seiner Analoge im unteren Demenzbereich, d.h. bei leichten Demenzformen sowie bei betonten kognitiven Störungen bei Depressionen, dem sogenannten Demenzsyndrom der Depression, bzw. den depressiven Pseudodemenzen (Folstein u. McHugh 1978; Kiloh 1961) erwähnt werden. Sollen diese Erkrankungsformen abgegrenzt werden, so empfiehlt sich ein differenzierteres Untersuchungsinstrument, dessen Entwicklung, wie im folgenden ausgeführt wird, noch aussteht. Ansonsten stellen diese ausgesprochen praktikablen „kognitiven Screening-Tests" die Instrumente der ersten Wahl bei Patientenselektionen dar (Gurland 1980). In gerontopharmakologischen Untersuchungen wurden diese Instrumente wegen der nicht zu erwartenden unmittelbar klinisch evidenten positiven Effekte auf die kognitiven Funktionen bei den derzeit zur Verfügung stehenden Gerontopsychopharmaka kaum eingesetzt.

Im folgenden seien noch kurz einige besondere Charakteristika einiger MSQ-Analoge beschrieben. Die MSCL (Mental Status Check List, Lifschitz 1960) kann benutzt werden, wenn zusätzliche kognitive Funktionen wie rechnerische Fähigkeiten, Kurzzeitgedächtnis, Abstraktionsfähigkeit und Schreibfähigkeit getrennt erfaßt werden sollen. Ein ähnliches Spektrum von kognitiven Funktionen weist der MMS (Mini Mental Status, Folstein et al. 1975) auf. Dieser Test enthält noch zusätzlich einen reproduktiven Zeichentest. Das SPMSQ (Short Portable Mental Status Questionnaire, Pfeifer 1975) hat gegenüber dem

MSQ den Vorteil, daß die Validität und Relevanz der Frageninhalte vielleicht etwas höher sind. Beispielsweise wird zur Erfassung der Gedächtnisleistung (Langzeitgedächtnis) nach dem Geburtsnamen der Mutter anstatt nach dem Namen des Präsidenten gefragt, wobei davon ausgegangen werden kann, daß der erste Name mit Sicherheit einmal gelernt wurde.

3.3.2.1.2 „Erweiterte" Skalen zur Beurteilung des Schweregrades der kognitiven Störungen

Das Ziel dieser Skalen (s. Tabelle 6) ist es, den Schweregrad der Demenz quantitativ auszudrücken und ein Profil der gestörten höheren kortikalen Funktionen darzustellen.

Ein zwar zeitlich aufwendiges, aber psychologisch informatives Instrument ist die Dementia Rating Scale von Mattis (1973) (zit. nach Mattis 1976). Absicht des Autors war es, ein praktikables neuropsychologisch orientiertes Testinstrument zu entwickeln, das die Bereiche Aufmerksankeit, Wahrnehmung, Sprache, Gedächtnis, motorische Funktionen und intellektuelle Fähigkeit erfassen sollte. Dies ist dem Autor zwar auf einer sehr einfachen klinischen Ebene unter Einbeziehung von gekürzten Subtests – z. B. aus dem WAIS (Wechsler Adult Intelligence Scale 1958), dem Benton-Test (Benton 1963) – auf Screeningebene gelungen. Die Art der neuropsychologischen Untersuchung hält aber heute nicht mehr den kritischen Ansprüchen an eine neuropsychologische Prüfung stand. Durch die hierarchische Anordnung der Items in den einzelnen Sektionen beträgt der zeitliche Aufwand bei gesunden älteren Personen 10–15 Minuten und bei einem Patienten ca. 30–45 Minuten. Normale Individuen im Alter über 65 Jahre mit einem WAIS-IQ höher als 85 und einem Wechsler Memory Score innerhalb einer Standardabweichung vom Mittelwert erreichen einen DRS-Score von 140 und mehr (Maximalscore 144).

Vom gleichen Autor stammt eine verkürzte Form des oben genannten Verfahrens, das sogenannte Mattis-Organic Mental Syndrome Screening Examination-(MOMSSE-)Instrument (Mattis 1976), das neben verbaler Abstraktion Aufmerksamkeit, Gedächtnis, Sprache und Konstruktionsfähigkeit, Bewußtseinslage, Krankheitseinsicht, Affektivität, prämorbide Intelligenz und allgemeine Informiertheit berücksichtigt.

3.3.2.2 Schweregrad und Verlaufsmessung akuter exogener Psychosen

Es gehört zu den Verdiensten von H. H. Wieck und seiner Erlanger Schule, die „Psychopathometrie" im deutschen Sprachraum eingeführt und gefördert zu haben. Die von dieser Arbeitsgruppe entwickelten psychopathometrischen Verfahren sind Instrumente zur Bestimmung des Schweregrades der akuten exogenen Psychosen, der sogenannten „exogenen Reaktionstypen" nach Bonhoeffer, die Wieck (1956) als „Funktionspsychosen" bezeichnete und sie als reversible Störungen von den irreversiblen organischen „Defektsyndromen" abgrenzt. Zu den Funktionspsychosen rechnet er einen Zustand leichterer Störung ohne Zeichen der Bewußtseinstrübung, nämlich die von ihm mit dem Terminus „Durchgangssyndrome" abgegrenzten klinischen Zustandsbilder sowie Störungen mit Bewußtseinstrübung und schließlich die Bewußtlosigkeit (Koma). Unter organischen „Defektsyndromen" werden frühkindliche, später erworbene und fortschreitende Hirnschäden wie z. B. die irreversiblen Demenzformen subsumiert.

Als theoretisches Konzept wurde der Skalenentwicklung das Prinzip der homogenen Syndromdynamik zugrunde gelegt, das besagt, daß bei den Funktionspsychosen alle seelisch geistigen Einzelfunktionen gleichmäßig gemindert sind. Die Forderung nach einem klinisch anwendbaren, d. h. praktikablen Test, erlaubt nach Wieck (1967) und Boecker (1961) nicht die Beurteilung aller seelischen Teilfunktionen. Für die Skalenkonstruktion werden daher die der objektiven Messung leichter zugänglichen seelischen Funktionen, wie Aufmerksamkeit, Gedächtnis und Antrieb, zugrunde gelegt. Störungen dieser seelischen Teilfunktionen finden sich aber auch bei dementiellen Syndromen infolge fortschreitender Demenzen, wie z. B. der vom Alzheimer-Typ. Hierdurch ergeben sich Überschneidungen, die bei der Konzeptualisierung der Meßinstrumente der Funktionspsychosen nur insoweit bedacht wurden, als die Anwendung der Skalen bei Vorliegen von neurologischen Herdstörungen, wie z. B. Aphasien, Apraxien usw. als nicht mehr gültig angesehen wurden. Im Initialstadium der Demenzen vom Alzheimer-Typ dominiert jedoch ein anamnestischer Symptomkomplex, der auch von Wieck (1967) im mittelschweren Durchgangssyndrom beschrieben wurde. Diese Symptomüberschneidung hat in jüngster Zeit trotz der theoretisch konzeptuellen Einschränkung der Testverfahren auf sogenannte reversible Funktionspsychosen zur Anwendung derselben bei leichteren Formen fortschreitender Demenzprozesse in der Gerontopsychiatrie geführt (Leichtweiss et al. 1983). Durch diese Entwicklung könnte die ursprünglich von Wieck intendierte starre Abgrenzung von reversiblen Funktionspsychosen und organischen „Defektsyndromen" überwunden werden und ein Weg für eine Überarbeitung und Neugliederung der gesamten organisch bedingten Seelen- und Geistesstörungen nach dem von Wieck begonnenen Ansatz der syndromatischen Betrachtungsweise gefunden werden. Durch den heute insbesondere durch die angloamerikanische Literatur geförderten neutralen, d. h. von Verlaufsgesichtspunkten gereinigten syndromalen Gebrauch des Demenzbegriffs, ist ein großer Überschneidungsbereich zwischen den obengenannten „Funktionspsychosen" und organischen „Defektsyndromen", d. h. dem von Wieck gewählten Einteilungsprinzip der organisch bedingten Geistes- und Seelenstörungen entstanden, der eine neue syndromale Abgrenzung dieser Störungen erforderlich macht.

Die wichtigsten standardisierten Verfahren zur Schweregradmessung der Funktionspsychosen sind der Syndromtest (Boecker 1961), der Syndrom-Kurztest (Erzigkeit 1977), die Funktionspsychose-Skala B und die Münchner Koma-Skala (Brinkmann et al. 1976). Das älteste Verfahren, der Syndromtest, war mit dem Ziel konstruiert worden, ein Testinstrument zur Differenzierung von Bewußtseinstrübung und Durchgangssyndrom zu schaffen. Besonderer Wert wurde in diesem Verfahren auf die Wertung der Aufmerksamkeit gelegt. Das Verfahren besteht aus 13 dargebotenen Aufgaben (Subtest). Z. B. wird der Kranke aufgefordert, fünfstellige Zahlen vorzulesen (Subtest 1) bzw. 5 einstellige (Subtest 2), 10 zweistellige (Subtest 3) und 15 dreistellige Zahlen (Subtest 5) nach ihrem Wert sowie 15 Buchstaben in der alphabetischen Reihenfolge (Subtest 4) zu ordnen. Pro Subtest können 3 Minuswerte als Testpunkte vergeben und somit ein negativer Gesamtscore von 39 Testpunkten erreicht werden. Der hierdurch erfaßte Zustand entspricht einer schweren Bewußtseinstrübung. Das Testverfahren hat sich in mehreren Untersuchungen als reliabel und valide erwiesen, differenziert jedoch nur im Bereich der schweren Form der Bewußtseinstrübung.

Auf den Erfahrungen mit dem Syndromtest basiert der Syndrom-Kurztest (SKT, Erzigkeit 1977), mit dem psychiatrisch unauffällige Personen von Personen mit körperlich begründbaren Psychosen unterschieden und Schweregraddifferenzierungen im Bereich des Durchgangssyndroms bis zur leichten Bewußtseinstrübung vorgenommen werden können. Dieser Test besteht aus 9 Subtests, die folgende Aufgaben beinhalten, deren Ausführung jeweils auf 60 Sekunden limitiert ist: 1. Gegenstände benennen, 2. Gegenstände unmittelbar reproduzieren, 3. Zahlen lesen, 4. Zahlen ordnen, 5. Zahlen zurücklegen, 6. Symbole zählen, 7. Interferenzaufgaben, 8. Gegenstände mittelbar reproduzieren und 9. Gegenstände wiedererkennen. Die erreichbare negative Punktzahl von 0–27 kann aufgrund von Erfahrungswerten in verschiedenen klinischen Schweregraden bis hin zur Bewußtseinstrübung interpretiert werden. Der Test ist alters- und intelligenzabhängig. Altersnormierungen beziehen die Gruppe der über 65jährigen mit ein. Die Validitätsuntersuchungen stützen sich auf Vergleiche mit den übrigen Funktionspsychosetests, Verlaufsuntersuchungen und objektive Außenkriterien, wie Funktionspsychosen auslösende Noxen, wie z. B. Trichloräthylen.

Als weiteres ergänzendes Verfahren zum SKT wurde die Funktionspsychose-Skala B, die ihre größte Meßgenauigkeit in den Bereichen des mittelschweren und sehr schweren Durchgangssyndroms sowie der Bewußtseinstrübung hat, entwickelt. Sie besteht aus 33 Items, von denen die ersten 6 Reflex- und Pupillenprüfungen betreffen, die weiteren Items Kommunikationsfähigkeit, persönliche, situative, räumliche und zeitliche Orientierung erfassen. Es können positive Punktwerte von 0–33 erreicht werden. Um beide Verfahren, den SKT und die Funktionspsychose-Skala B zu einem umfassenden Test für die gesamte Spielbreite der „Funktionspsychosen" benutzen zu können, schlugen Lehrl et al. (1977) eine Umrechnungstabelle in Funktionspsychosestandardpunkte von 100–0 vor, wobei 100 dem gesunden Zustand und 0 dem intravitalen Hirntod entspricht.

Ein Instrument zur Differenzierung der verschiedenen Komagrade ist die Münchener Koma-Skala (MCS, Munich Coma Scale, Brinkmann et al. 1976), die überwiegend die Reizbeantwortung auf neurophysiologischer Ebene prüft.

3.3.2.3 Affektive Störungen

Auf diesem Gebiet liegen keine speziell für den älteren Menschen modifizierten oder konstruierten Fremdbeurteilungsskalen vor, die der besonderen Schwierigkeit der diagnostischen Erkennung von Depressionen im Alter Rechnung tragen könnten. Es werden lediglich bereits aus der Allgemeinpsychiatrie bekannte Depressionsskalen, wie z. B. die Hamilton Depression Rating Scale (HAM-D, Hamilton 1960), die MADRS (Montgomery-Asberg Depression Rating Scale, Asberg et al. 1978) oder die Fischer Symptom Check-Liste (FSCL, Fischer-Cornelssen u. Berchier 1982) angewandt. Dies ist um so erstaunlicher, als die differentialdiagnostische Abgrenzung von Demenz und Depression bei einem älteren Menschen zu den schwierigsten diagnostischen Problemen in der Psychiatrie überhaupt gehört (Miller 1980). Die diagnostischen Schwierigkeiten ergeben sich aus der Tatsache, daß zu den psychopathologischen Erscheinungen der endogenen Depression Phänomene gehören, die auch bei körperlich begründbaren Psychosen vorkommen. Dies betrifft besonders jene Symptome des Leistungsbereichs, wie z.B. Merkschwäche, Gedächtniseinbußen, Konzentrationsstörungen oder Antriebsverlust, die nicht nur häufig das klinische Bild der Melancholie charakterisieren, sondern gleichzeitig zu dem typischen Merkmalsspektrum des organischen Psychosyndroms gehören (Zimmer u. Lauter 1984). Andererseits sind depressive Syndrome im Vorstadium von dementiellen Prozessen sowie bei leichten oder mittelgradigen Demenzen häufig (Reifler et al. 1982). Die kritischen Einwände von Miller (1980) gegen die Anwendung der bekannten Hamilton Rating Scale (Hamilton 1960) bei Patienten mit einem organischen Psychosyndrom bzw. einem dementiellen Syndrom machen die Problematik deutlich. Die Autorin führt auf, daß die Items Apathie, Freudlosigkeit und sozialer Rückzug, wie auch die somatischen und vegetativen Items wie Gewichtsverlust, Schlafstörungen, motorische Verlangsamung sowohl Symptome eines dementiellen Prozesses als auch eines depressiven Syndroms darstellen können. Diese Syndromüberlappung kann bei der Anwendung dieser Skala zu einer Fehlinterpretation des depressiven Scores führen. Die gleiche Kritik richtet sich gegen die anderen oben aufgeführten Depressionsskalen.

Dies bedeutet theoretisch, daß auf diesem Gebiet die Erarbeitung von standardisierten Verfahren, die diese Problematik berücksichtigen und eine psychopathologische Strukturanalyse affektiver und kognitiver Symptome als Arbeitsgrundlage haben, wünschenswert wäre. Ein uns bekannter Fortschritt auf diesem methodischen Gebiet ist die Anwendung von unidimensionalen Depressions- bzw. Demenzskalen zur Differenzierung von Depressionen und Demenzen von Gurland et al. (1982). Bei diesen unidimensionalen Skalen handelt es sich um Itemgruppierungen, die zum großen Teil aus dem GMS-Schedule (Gurland et al. 1976, Copeland et al. 1976) entnommen wurden.

Unter den Selbstbeurteilungsskalen gehört die Zung-SDS zu den am häufigsten angewandten Meßinstrumenten bei Depressionen älterer Patienten (Zung 1983), entsprechend liegen auch Reliabilitätsprüfungen bei älteren Patientengruppen vor (McGarvey et al. 1982). Gegenüber den jüngeren Altersgruppen war die interne Konsistenz der Skala bei den Älteren geringer.

Eine Neuentwicklung stellt die GDS (Geriatric Depression Rating Scale, Yesavage et al. 1981, 1983) dar, bei deren Konstruktion vor allem auf die gering differenzierenden somatischen Items verzichtet wurde. Trotzdem zeigt diese Selbstbeurteilungsskala im Vergleich mit der Hamilton Rating Scale für Depressionen (Hamilton 1960) und der Zung-SDS keine wesentlich höhere Reliabilität oder Validität, so daß die Autoren zu dem Schluß kommen, daß die GDS, die SDS und die HAM-D reliable und in der Praxis valide Instrumente für die Erfassung von Depressionen bei geriatrischen Patienten sind.

Tabelle 7. Instrumente zur Stadieneinteilung dementieller Erkrankungen im Alter

Name	Autor	Rater	Patienten	Item-anzahl	Antwort-kategorien	Merkmalsbereiche
CDR-S Clinical Dementia Rating Scale	Hughes et al. 1982	Arzt	Patienten mit leichter bis mittelschwerer seniler Demenz	6	5	Gedächtnis, Orientierung, Problemlösungsfähigkeit, berufliche und soziale Funktion, Hobbies, persönliche Pflege
GDS Global Deterioration Scale	Reisberg et al. 1982	Arzt	Patienten mit bzw. Verdacht auf degenerative Demenz	./.	7	Gliederung des kognitiven intellektuellen Abbaus in sieben Stufen, die operational definiert sind

3.4 Instrumente zur Stadieneinteilung dementieller Erkrankungen im Alter

Die hier zu erwähnenden Skalen, nämlich die CDR (Clinical Dementia Rating)-Scale von Hughes et al. (1982), sowie die GDS (Global Deterioration Scale (Reisberg et al. 1982) beschränken sich auf eine klinisch orientierte Stadienbeschreibung der degenerativen Demenzen auf Verhaltensebene. Dieser relativ einfache methodische Ansatz war erforderlich, da keines der bisher genannten standardisierten Verfahren eine Verständigung darüber ermöglichte, was definitionsgemäß unter einer leichten bzw. mittelgradigen Demenz zu verstehen sei. Die Probleme der klinischen Diskussion spiegeln sich aber auch in diesen Skalen wider, z. B. teilen Reisberg et al. (1983b) zwar konsequent sieben Stadien des „kognitiven Abbaus" ein, die Zuordnung der klinischen Zustandsbilder ist jedoch für das deutsche klassifikatorisch-nosologische Verständnis schwer nachvollziehbar, da die Autoren vor der Demenz klinisch zwei Stadien abgrenzen, die sie als „frühe oder späte Verwirrtheit" bezeichnen. Trotz dieser klassifikatorischen Probleme stellen diese beiden Skalen einen Fortschritt bei der operationalen Definition verschiedener Demenzgrade auf Verhaltensbeobachtungsebene dar.

4 Standardisierte Verfahren zur Erhebung des sozialen Befundes

Unter den sozialen Funktionen des Menschen kann man alle seine Beziehungen und Aktivitäten in der Gesellschaft verstehen. Diese korrelieren mit dem körperlichen und geistigen Zustand, der im Alter häufig krankhaft eingeschränkt ist. Andererseits wird durch soziales Wohlbefinden die Fähigkeit verstärkt, mit Gesundheitsproblemen fertig zu werden und die Autonomie trotz physischer und geistiger Probleme weitgehend zu behalten. Diese Zusammenhänge verdeutlichen die hohe Vulnerabilität der sozialen Funktionen im Alter. Um systematische Untersuchungen über Art und Ausmaß der sozialen Funktionen der älteren Menschen sowie der Familienstrukturen und sozialen Einrichtungen zur Unterstützung der im physischen und mentalen Bereich eingeschränkten älteren Menschen durchführen zu können, wurden zahlreiche Meßinstrumente entwikkelt, deren konzeptuelle und auch methodische Schwierigkeiten zum Teil erheblich sind. So besteht heute noch wenig Klarheit darüber, was für einen älteren Menschen z. B. Adäquatheit der sozialen Beziehungen und Aktivitäten bedeutet. Einige Untersucher haben wider Erwarten gezeigt, daß die Häufigkeit des Kontaktes mit erwachsenen Kindern bzw. gleichaltrigen Geschwistern nicht mit dem Wohlbefinden des älteren Menschen korreliert (Lee 1979, Lee u. Ihinger-Tallmann 1980). Andererseits sind die vorliegenden Ergebnisse oft schwer zu interpretieren, da Normen für das zu erwartende soziale Funktionieren bzw. das angepaßte Verhalten der älteren Menschen fehlen.

Im wesentlichen haben sich 3 Dimensionen, über die das „soziale Funktionieren", d. h. der Grad, mit dem Menschen adäquat als Glieder einer Gemeinschaft leben, gemessen werden kann, herauskristallisiert: 1. Die Messung der sozialen Interaktionen und Möglichkeiten, 2. die Messung der Bewältigungsstrategien und des subjektiven Wohlbefindens und 3. die Messung der Angepaßtheit von Institutionen an die Bedürfnisse älterer Menschen.

Im Rahmen der vorliegenden Skalenzusammenstellung kann nur ein kurzer Überblick über Ziel und Zweck dieser zahlreichen und vielfältigen Meßverfahren auf diesem Sektor der sozialen Dimensionen anhand von Einzelbeispielen gegeben werden, der sich im wesentlichen an die Ausführungen von Kane u. Kane (1983) anlehnt.

4.1 Die Messung der sozialen Interaktionen und Möglichkeiten

Unter sozialer Interaktion versteht man die durch Kommunikation (Sprache, Symbole und Gesten) vermittelte wechselseitige und aufeinander orientierte Beziehung zwischen Personen und Gruppen und die daraus resultierende bilaterale Beeinflussung ihrer Einstellungen, Erwartungen und Handlungen. Soziale Interaktion betont die Bedeutung des Kommunikationsprozesses, durch den die beteiligten Individuen sich dem gemeinten Sinn ihrer Handlungen in der vis-à-vis-Situation vermitteln. Diese Reziprozität der Perspektiven tritt intersubjektiv z.B. innerhalb von Familien, Freundschaften, Bekanntschaften, Nachbarschaftsgruppen, Gemeinschaften in Form von Clubs, sozialen oder religiösen Organisationen und bei der Berufsausübung auf. Um die Gesamtheit dieser formalen und informalen Interaktionen, die aufgrund der sozialen und emotionalen Bedürfnisse des Menschen entstanden sind, zu beschreiben, wird der Terminus „soziale Netzwerke“ angewandt. Es kann entweder die Gesamtheit aller Beziehungen und Kontakte innerhalb einer bestimmten Population einer Region betrachtet werden oder das Netzwerk einzelner Individuen einer Gruppe. Die letztgenannte Methode ist auf bestimmte Arten von Netzwerken wie Familien, Nachbarschaften etc. beschränkt.

Im Alter erfährt das soziale Netzwerk eines Menschen starke Einschnitte durch das Ausscheiden aus dem Arbeitsprozeß mit Verlust der vorher innegehabten sozialen Kontakte und Rollenbeziehungen, durch Verluste altersgleicher Bezugspersonen infolge Tod sowie durch Einschränkung von Gesundheit, Mobilität, Energie und finanziellen Möglichkeiten.

Als Meßverfahren, das der Analyse von Netzwerken dient, ist z.B. das Netzwerk Analysenprofil von Cohen u. Skolovski (1979) zu nennen. Auf der Basis eines strukturierten Interviews kann ein Profil zwischen den Bewohnern, von Bewohnern zu Nichtbewohnern, zum Personal und zur Verwaltung einer Institution erstellt werden.

Zur Untersuchung des Austausches und der Beziehungen innerhalb der verschiedenen Generationen ist der McDonald's Exchange between the Generations Index (Hill 1970) geeignet. Das ausführliche semistrukturierte Interview wird bei den in Frage kommenden Haushalten älterer Menschen erhoben. Das Verfahren gibt Auskunft über die verschiedenen Arten der erhaltenen Hilfe (z.B. finanzielle oder materielle Hilfen) unter genauer Nennung der Geber und Empfänger sowie über die verbindende Solidarität zwischen den Generationen, erfaßt durch Ereignisse wie Geburtstage, Feiertage, Ferien, Essenseinladungen usw. Der erfaßte Zeitraum beträgt allerdings nur ein Jahr, so daß die Genauigkeit der Informationen fraglich ist.

Neben den Interviewverfahren existieren Rating-Skalen, von denen die OARS Social Resource Scale (Duke University 1978) zu den bekanntesten

Meßinstrumenten gehört. Die Items geben Informationen über die Familienstruktur, Art und Anzahl von Freundschaften, Besuchen, Vorhandensein eines Vertrauensmenschen oder eines sonstigen Helfers. Von der Skala existiert auch eine für Institutionen angepaßte Form. Die sozialen Beziehungen werden auf einer 6-Punkte-Skala, die den Bereich „sehr gute soziale Kontakte" bis „sozial gestört" umfaßt, gestuft geratet.

Neben dem Skalentyp, der im wesentlichen die Gesamtheit der sozialen Interaktionen berücksichtigt, gibt es einen weiteren Skalentyp, der speziell für die Erfassung der Gesamtheit der Aktivitäten als Quelle sozialer Zufriedenheit entwickelt wurde. Das Problem dieser Skalen ist, daß die Art der möglichen Aktivitäten sehr verschieden ist, andererseits können aber diese Unterschiede für Untersuchungen ausgenützt werden. So untersuchten Graney u. Graney (1973), ob die Abnahme bestimmter Aktivitäten infolge physischer, finanzieller und sozialer Verluste durch die Verstärkung anderer Aktivitäten, die von diesen Einschränkungen nicht berührt werden, kompensiert werden können. Die Liste der ausgewählten Aktivitäten umfaßt die Beteiligung in freien und religiösen Gruppen, Lesen von Zeitungen, Magazinen, Büchern, Radiohören, Fernsehen, Telefonieren, Konversation mit Freunden, Nachbarn und Verwandten. Die berücksichtigten Zeitintervalle variieren für die einzelnen Aktivitäten. Um eine genaue Dokumentation pro Zeitraum zu erreichen, entwickelte Schonfield (1973) ein sogenanntes Tagebuchverfahren, d.h. die Aktivitäten werden in einem gewöhnlichen Tagebuch registriert. Zusätzlich ermöglicht diese Skala einen quantitativen Vergleich zwischen aktiven und passiven Aktivitäten. Zu den aktiven Verhaltensweisen rechnet der Autor häusliche Tätigkeiten, Hobbies und soziale Unternehmungen, die Vorbereitungen benötigen, zu den passiven Aktivitäten Sitzen, Denken, ein Nickerchen machen, Essen, Lesen, Fernsehen, Radiohören und andere menschliche Kommunikationen, die keine Vorbereitung erfordern, wie z. B. die Konversation mit Zimmernachbarn.

4.2 Die Messung der Coping-Strategien und des subjektiven Wohlbefindens

Hierunter versteht man die Messung der Anpassungs- und Bewältigungsstrategien des Individuums und des subjektiven Zustandes des Befindens, der aus den erfolgreichen oder nicht erfolgreichen Coping-Strategien resultiert.

Skalen zur Erfassung des subjektiven Wohlbefindens messen abstrakte Konstrukte wie Lebenszufriedenheit, Glücklichsein und innere Einstellung (englisch: morale). Lebenszufriedenheit ist der Ausdruck für einen Vergleich zwischen den initialen Wünschen und der Verwirklichung derselben, wohingegen Glück einen Stimmungszustand bezeichnet und innere Einstellung einen erworbenen Zustand darstellt, der charakterisiert werden kann durch Mut, Disziplin, Vertrauen und Begeisterung angesichts vorhandener widriger Umstände (George 1979). Trotz der theoretischen Abgrenzung dieser Begriffe sind in der Praxis die Interkorrelationen dieser Dimensionen bei den verschiedenen Meßinstrumenten so groß, daß Cutler (1978) empfahl, lediglich vom „subjektiven Wohlbefinden" als zugrunde liegender Dimension zu sprechen. Die Messung des subjektiven Wohlbefindens ist notwendig, wenn z. B. das subjektive Ergebnis von Langzeitversorgungsmaßnahmen für den einzelnen Patienten in der Geriatrie geprüft werden soll. Das subjektive Wohlbefinden ist neben der Beschreibung von Aktivitäten und sozialen Rollen ein wichtiges Maß für den Grad der Angepaßtheit.

Die bekannteste und am besten untersuchte Skala zur Messung des subjektiven Wohlbefindens ist der Life Satisfaction Index (LSI, Neugarten et al. 1961), der die Lebenszufriedenheit unabhängig vom Aktivitätsniveau und der sozialen Anteilnahme erfaßt. Die Skala ist für ältere Menschen validiert und liegt in mehreren Formen (LSI-B, Neugarten et al. 1961; ISI-A, Wood et al. 1969) vor, die sich nur gering in Itemzahl und Bewertungssystem unterscheiden. Eine deutsche Form legte Wiendieck (1969) vor. Faktorenanalytische Untersuchungen ergaben 5 Komponenten (Schwung/Apathie, Entschiedenheit/Mut, Übereinstimmung zwischen gewünschten und unerreichten Zielen, positives Selbstkonzept, Stimmungslage) für die amerikanische bzw. 2 Faktoren (aktuelle und allgemeine Lebenszufriedenheit, relative Lebenszufriedenheit im Hinblick auf das eigene Leben) für die deutsche Version.

Ein speziell für ältere Menschen entwickeltes multidimensionales Meßinstrument des subjektiven Wohlbefindens ist die Philadelphia Geriatric Center (PGC) Morale Scale (Lawton 1972b). Bestätigt werden konnte mittels 17 der ursprünglichen 22 Items das Vorliegen von 3 Faktoren wie Erregtheit, Haltung gegenüber dem eigenen Älterwerden und Unzufriedensein mit der Einsamkeit (Morris u. Sherwood 1975).

Im deutschen Sprachraum ist noch auf die Untersuchungen über Selbstkonzepte älterer Menschen unter verschiedenen situativen Bedingungen mit den Frankfurter Selbstkonzeptskalen (FSKN) von Deusinger (1981) hinzuweisen, mit denen Aussagen zur psychischen Stabilität älterer Menschen im Vergleich zu jüngeren gemacht werden können.

Die Messung der Coping-Fähigkeit ist ein anderer Weg, um eine erfolgreiche Anpassung zu messen. Coping-Strategien beinhalten Reaktionen auf Lebensbedingungen und stellen im Gegensatz zum „subjektiven Wohlbefinden" einen aktiven Zustand dar. In der Geriatrie steht die Entwicklung von Skalen zur Messung der Coping-Strategien noch am Anfang. Es sollen kurz 2 Beispiele angeführt werden, nämlich die Geriatric Coping Scale (Quayhagen u. Chiriboga 1976) und die Sharma's Modes of Adaptation Patterns Scale (1977) (zit. nach Kane u. Kane 1983). Das erste Instrument besteht aus 12 Kurzgeschichten, die für ältere Menschen in Institutionen relevant sind. Es werden jeweils mehrere Strategien angeboten, deren Anwendungshäufigkeit und auslösende Gefühlsreaktion vom Untersuchten beurteilt wird. Mit der zweiten Skala wird versucht, ein Copingmuster der Aktivitäten bei verschiedenen sozialen Rollen zu erstellen und gleichzeitig mit der PGC Morale Scale das subjektive Wohlbefinden zu messen.

4.3 Die Messung der Angepaßtheit von Institutionen an die Bedürfnisse älterer Menschen

Mit diesen Instrumenten, deren Anwendung ebenfalls relativ neu in der Geriatrie ist, sollen die Auswirkungen und Folgen der Umgebung auf die sozialen Interaktionen und das persönliche Funktionieren des älteren Menschen sowie die Institution selbst untersucht werden. Die Inhalte und Themen dieser Instrumente beziehen sich auf den Grad der institutionellen Kontrolle, die Einschränkung von Entscheidungsfreiheit, Autonomie und Individualität, die Struktur und Regeln der Institution, die Beziehung zwischen Individuum und Institution, das in der Institution vorhandene Aktivierungs- und Stimulierungsniveau sowie auf die Zufriedenheit der Bewohner der Institution. Genannt seien wiederum 2 Meßinstrumente.

Eine einfache Skala zur Messung der Zufriedenheit mit der Institution ist die Satisfaction with Nursing Home Scale (McCaffree u. Harkins 1976), deren 22 Items verschiedene Aspekte der Institution wie Annehmlichkeiten, angebotene Dienste, Versorgungsweise, Privilegien und Zufriedenheit der Bewohner umfassen. Der von Pincus (1968) entwickelte Fragebogen „Home for the Aged Description Questionnaire (HDQ)" beschreibt das Milieu des Pflegeheims in mehreren Dimensionen, wie persönlicher Raum des Bewohners, Reglementierung und Möglichkeit für freie Initiativen, Hilfsmittel (finanzieller Art) und Außenkontakte sowie die Institution selbst in den Dimensionen Bauanlage, Hausordnung, Programme und Verhalten des Personals.

5 Sogenannte „mehrdimensionale" Beurteilungsverfahren

Unter mehrdimensionalen Meßinstrumenten sind im weitesten Sinne alle standardisierten Verfahren, die mehrere Dimensionen erfassen, zu verstehen. Es können also mehrere der oben aufgeführten Meßinstrumente als mehrdimensional bezeichnet werden, zumal die von uns eingangs definierten Hauptdimensionen „psychisch", „somatisch" und „sozial" oft nicht streng voneinander zu trennen sind, wie z. B. bei der psychopathologischen Befunderhebung, wo somatische Symptome und Störungen der sozialen Interaktion in den psychopathologischen Befund mit eingehen. Noch deutlicher tritt diese Überschneidung in den Verhaltensbeobachtungsskalen auf, die psychische, körperliche und soziale Aspekte berücksichtigen. Diese Skalen erfordern keine besonderen psychopathologischen Kenntnisse und fallen daher in den Kompetenzbereich des Pflegepersonals bzw. anderer Kontaktpersonen. Kane u. Kane (1983) haben diese globalen Verhaltensbeobachtungsskalen, im Gegensatz zu jenen, die nur bestimmte Aspekte des Verhaltens berücksichtigen, wie z. B. die ADL-Skalen, als Vorläufer der „additiven multidimensionalen" Beurteilungsverfahren bezeichnet. Diese „additiven multidimensionalen" Meßverfahren (Tabelle 9) sind zusammengesetzte Instrumente, die es erlauben, jede Dimension auf einer speziell validierten Skala zu berücksichtigen.

5.1 „Einfache mehrdimensionale" Beurteilungsverfahren (Globale Verhaltensbeobachtungsskalen für das Pflegepersonal oder andere Kontaktpersonen)

Das Pflegepersonal bzw. andere Kontaktpersonen können im täglichen Umgang mit den Patienten eine Fülle von Beobachtungsdaten bezüglich psychischer, somatischer und sozialer Aspekte registrieren. Wenn diese Daten gezielt erhoben werden, sind sie eine wichtige Informationsquelle für die systematische Datendokumentation von institutionalisierten geriatrischen Patienten im Rahmen von Rehabilitations- und auch pharmakologischen Programmen.

Eine der ältesten der globalen Verhaltensbeobachtungsskalen ist die SGRS (Stockton Geriatric Rating Scale) von Meer u. Baker (1966). Diese Skala wird heute kaum noch angewandt. Ihr Wert ist darin zu sehen, daß sie mehrfach als Basis für Weiterentwicklungen genutzt wurde, wie z. B. für die GRS (Geriatric Rating Scale, Plutchik et al. 1970), die BAP bzw. BOP (Beurteilungs-Skala für alternde Patienten, Mol 1972) und die LPRS (London Psychogeriatric Rating Scale, Hersch et al. 1978). Die Vorteile der später entwickelten Skalen bestehen in einer Erweiterung der Merkmalsspektren bzw. in der Anpassung an andere Kulturkreise, wie der BOP für den holländischen Sprachraum und des GBB (Geriatrischer Beurteilungsbogen, Schneider u. Fisch 1981) für den deutschen Sprachraum und in den verbesserten Möglichkeiten der Selektion von Patienten und ihrer Statuszuweisung bei der Therapieevaluation. Auf einige dieser uns wichtig erscheinenden Skalen wird im folgenden kurz eingegangen.

Die PAMIE (Physical and Mental Impairment of Function Evaluation, Gurel et al. 1972) gehört mit 72 Items zu den umfangreichsten Skalen. Eine faktorenanalytische Untersuchung bei geriatrischen Patienten mit internistischen und psychiatrischen Erkrankungen ergab 19 Faktoren erster Ordnung (s. Tabelle 8), die sich zu drei Faktoren zweiter Ordnung, nämlich „physisch krank", „psychisch gestört" und „agitiert" zusammenfassen lassen. Bezüglich der Besserungschancen der Patienten und der Einweisung in verschiedene Institutionen besitzen einige der PAMIE-Faktorenskalen prognostische Validität.

Die BAP bzw. BOP (Mol 1972) liegt in deutscher Übersetzung vor. Die Skala diskriminiert gut zwischen psychisch gestörten und chronisch somatisch erkrankten Patienten, außerdem zwischen Pflegeheimpatienten und Altenheimbewohnern. Validitätsuntersuchungen deuten auf eine Eignung der BAP als Selektionsinstrument sowie als einfaches Verfahren zur Diagnostik, Therapie und Anpassungsevaluation hin.

Erst kürzlich erschienene Neuentwicklungen von globalen Verhaltensbeobachtungsskalen in den verschiedensten Ländern machen eine zunehmende Forschungsaktivität im Bereich der institutionalisierten geriatrischen Patienten deutlich. 1981 wurde in Kanada die Multi-Dimensional Observation Scale for Elderly Subjects (MOSES) (The Ontario Mental Health Foundation) publiziert. Die Skala nimmt eine Mittelstellung zwischen den globalen Verhaltensbeobachtungsskalen und den ADL-Skalen ein, da die Items einerseits gut definierte ADL-Funktionen ansprechen, andererseits aber auch Items mit schwer objektivierbarem psychischem Verhalten einbeziehen. Die Skala liegt in englischer und deutscher Sprache sowie in einigen anderen Sprachen vor.

Eine entsprechende Skala im deutschen Sprachraum ist der GBB (Geriatrischer Beurteilungsbogen, Schneider u. Fisch 1981), der die Orientierung geriatrischer Patienten in ihrer Umgebung, ihre körperliche Selbständigkeit sowie ihr Sozialverhalten beurteilt. Im skandinavischen Sprachraum entstand die GBS (die Abkürzung ist von den Initialen der Autoren abgeleitet), eine Ratingskala für dementielle Syndrome (Gottfries et al. 1982), die wegen ihrer konkreten Formulierung der Items und der Vermeidung von besonderen Fachausdrücken vom trainierten Pflegepersonal in Altenheimen oder Bezirkskrankenhäusern angewandt werden kann. Letzteres rechtfertigt die Aufführung dieser Skala unter den globalen Verhaltensbeobachtungsskalen für das Pflegepersonal. Die

Tabelle 8. „Einfache mehrdimensionale“ Beurteilungsverfahren (Globale Verhaltensbeobachtungsskalen für das Pflegepersonal oder andere Kontaktpersonen)

Name	Autor	Rater	Patienten	Itemanzahl	Antwortkategorien	Merkmalsbereiche
SGRS Stockton Geriatric Rating Scale	Meer u. Baker 1966	Pflegepersonal	Vorwiegend institutionalisierte geriatrische Patienten	33	3	*Faktoren:* Körperliche Beeinträchtigung, Apathie, antikommunikatives Verhalten, soziale Verhaltensstörungen
VGRS Verdun Geriatric Rating Scale	Silver et al. 1968	Trainierte Beobachter	Vorwiegend institutionalisierte geriatrische Patienten	20	4	*Subskalen:* Affekt, Stimmung, Integration, Organizität, Arousal
GRS Geriatric Rating Scale	Plutchick 1970	Pflegepersonal	Institutionalisierte und nicht institutionalisierte geriatrische Patienten	31	3	*Subskalen:* Sozialverhalten, Aggressivität, Selbstversorgung, Schlafstörungen, sensorische Leistungen, Arbeitsverhalten
PBRS Parkside Behaviour Rating Scale	Fine et al. 1970	Pflegepersonal	Vorwiegend institutionalisierte geriatrische Patientien	6	5	*Faktoren:* Selbständigkeit, Orientierung, Kommunikation, soziales Verhalten, psychotische Merkmale, Kooperation, Aktivität, Beschäftigung, Stimmung, Interaktion
PAMIE Physical and Mental Impairment of Function Evaluation	Gurel 1972	Pflegepersonal	Vorwiegend institutionalisierte geriatrische Patienten	77	2	*10 Faktoren erster Ordnung:* Pflegebedürtig, streitsüchtig-reizbar, verwirrt, ängstlich-depressiv, bettlägerig-moribund, vernachlässigt-ungepflegt, paranoid-mißtrauisch, sensomotorische Defizite, zurückgezogen-apathisch, gehfähig *3 Faktoren zweiter Ordnung:* Physisch krank, psychisch gestört, agitiert
BOP Beurteilungsskala für alternde Patienten	Mol 1972	Pflegepersonal	Vorwiegend institutionalisierte geriatrische Patienten	35	3	*4 Faktoren:* Hilfsbedürftigkeit, Aggressivität, körperliche Invalidität – Depressivität – psychische Invalidität, Inaktivität

PGBRS Paracheck Geriatric Behavior Rating Scale	Miller u. Paracheck 1974	Pflegepersonal	Vorwiegend institutionalisierte geriatrische Patienten	10	5	*Faktoren:* Körperliche Verfassung, eigene Pflege, soziales Verhalten
AGS-E Assessment of Global Symptomatology in the Elderly	Guy 1977	Pflegepersonal	Vorwiegend institutionalisierte gerontopsychiatrische Patienten	21	5	*Faktoren:* Allgemeine persönliche Pflege, Orientierung, Kooperation
LPRS London Psychogeriatric Rating Scale	Hersch et al. 1978	Pflegepersonal	Geriatrische Patienten	36	3	*Faktoren:* Geistige Beeinträchtigung, körperliche Beeinträchtigung, soziale Reizbarkeit, Disengagement
GBB Geriatrischer Beurteilungsbogen	Schneider u. Fisch 1981	Pflegepersonal	Institutionalisierte geriatrische Patienten	46	3	*Faktoren:* Orientierung, Selbständigkeit, störendes Sozialverhalten
MOSES Multidimensional Observation Scale for Elderly	The Ontario Mental Health Foundation 1981	Pflegepersonal	Vorwiegend institutionalisierte geriatrische Patienten	40	4	*Subskalen:* Selbstversorgung, Desorientierung, Depressivität/Ängstlichkeit, Reizbarkeit, Zurückgezogenheit
GBS Rating Scale for Dementia Syndromes	Gottfries J. et al. 1982	Arzt, Psychologe, trainiertes Pflegepersonal	Gerontopsychiatrische Patienten	27	7	*4 Subskalen:* Motorik, intellektuelle Funktionen, emotionale Funktionen, verschiedene heterogene Symptome, die für gewöhnlich bei Demenz vorkommen

Items sind syndromspezifisch ausgewählt und werden auf einer Sieben-Punkte-Skala eingestuft, so daß der Grad der Demenz sowie Profile von Demenzsyndromen bei der Evaluation von Therapieeffekten beurteilt werden können.

Als leicht zu handhabende Ergänzungsinstrumente in gerontopharmakologischen Studien können auf Pflegepersonalebene die LPRS (Hersch et al. 1978) sowie die AGS-E (Assessment Geriatric Scale for the Elderly; Raskin u. Rae 1981) eingesetzt werden.

5.2 „Additive mehrdimensionale" Beurteilungsverfahren

Die multidisziplinäre Beurteilung des psychischen, körperlichen und sozialen Befundes mittels der „additiven mehrdimensionalen" Beurteilungsverfahren bedingt einen hohe Personal- und Zeitaufwand, der aber für Planungen im Gesundheitswesen und für die Grundlagenforschung in der Klinik oft unerläßlich ist, wenn zuverlässige Daten gewonnen werden sollen.

Im folgenden werden exemplarisch einige der uns wichtig erscheinenden Instrumente besprochen. Im deutschen Sprachraum ist das auf klinische Dokumentationsgesichtspunkte ausgerichtete AGP (Arbeitsgemeinschaft für Gerontopsychiatrie, Ciompi u. Kanowski 1981) auf der Basis des AMDP (Arbeitsgemeinschaft für Methodik und Dokumentation in der Psychiatrie) entwickelt worden. Es stellt einen konsequenten Ansatz zur gesamten Befunderhebung auf psychopathologischer, neurologischer und allgemeinmedizinischer Ebene dar. Durch ein ergänzendes Instrument ist auch eine Dokumentation der Sozialdaten möglich (Hermann 1971). Es können ambulante und stationäre Patienten vom 65. Lebensjahr an erfaßt werden. Die Sensibilität, Trennschärfe und Spezifität des Verfahrens oder einzelner Items ist wie bei dem AMDP stark vom Trainiertheitsgrad der Rater abhängig und setzt längere gerontopsychiatrische Erfahrung und Vertrautheit mit dem Dokumentationsinstrument voraus. Andererseits werden Merkmale erhoben, deren praktische und klinische Relevanz fraglich ist, wie z. B. Merkfähigkeitsstörungen für Formen, Farben oder Gegenstände oder die nicht operationalisierte neuropsychologische Konstrukte (wie z. B. „gesteigerte Löschungsvorgänge") beinhalten. Insgesamt ist die erhobene Datenfülle so groß, daß das Instrument zwar für Forschungszwecke gut geeignet ist, aber kaum klinische Praktikabilität erreichen wird.

Ein anderes multidimensionales Instrument im deutschen Sprachraum ist das NAI (Oswald 1979; Oswald u. Fleischmann 1982), das neben einer objektiven Leistungsbatterie zwei Fremdbeurteilungsskalen zur Erfassung von Persönlichkeitszügen (NAR, Nürnberger Alters-Rating) und Alltagsaktivitäten (NAB, Nürnberger Alters-Beobachtungs-Skala) und zwei Selbstbeurteilungsskalen zur Dokumentation des subjektiv erlebten Alters (NAS, Nürnberger Alters-Selbstbeurteilungs-Skala) und der subjektiven Einstellung zum Altern (NAF, Nürnberger Alters-Fragebogen) enthält.

Das objektive Testinventar setzt sich aus insgesamt 6 Tests zusammen: Zahlen nachsprechen, Zahlen-Symbol-Test, Mosaik-Test (diese Tests sind erweiterte und modifizierte Tests aus dem HAWIE (Wechsler 1964)), modifizierter Labyrinth-Test nach Chapuis (1959), Benton-Test und Zahlen-Verbindungs-Test (ZVT-G, Oswald u. Roth 1978, Oswald 1981). Allen Verfahren liegen faktorenanalytisch begründbare Meßbereiche zugrunde, die als kognitive Leistungsgüte („power") und kognitive Leistungsgeschwindigkeit („speed") interpretiert werden können. Ihre Zuverlässigkeit (Test-Retest-Reliabilität) variiert innerhalb konventioneller Grenzen.

Zusätzlich wurde von Oswald u. Fleischmann (1983) ein Gedächtnistest entwickelt, der Kurzzeitgedächtnis für Zahlenfolgen, Reproduktion und Encodierungsgüte des Kurzzeitgedächtnisses, Wiedererkennungsleistung des Kurzzeitgedächtnisses, Abrufdefizit sowie latentes Lernen prüft.

Das Persönlichkeits-Rating des NAR (Nürnberger Alters-Rating) wurde in Anlehnung an das Persönlichkeitsmodell von Cattell (1963) entwickelt und dient der urteilsfreien Beobachtung der Grundverhaltensweisen alter Menschen. Die NAB wurde bereits im Rahmen der I-ADL-Skalen erwähnt. In der NAS beurteilt sich der Patient bezüglich Stimmung, Aktivität und somatischer Merkmale selbst. Das Instrument ist gedacht als Ergänzung zur Fremdbeurteilung der instrumentellen Alltagsaktivitäten. Der Nürnberger Alters-Fragebogen stellt etwas höhere Ansprüche, da er die subjektive Einschätzung von somatischen, psychologischen und intellektuellen Bereichen zum Inhalt hat und ist deshalb bei Patienten mit intellektueller Beeinträchtigung oder Veränderung der Persönlichkeit kaum anwendbar.

Aus dem angloamerikanischen Sprachbereich möchten wir vier „multidimensionale" Testinstrumente mit jeweils unterschiedlichem Anwendungsbereich vorstellen. Es handelt sich um das OARS (Older Americans Resources and Services)-Instrument (Fillenbaum 1978), das CARE-Instrument (Gurland et al. 1977), das MAI (Multilevel Assessment Instrument) (Lawton et al. 1982) sowie die MAD (Multidimensional Assessment)-Skalen (Drachman et al. 1982).

Das OARS-Instrument gehört zu den ältesten „additiven multidimensionalen" Beurteilungsverfahren. Die revidierte Form ist ein Fragebogen, der aus 105 Fragen besteht (Erhebungsdauer ca. 1 Stunde) und Informationen zu folgenden Bereichen enthält:

1. Soziale Situation (Beziehung zu Freunden und Familienmitgliedern unter qualitativem und quantitativem Aspekt)
2. finanzielle Sicherheit (ausreichendes Einkommen bzw. Rücklage)
3. psychische Gesundheit (Ausmaß des Wohlbefindens, Hinweise für organische Störungen)
4. körperliche Gesundheit (Krankheiten, körperliche Leistungsfähigkeit)
5. ADL-Bereich

Jede Dimension wird auf einer Sechs-Punkte-Skala getrennt bewertet, es kann aber auch ein Gesamtscore gebildet werden. Daten über Interrater- und Retestreliabilität sowie Prüfung der Validität bezüglich Außenkriterium und Diskriminanzeigenschaften liegen vor. Die Länge des Fragebogens und das erforderliche Training der Rater schränken die praktische klinische Anwendung des Instruments ein, für klinische Routineuntersuchungen kann aber die Kurzform (Erhebungsdauer 30 Minuten) (Pfeiffer et al. 1980) verwendet werden.

Das CARE-Instrument (Gurland et al. 1977) wurde für das United States-Kingdom Cross-National Project entwickelt, um die psychosoziale Situation äl-

Tabelle 9. „Zusammengesetzte multidimensionale" Meßinstrumente

Name	Autor	Rater	Patienten	Item-anzahl	Antwort-kategorien	Merkmalsbereiche
AGP Dokumentations-system der Arbeits-gemeinschaft für Gerontopsychiatrie	Ciompi u. Kanowski 1981	Arzt	Gerontopsych-iatrische Patienten	183 psych. 104 somat.	4 (5)	*Dimensionen:* Psychisch, neurologisch/somatisch, sozial
CARE Comprehensive Assessment and Referral Evaluation	Gurland et al. 1977	Arzt, Psychologe, Sozial-arbeiter	ältere Menschen über 65 Jahre	368	4	*Psychiatrisches Segment:* Geriatric Mental Status Schedule *Medizinisches Segment:* Die Items wurden von den verschiedenen Skalen wie American Heart Association Effort Intolerace Scale, American Cancer Association Early Warning Signs, Scale of Hearing Impairment, OARS Scale, Cornell Medical Index unter Hinzufügung neuer Items entnommen. *Soziales Segment:* Die Items wurden aus den Skalen Social Isolation Index und ADL-Skalen unter Hinzufügung neuer Items entnommen. Die einzelnen Items sind in einem semistrukturierten Interview gemischt und unter Berücksichtigung des normalen Gesprächsflusses arrangiert.
OARS Older Americans Resources and Service Group	Duke University North Carolina 1978	Arzt	ältere Menschen über 65 Jahre	105	6	*5 Dimensionen:* Sozialer Bereich, ökonomischer Bereich, Gesundheit (physisch), Gesundheit (psychisch), ADL-Bereich
NAI Nürnberger Alters-Inventar: 6 objektive Leistungstests	Oswald 1979, Oswald u. Fleischmann 1982	Psychologe	gesunde alte Menschen oder geriatrische bzw. gerontopsychiatrische Patienten	./.	./.	*Dimensionen:* Gedächtnis, Informationsverarbeitung

NAR Nürnberger Alters-Rating/Persönlichkeits-Fragebogen		Psychologe	gesunde alte Menschen oder geriatrische bzw. gerontopsychiatrische Patienten	9	7	Aktivität, Stimmung, Ängstlichkeit
NAS Nürnberger Alters-Selbstbeurteilungs-Skala		Selbstbeurteilung	gesunde alte Menschen oder geriatrische bzw. gerontopsychiatrische Patienten	12	5	Aktivität, Stimmung, somatische Symptome, Veränderungssensitivität
NAF Nürnberger Alters-Fragebogen		Selbstbeurteilung	gesunde alte Menschen oder geriatrische bzw. gerontopsychiatrische Patienten	32	2	Stimmung, Aktivität, somatische Symptome
NAB Nürnberger Alters-Beobachtungsskala		Psychologe	gesunde alte Menschen oder geriatrische bzw. gerontopsychiatrische Patienten	15	3	ADL-Items
MAI Multilevel Assessment Instrument	Lawton et al. 1982	Mehrere Experten	gesunde ältere Personen, geriatrische und gerontopsychiatrische Patienten	216	5	*7 Dimensionen:* Gesundheit (subjektiv und objektiv), kognitive Funktionen, ADL-Bereich, Hobbies, Interessen, Lebensqualität, Zufriedenheit
MAD-Scales The Multidimensional Assessment for Dementia Scales	Drachmann et al. 1982	Mehrere Experten	Patienten mit Demenzsyndromen	bisher nicht publiziert	./.	Graphische Befunddokumentation in den Bereichen klinisches Profil, zeitlicher Krankheitsverlauf/Grad der Störung, Alltagsaktivitäten, psychometrische Testergebnisse, Laborwerte, körperliche Erkrankungen und bekannte bzw. vermutete Ätiologien

terer Menschen beurteilen zu können. Der Anwendungsbereich erstreckt sich auf epidemiologische Untersuchungen von psychiatrischen Erkrankungen im Alter und auf die Beschreibung des Verlaufs akuter und chronischer psychiatrischer Erkrankungen im Alter im Längsschnitt, die Erfassung sozial bedingter Gesundheitsprobleme sowie auf transkulturelle Studien. Das Instrument, das aus einem semistrukturierten Interview besteht, umfaßt auf psychiatrischer Ebene die Fragen des GMS-(Geriatric Mental State-)Schedule, auf medizinischer Ebene Fragen aus verschiedenen Ratingskalen zur Beurteilung körperlicher Erkrankungen (z. B. Cornell Medical Index, American Cancer Association Early Warning Systems) und auf sozialer Ebene u. a. Fragen aus dem Social Isolation Index und aus ADL-Skalen. Es werden hierdurch die Bereiche psychiatrische Normabweichung, somatische Erkrankung, Ernährung, finanzielle und soziale Situation dokumentiert. Das Instrument leistet diagnostische Hilfestellung bei der Frage, ob die beobachteten Symptome psychiatrischer, medizinischer, sozialer oder finanzieller Art sind. Das Interviewverfahren nimmt Rücksicht auf den natürlichen Gesprächsfluß. Datenquellen sind die von dem Untersuchten berichteten Symptome, objektive Testleistungen, spontan beobachtbares Verhalten und das Urteil des Interviewers. Die Untersuchung kann in privaten Haushalten von einem multidisziplinären Team durchgeführt werden.

Das neue und erst kürzlich validierte Philadelphia-Geriatric-Center-MAI (Lawton et al. 1982) ist ein standardisiertes Beurteilungsverfahren, mit dem das „Wohlbefinden“ des älteren Menschen mehrdimensional beurteilt werden kann.

Entsprechend der Komplexität des Konstruktes „Wohlbefinden“, dessen Ursachen in verschiedensten Bedingungen liegen, erfaßt das Instrument 7 Bereiche, nämlich Gesundheit, Kognition, ADL-Bereich, Zeitgestaltung, soziale Interaktion, persönliches Wohlbefinden und subjektive Lebensqualität. Es handelt sich also um ein Verfahren, das die Möglichkeit bietet, die soziale Dimension „Wohlbefinden“ in Abhängigkeit von physischen und psychischen Faktoren zu interpretieren und ist somit ein Spezialinstrument für sozialwissenschaftliche Untersuchungen.

Ein weiteres zusammengesetztes mehrdimensionales Instrument, das klinischen Forschungsbedürfnissen im Demenzbereich entspricht, ist das MAD-Skaleninstrumentarium. Hier wird der Versuch gemacht, die erforderliche klinische mehrdimensionale Befunderhebung bei Patienten mit Demenzsyndromen auf Fragebogenbasis zu dokumentieren und das Ergebnis graphisch auf 7 getrennten Skalen darzustellen. Die Skalen repräsentieren 1. das klinische Profil, 2. den zeitlichen Krankheitsverlauf und den Grad der Störung, 3. die Alltagsaktivitäten, 4. das Ergebnis der psychometrischen Testung, 5. die erhobenen Laborwerte, 6. körperliche Erkrankungen und 7. die bekannten bzw. vermuteten Ätiologien. Das klinische Krankheitsmuster wird dabei durch die erste Skala mit den Untergruppen Gedächtnis/kognitive Funktionen, Kräftezustand/Motorik, Verhalten, körperliche Funktionen und neurologische Symptome und durch die zweite Skala mit den Untergruppen Alter bei Beginn der Erkrankung, Progression des Krankheitsverlaufs und Ausmaß der Störung vermittelt. Ziel und Zweck dieser graphischen Skalendokumentation ist es, durch diese reduktionistischen Dokumentationsstrategien das umfangreiche Untersuchungsmaterial bei klinischen Demenzprozessen in standardisierter Form verwendbar zu machen und im einzelnen übersichtliche Krankheitsprofile für die verschiedenen Demenzformen zu erstellen und die Suche nach neuen Subgruppen in dem vermuteten Sammeltopf der Demenzen vom Alzheimer-Typ zu erleichtern.

Literatur

Asberg M, Montgomery S, Perris C, Schalling D, Sedvall C (1978) Psychiatric rating scale for depression. Psychiat Scand Suppl 271:5–27

Benton AL (1963) The visual attention test. Clinical and experimental applications. IIIrd ed. Psychological Corporation, NY

Bergener M, Behrends K, Zimmermann R (1975) Entwicklung und Anwendung einer Pflegebedürftigkeitsskala. Soc Psychiat 10:39–50

Blessed G, Tomlinson BE, Roth M (1968) The association between quantitative measures of dementia and of senile change in the cerebral grey matter of elderly subjects. Brit J Psychiat 114:797–811

Boecker F (1961) Eine Methode zur genaueren Erfassung von Bewußtseinstrübungen und Durchgangssyndrom. Schweiz Arch Neurol Neurochirurgie Psych 88:332–338

Bonhoeffer K (1917) Die exogenen Reaktionstypen. Arch Psychiat Nervenkrankheiten 58:58–70

Brinkmann R, v Cramon D, Schulz H (1976) The Munich Coma Scale (MCS) Neurol Neurosurg Psychiat 39:788–793

Cattell RB (1963) Theory of fluid and cristallized intelligence: A critical experiment. J Educational Psychol 54:1–22

Chapuis F (1959) Der Labyrinth-Test. Huber, Bern

Ciompi L, Kanowski S (1981) 2. Aufl. Das AGP: Dokumentationssystem der Arbeitsgemeinschaft für Gerontopsychiatrie. In: CIPS, Collegium Internationale Psychiatriae Scalarum (Hrsg) Internationale Skalen für Psychiatrie. Beltz, Weinheim

Coblentz JM, Mattis S, Zingesser LH et al. (1973) Presenile dementia: Clinical aspects and evaluation of cerebrospinal fluid dynamics. Arch Neurol 29:299–308

Cohen CJ, Sokolovsky J (1979) Clinical use of network analysis for psychiatric and aged populations. Community Mental Health J 15:203–213

Cooper B, Schwarz R (1982) Psychiatric case identification in an elderly population. Soc Psychiat 17:43–52

Cooper B, Sosna U (1983) Psychische Erkrankungen in der Altenbevölkerung. J Nervenarzt 54:239–249

Copeland JRM, Dewey ME (1984/1985) The Geriatric Mental State Schedule. Further development. A preliminary communication. Psychol Med (in publication)

Copeland JRM, Kelleher MJ, Kellett JM, Gourlay AJ (1976) A semi-structured clinical interview for the assessment of diagnosis and mental state of the elderly. The Geriatric Mental State Schedule. I. Development and reliability. Psychol Med 6:439–449

Cornbleth T (1978) Evaluation of goal attainment in geriatric setting. J Am Geriatrics Soc 26:404–407

Crook T (1979) Psychometric assessment in the aged. In: Raskin A, Jarvik NJ (eds) Psychiatric symptoms and cognitive loss in the elderly. Halstead Wiley Sons, New York, pp 207–220

Cutler N (1978) Age variations in the dimensionality of life satisfaction. J Gerontol 34:573–578

Deusinger JM (1981) Untersuchungen über Selbstkonzepte älterer Menschen unter verschiedenen situativen Bedingungen mit den Frankfurter Selbstkonzeptskalen (FSKN). In: Oswald WD, Fleischmann UM (Hrsg) Experimentelle Gerontopsychologie. Beltz, Weinheim, Basel, pp 150–172

Drachmann DA, Fleming P, Glosser G (1982) The multidimensional assessment for dementia scales. In: Alzheimer's disease: A report of progress (Aging Vol. 19). Corkin S, Davis KL, Growdon JH, Usdin E, Wurtmann RJ (eds) Raven, New York

Duke University Center for the study of aging and human development (1978) In: Pfeiffer E (ed) The OARS methodology – a manual, 2nd ed. Durham, North Carolina

Erzigkeit H (1977) Manual zum Syndrom-Kurztest. Vless, Vaterstetten-München

Erzigkeit H, Lehrl S, Blaha L, Heerklotz B (1978) Messung und Meßverfahren in der Psychopathologie. Vless, Vaterstetten-München

Fillenbaum GG (1978) Validity and reliability of the multidimensional functional assessment questionnaire. In: Pfeiffer E (ed) The OARS methodology – a manual, 2nd ed. Duke University Center for the study of aging and human development. Durham, North Carolina

Fine EW, Lewis D, Villa-Landa J, Blakemore CB (1970) The effect of cyclandelate on mental function in patients with arteriosclerotic brain disease. Brit J Psychiat 117:157–161

Fischer-Cornelssen KA, Berchier P (1982) Validität und Reliabilität einer Symptom-Checkliste (FSCL): Anwendung in der Psychogeriatrie. Z Gerontol 15:31–37

Fischer-Cornelssen KA, Ferner O, Steiner H (1974) Multifokale Psychopharmakaprüfung (Multihospital Trial) ArzneimForsch (Drug Res) 24:1706–1724

Fishback DB (1977) Mental status questionnaire for organic brain syndrome, with a new visual counting test. J Am Geriat Soc 25, 4:167–170

Folstein MF, McHugh PR (1978) Dementia syndrome of depression. In: Katzmann R, Terry RD, Bich KL (eds) Alzheimer's disease: Senile dementia and related disorders (Aging Vol. 7). Raven, New York, pp 87–96

Folstein MF, Folstein SE, Hugh PR (1975) Mini-Mental-State: A practical method for grading the cognitive state of patients for the clinician. J Psychiat Res 12:189–198

Gaitz CM, Varner RV, Overall JE (1977) Pharmacotherapy for organic brain syndrome in later life. Arch Gen Psychiat 34:839–845

George LK (1979) The happiness syndrome: Methodological and substantive issues in the study of social psychological well-being in adulthood. The Gerontologist 19:110–116

Goldberg DP, Cooper B, Eastwood MR, Kedward HB, Shepherd M (1970) A standardized psychiatric interview for use in community surveys. Br J Prev Soc Med 24:18–23

Goldfarb AJ, Fisch M, Gerber J (1966) Prediction of morality in the institutionalized elderly. Dis Nerv Syst 27:21–29

Gottfries CG, Brane G, Gullberg B, Steen G (1982) A new rating scale for dementia syndromes. Arch Gerontol Geriatr 1:311–330

Graney MJ, Graney EE (1973) Scaling adjustment in older people. Intern J Aging Human Development 4:351–359

Gurel L, Linn NW, Linn BS (1972) Physical and mental impairment of function evaluation in the aged: The PAMIE Scale. J Gerontol 27:83–90

Gurland B (1976) The Geriatric Mental Status Interview. Inter J Aging and Human Development, Vol 7, 4:303–311

Gurland BJ (1980) The assessment of the mental health status of older adults. In: Handbook of mental health and aging. Birren JE, Sloane RB (eds) Englewood Cliffs, N. J., Prentice-Hall, pp 671–700

Gurland BJ, Fleiss JL, Goldberg K, Sharpe L (1976) A semi-structured clinical interview for the assessment of diagnosis and mental state in the elderly: The Geriatric Mental State Schedule. II A. Factor analysis. Psychol Med 6:451–459

Gurland B, Kuriansky J, Sharpe L, Simon R, Stiller P, Birkett P (1977) The Comprehensive Assessment and Referral Evaluation (CARE) – Rationale, development and reliability. Intern J Aging and Human Development 8:9–42

Gurland B, Golden R, Challop J (1982) Unidimensional and multidimensional approaches to the differentiation of depression and dementia in the elderly. In: Corkin S (ed) Alzheimer's disease: A report of progress (Aging, Vol. 19). Raven, New York, pp 119–125

Gurski GE, Kanowski S (1981) Die Beurteilung der Funktionskapazitäten von Patienten anhand der Aktivitäten im Alltagsleben: Die Anwendbarkeit von norm- im Vergleich zu kriterienbezogenen Meßmethoden. In: Oswald WD, Fleischmann M (Hrsg) Experimentelle Gerontopsychologie. Beltz, Weinheim Basel, S 131–149

Gustafson L, Nilsson L (1982) Differential diagnosis of presenile dementia and clinical grounds. Acta Psychiat Scand 65:194–209

Guy W (ed) (1976) ECDEU assessment manual for Psychopharmacology. NJHM Publ (DHEW Publ. No. 76-338)

Guy W (1977) Guide to adult assessment battery for psychopharmacology. Vanderbilt version. Vanderbilt University Press, pp 54–57

Hachinski VC, Iliff LD, Cihak E, du Boulay GH, McAllister VL, Marshall J, Rusell RW, Symon L (1975) Cerebral blood flow in dementia. Arch Neurol 32:632–637
Hamilton M (1960) A rating scale for depression. J Neurol Neurosurg Psychiat 23:56–62
Hermann U (1971) Möglichkeiten und Grenzen der Dokumentation gerontopsychiatrischer Sozialdaten. Janssen Symposien, Gerontopsychiatrie II., Düsseldorf, pp 224–254
Herrmann WM, Schuster J, Stille G (1981) Gedanken zur Phase-III-Prüfung zum Nachweis der therapeutischen Wirksamkeit von Gerontopharmaka. In Oswald WD, Fleischmann UM (Hrsg) Experimentelle Gerontopsychologie. Beltz, Weinheim Basel, S 23–25
Hersch EL, Kral VA, Palmer RB (1978) Clinical value of the London Psychogeriatric Rating Scale. J Am Geriat Soc 26:348–354
Hill R (1970) Family development in three generations: A longitudinal study of changing family patterns of planning and achievment. Schenkman, Cambridge, Mass.
Hughes CP, Berg L, Danzinger WL, Coben LA, Martin RL (1982) A new clinical scale for the staging of dementia. Brit J Psychiat 140:566–572
Hulten A, Kerstell J, Olsson R, Svanborg A (1969) A method to evaluate nursing load. Scand J Rehab Med 1:117–125
Kahn RL, Goldfarb A, Pollack M, Gerber E (1960a) Relationship of mental and physical status in institutionalized aged persons. Am J Psychiat 117:120–124
Kahn RL, Goldfarb A, Pollack M, Peck A (1960b) Brief objective measures for the determination of mental status in the aged. Am J Psychiat 117:526–528
Kahn RL, Goldfarb A, Pollack M, Peck A (1960c) Brief objective measures for the determination of mental status in the aged. Am J Psychiat 117:326–328
Kane RA, Kane RL (1983) Assessing the elderly. Lexington, Mass.
Katz S (1970) Progress in the development of the index of ADL. Gerontologist 10:20–30
Katz S, Ford AB, Moskowitz RW, Jackson BA, Jaffee MW (1963) Studies of illness in the aged. The Index of ADL: A standardized measure of biological and psychosocial function. JAMA 185, 2:94ff
Kay DWK (1977) Epidemiology and identification of brain deficit in the elderly. In: Eisdorfer C, Friedel RO (eds) Cognitive and emotional disturbance in the elderly. Chicago: Year Book Medical Publishers, pp 11–26
Kiloh LG (1961) Pseudo-dementia. Acta Psychiat Scand 37:336–351
Kuriansky JB, Gurland B (1976) Performance test of activities of daily living. Intern J Aging and Human Dev 7:343–352
Lawson JS, Rodenburg MM, Dykes JA (1977) A dementia rating scale for use with psychogeriatric patients. J Geront 32, 2:153–159
Lawton MP (1972a) Assessing the competence of older people. In: Kent D, Kastenbaum R, Sherwood S (eds) Research planning and action for the elderly. Behavioral Publications, New York, pp 122–143
Lawton MP (1972b) Dimensions of morale. In: Kent D, Kastenbaum R, Sherwood S (eds) Research planning and action for the elderly. Behavioral Publications, New York, pp 144–165
Lawton MP, Brody EM (1969) Assessment of older people: Self-maintaining and instrumental activities of daily living. The Gerontologist 9:179–186
Lawton MP, Moss M, Fulcomer M, Kleban MH (1982) A research and service oriented multilevel assessment instrument. J Gerontol 37:91–99
Lee G (1979) Children and the elderly: Interaction and morale. Research Aging 1:335–380
Lee G, Ihinger-Tallman M (1980) Sibling interaction and morale: The effects of family relations on older people. Research Aging 2:367–391
Lehr U, Thomae H (1979) Altersstörungen. In: Baumann U, Berbalk H, Seidenstücker G (Hrsg) Klinische Psychologie: Trends in Forschung und Praxis, Bd 2. Huber, Bern, S 227–266
Lehrl S, Fuchs HH, Luganer J, Schumacher H, Nusko G (1977) Manual zur Funktionspsychose Skala B. Vless, Vaterstetten-München
Lehrl S, Fuchs HH, Luganer J (1977) Funktionspsychose Skala A. Eine Skala für mittlere und schwere Durchgangssyndrome und Bewußtseinstrübungen. Psychopathometrie 3:89–102
Leichtweiss CH, Wegener G, Reinhardt-Benmalek B, Zimmermann P (1983) New techniques for nootropic drug research with geriatric patients. VII. World Congress of Psychiatry, Vienna 11–16th July

Lifschitz K (1960) Problems in the quantitative evaluation of patients with psychoses of the senium. J Psychiat 49:295–303
Linn BS, Linn MW, Gurel L (1968) Cumulative Illness Rating Scale. J Am Geriat Soc 16:622–626
Linn MW (1967) A rapid disability rating scale. J Am Geriat Soc 15:211–214
Maddox GL (1962) Some correlates of differences in self-assessments of health status among the elderly. J Gerontol 17:180–185
Mahoney FJ, Barthel DW (1965) Functional evaluation Barthel Index. Maryland State Medical J 14:61–65
Mattis S (1976) Mental status examination for organic mental syndrome in the elderly patient. In: Bellak L, Karasu TB (eds) Geriatric Psychiatry. Grune & Stratton, New York, pp 77–121
Maurer W, Ferner U, Patin J, Mamot HB (1982) Sandoz Clinical Assessment Geriatric Scale (SCAG). Eine faktorenanalytische Studie. Z Gerontol 15:26–30
Mayer-Gross W, Slater E, Roth M (1969) Clinical Psychiatry. Belliere, Tindal Cassell, London
McCaffree KM, Harkins EM (1976) Final report for evaluation of the outcomes of Nursing Home Care. Seattle, Wash., Battelle Human Affairs Research Centers
McGarvey B, Gallagher D, Thompson LW, Zelinsky E (1982) Reliability and factor structure of the Zung self-rating depression scale in three age groups. Essence 5:141–153
Meer B, Baker JA (1966) The Stockton Geriatric Rating Scale. J Gerontol 21:392–403
Miller ER, Parachek JF (1974) Validation and standardization of a goal-oriented, quick-screening geriatric scale. J Am Geriatric Soc, Vol. XXII, No. 6:278–283
Miller NE (1980) The measurement of mood in senile brain disease. Examiner ratings and self-reports. In: Cole JO, Barrett JE (eds) Psychopathology in the aged. Raven, New York, pp 97–118
Mohs RC, Rosen WG, Greenwald BS, Davis KL (1983) Neuropathologically validated scales for Alzheimer's Disease. In: Crook T, Ferris S, Bartus R (eds) Assessment in Geriatric Psychopharmacology. Mark Powley Associates, New Canaan, pp 37–45
Mol F (1972) Über die Anwendbarkeit und den diagnostischen Wert einer geriatrischen Meßmethodik. Gerontopsychiat 2:185–210
Monroe RT, Whiskin FE, Bonacich P, Jewell WO III (1965) The Cornell Medical Index Questionnaire as a measure of health in older people. J Gerontol 20:18–22
Morris JN, Sherwood S (1975) A retesting and modification of the Philadelphia Geriatric Center Morale Scale. J Gerontol 30:77–84
Mossey JM, Tisdale WA (1979) Measurement of functional health status of the institutionalized elderly: Rationale for and development of an index. Working Paper No. 4. Georgetown University, Washington DC (mimeographed)
Neugarten B, Havighurst R, Tobin S (1961) The measurement of life satisfaction. J Gerontol 16:134–143
Oswald WD (1979) Psychometrische Verfahren und Fragebogen für gerontopsychologische Untersuchungen. Z Gerontol 12:341–350
Oswald WD (1981) Der Zahlen-Verbindungstest ZVT-G und Zusammenhänge mit Selbstbeurteilung, Alltagsaktivitäten und Persönlichkeitsmerkmalen bei N = 50 Probanden zwischen 63 und 84 Jahren. In: Oswald WD und Fleischmann U (Hrsg) Experimentelle Gerontopsychologie. Beltz, Weinheim, S 90–103
Oswald WD, Fleischmann U (1980) Das Nürnberger Alters-Inventar (NAI). Kurzbeschreibung, Testanweisung, Normwerte, Testmaterial. Universität Erlangen-Nürnberg, Nürnberg
Oswald WD, Fleischmann U (1983) Gerontopsychologie: Psychologie des alten Menschen. Kohlhammer, Stuttgart
Oswald WD, Roth E (1978) Der Zahlen-Verbindungstest (ZVT). Hogrefe, Göttingen
Pattie AH, Gilleard GJ (1975) A brief psychogeriatric assessment schedule. Brit J Psychiat 127:489–493
Perry EK, Tomlinson BE, Blessed G, Bergmann K, Gibson PA, Perry RH (1978) Correlation of cholinergic abnormalities with senile plaques and mental test scores in senile dementia. Brit Med J 2:1457–1459
Pfeiffer E (1975) A short Portable Mental Status Questionnaire for the assessment of organic brain deficit in elderly patients. J Am Geriatrics Soc, Vol. 23:433–441

Pfeiffer E, Johnson TM, Chiofolo RC (1980) Functional assessment of elderly subjects in four service settings. Paper presented at the Annual Scientific Meeting, Gerontological Soc of Am, San Diego, Calif., 21–25 Nov. 1980

Pincus A (1968) The definition and measurement of the institutional environment in homes for the aged. Gerontologist 8:207–210

Plutchik R, Conte H, Lieberman M, Bakur M, Grossman J, Lehrman N (1970) Reliability and validity of a scale for assessing the functioning of geriatric patients. J Am Geriat Soc 18:491–500

Plutchik R, Conte H, Lieberman M (1971) Develompent of a scale (GIES) for assessment of cognitive and perceptual functioning in geriatric patients. J Am Geriat Soc 19:614–623

Quayhagen MP, Chiriboga D (1976) Geriatric Coping Schedule: Potential and Problems. Paper presented at the 29th Annual Meeting of the Gerontological Soc, NY, October 1976

Raskin A, Rae DS (1981) Psychiatric symptoms in the elderly. Psychopharmacol Bull 17, 1:96–99

Raskin A, Gershon S, Crook Th et al. (1978) The effects of hyperbaric and normobaric oxygen on cognitive impairment in the elderly. Arch Gen Psychiat 35:50–56

Reifler BV, Larson E, Hanley R (1982) Coexistence of cognitive impairment and depression in geriatric outpatients. Am J Psychiat 139:623–626

Reisberg B, Ferris SH, de Leon MJ, Crook T (1982) The global deterioration scale (GDS): An instrument for the assessment of primary degenerative dementia (PDD). Am J Psychiat 139:1135–1139

Reisberg B, London E, Ferris SH, Borenstein J, Scheier L, de Leon MJ (1983a) The brief cognitive rating scale: Language, motoric and mood, concomitants in primary degenerative dementia (PDD). Psychopharmacol Bull 19:702–708

Reisberg B, Shulman E, Ferris SH, de Leon MJ, Geibel V (1983b) Clinical assessments of age-associated cognitive decline and primary degenerative dementia: Prognostic Concomitants. Psychopharmacol Bull 19:734–735

Riezen van H (1981) (ed) The Organon Psychopharmacologic Evaluation System (OPES). Scientific Development Group. Oss, Holland

Robinson RA (1961) Some problems of clinical trials in elderly people. Gerontol Clin 3:247–257

Rosen WG, Terry RD, Fuld PA, Katzmann R, Peck A (1980) Pathological verification of ischemic score in differentiation of dementias. Ann Neurol 7:486–488

Rosen WG, Mohs RC, Davis KL (1984) A new rating scale for Alzheimer's disease. Am J Psychiat 14:1356–1364

Rosencranz HA, Pihlblad CT (1970) Measuring the health of the elderly. J Gerontol 25:129–133

Roth M, Hopkins B (1953) Psychological test performance of patients over 60. Senile psychosis and affective disorders. J Mental Science 101:281–301

Salzman C (1981) Rating scales to study drug in the elderly. In: Drug and Methods in Cerebrovascular Diseases. Pergamon, New York, pp 287–294

Salzman C, Shader RI, Kochanski GE, Cronin DM (1972a) Rating scales for psychotropic drug research with geriatric patients. I.: Behavior ratings. J Am Geriatric Soc 20:209–214

Salzman C, Shader RI, Kochanski GE, Cronin DM (1972b) Rating scales for psychotropic drug research with geriatric patients. II.: Mood ratings. J Am Geriatric Soc 20:215–221

Schneider HD, Fisch HP (1981) Der geriatrische Beurteilungsbogen (GBB): Ein Instrument zur Einschätzung des Alltagsverhaltens geriatrischer Patienten durch das Pflegepersonal. In: Oswald WD, Fleischmann UM (Hrsg) Experimentelle Gerontopsychiatrie, Beltz, Weinheim, S 116–130

Schoening HA, Iversen JA (1968) Numerical scoring of self-care status. A study of the Kenny self-care evaluation. Arch Phys Med Rehab 49:221–224

Schonfield D (1973) Future commitments and successful aging: I. The random sample. J Gerontol 28:189–196

Shader RI, Harmatz JS, Salzman C (1974) A new scale for clinical assessment in geriatric population: Sandoz Clinical Assessment Geriatric (SCAG). J Am Geriatric Soc 22:107–113

Sharma S (1977) Adaptation patterns of urban and ethnic aged. Ph.D. dissertation, Wayne State Univ, Detroit, Michigan

Silver D, Lehmann HE, Kral VA, Ban TA (1968) Experimental geriatrics. Selection and prediction of therapeutic responsiveness in geriatric patients. Canad J Psychol 13:561–564

Sim M, Sussmann L (1962) Alzheimer's disease. Its natural history and differential diagnosis. J Nerv Ment Dis 135:489–499

Spitzer RL, Fleiss L, Burdoch EI, Hardesty A (1964) The Mental Status Schedule. Rationale, reliability and validity. Comprehensive Psychiat 5:384–395

Stähelin HB, Seiler W, Kelterborn P (1980) Aussagekraft von Beurteilungskriterien der Pflegebedürftigkeit. Akt Gerontol 10:419–422

The Ontario Mental Health Foundation (ed) (1981) Multidimensional observation scale for elderly subjects (MOSES). London/Ontario

Wagner O (1982) Entwicklung von differentialdiagnostischen Kriterien zur Erfassung cerebraler Abbauerkrankungen auf degenerativer und vasculärer Grundlage im mittleren und höheren Lebensalter. In: Fischer B, Lehrl S (Hrsg) Dritte Klausenbacher Gesprächsrunde. PVG Pharmazeutische Verlagsgesellschaft, München, S 36–61

Wechsler B (1958) The measurement and appraisal of adult intelligence. IVth ed., Williams Wilkins, Baltimore

Wechsler D (1964) Die Messung der Intelligenz Erwachsener. In: von Bondy C (Hrsg) Textband zum Hamburg-Wechsler-Intelligenztest für Erwachsene (HAWIE), 3. Aufl. Huber, Bern Stuttgart Wien

Wieck HH (1956) Zur Klinik der sogenannten symptomatischen Psychosen. Dtsch Med Wochenschr 81:1345–1349

Wieck HH (1967) Lehrbuch der Psychiatrie. Schattauer, Stuttgart New York

Wiendieck G (1969) Entwicklung einer Skala zur Messung der Lebenszufriedenheit im höheren Lebensalter. Z Gerontol 3:215–224

Wing JK, Birley JLT, Cooper JE, Graham P, Isaacs A (1967) Reliability of a procedure for measuring present psychiatric state. Brit J Psychiat 113:499–515

Wood V, Wylie M, Sheafor B (1969) An analysis of a short self-report measure of life satisfaction: Correlation with rater judgments. Gerontologist 6:31 (Abstract)

Yesavage JA, Rose TL, Lapp D (1981) Validity of the Geriatric Depression Scale in subjects with senile dementia. Palo Alto, Calif: Clinical Diagnostic and Rehabilitation Unit, Veterans Administration Medical Center

Yesavage JA, Brink TL, Rose TL, Adey M (1983) The Geriatric Depression Rating Scale: Comparison with other self-report and psychiatric rating scales. In: Crook R, Ferris S, Bartus R (eds) Assessment in Geriatric Psychopharmacology, New Canaan, pp 153–165

Zimmer R, Lauter H (1984) Zum Problem der depressiven Pseudodemenz. Z Gerontol 17:109–112

Zintl-Wiegand A, Cooper B, Krumm B (1980) Psychisch Kranke in der ärztlichen Allgemeinpraxis: Eine Untersuchung in der Stadt Mannheim. Beltz, Weinheim

Zung WWK (1983) Self-rating scales for psychopathology. In: Crook T, Ferris S, Bartus R (eds) Assessment in geriatric psychopharmacology. Mark Powley, New Canaan, pp 145–151

2. Die Bedeutung von Selbst- und Fremdbeurteilungsverfahren in der Gerontopsychiatrie: Kritische Übersicht und Weiterentwicklungsansätze

E. U. KRANZHOFF und J. HUSSER

In diesem Beitrag möchten wir allgemeine und vor allem speziell gerontopsychiatrische Probleme der Selbst- und Fremdbeurteilungsverfahren aufzeigen. Anschließend soll aus einem laufenden Forschungsprojekt ein Beispiel für eine evtl. mögliche alternative Anwendbarkeit von Selbst- und Fremdbeurteilungsverfahren für gerontopsychiatrische Fragestellungen vorgestellt werden, dem sich eine Reihe von Vorschlägen anschließen, wie die künftige Weiterentwicklung bzw. Anwendung dieser Verfahren in der Gerontopsychiatrie aussehen könnte.

1 Selbst- und Fremdbeurteilungsverfahren in der statusorientierten Diagnostik

Im allgemeinen werden die folgenden Vorteile für den Einsatz von Selbst- und Fremdbeurteilungsverfahren angeführt:

Ihr Anwendungsbereich ist ungewöhnlich groß, da sie sich für die unterschiedlichsten Merkmale entwickeln lassen.

Für viele meist komplexe Merkmale sind derzeit keine anderen Registrierverfahren verfügbar.

Die Konstruktion von Schätzverfahren ist relativ einfach. (Dies allerdings trifft nur dann zu, wenn an derartige Schätzverfahren nicht die strengen theoretischen und konstruktiven Anforderungen gestellt werden, die an „Skalen" im eigentlichen Sinn zu stellen sind.)

Schließlich sind Schätzverfahren zeitökonomisch. Aus der Sicht der Gerontopsychiatrie trifft dies allerdings eher für die Fremd- als für die Selbstbeurteilungsverfahren zu; ein Alterspatient ist mit einem Selbstbeurteilungsverfahren wie dem SCL-90R nicht nur zeitlich sondern auch psychisch erheblich belastet.

Und, last not least, benötigen Schätzverfahren nur geringe Einarbeitungszeit und können auch ohne fachliche Vorbildung angewandt werden. Bei der Interpretation von Schätzverfahren kann zudem die Kenntnis einiger typischer, die Urteilssicherheit einschränkender Fehlerquellen berücksichtigt werden.

Die Begrenzungen der Selbst- und Fremdbeurteilungsverfahren für den Einsatz in der statusorientierten Diagnostik sollen auswahlweise unter den Aspekten der Form, des Datenniveaus, der Zuverlässigkeit und der Gültigkeit dieser Verfahren behandelt werden.

In bezug auf die Form ist zunächst die Problematik der Länge des Instrumentes anzusprechen. Je kürzer ein Selbst- und Fremdbeurteilungsverfahren ist (und damit auch zeitökonomischer), desto niedriger ist z. B. die Repräsentativität des psychologischen Objektbereichs anzusehen und umgekehrt. Die Items selbst demonstrieren oft mangelnde Eindeutigkeit bzw. einen hohen Grad an subjektiver Interpretierbarkeit.

Die Zahl der Merkmalsausprägungen stellt ein weiteres Problem dar. Sind nur zwei Antwortmöglichkeiten vorgesehen, so sind reflektierter an das Verfahren herangehende Patienten unterfordert und es entsteht zudem ein vermeidbarer Informationsverlust. Eine zu große Zahl von Antwortalternativen dagegen ist unökonomisch, da oft benachbarte Kategorien bei der Auswertung ohnehin zusammengezogen werden, und außerdem ist der Beurteiler, insbesondere ein Alterspatient mit oft reduzierter Differenzierungsfähigkeit, häufig überfordert; man nehme das Beispiel des ESTA III mit 17 (siebzehn!) Antwortalternativen. Empirische Untersuchungen zu dieser Problematik empfehlen als Optimum sieben Alternativen, was jedoch aus klinischer Erfahrung für den Bereich der Gerontopsychiatrie eher zu hoch gegriffen ist; vier oder fünf Antwortalternativen sollten hier genügen.

In bezug auf das Datenniveau nur eine Bemerkung. Fast alle empirisch beobachtbaren Variablen dienen in der Regel nur als Indikatoren für die eigentlichen latenten Variablen (z. B. Symptome für die latente Variable *Depressivität*) und sind somit lediglich auf topologischem Niveau (nominal, ordinal) meßbar. Dann jedoch Summenwerte aus Einzelitems zu bilden, ist streng genommen unstatthaft, und erst recht jede weitere Verarbeitung mit statistischen Methoden, die nur bei Intervall- oder Verhältnisskalen adäquat sind. Verfahren, die vor dem Hintergrund der diese Problematik vermeidenden probabilistischen Testtheorie entwickelt wären, existieren derzeit für den gerontopsychiatrischen Bereich nicht.

Zur Zuverlässigkeit: Für Selbstbeurteilungsverfahren werden in der Literatur im allgemeinen mittlere Retestreliabilitäten von etwa 0,60 angegeben, dies jedoch mit einer Schwankungsbreite von 0,04–0,91 (völlig fehlende bis vollkommene Übereinstimmung). Für Zwecke der Individualdiagnostik ist diese Situation als unzulänglich anzusehen, zumal es hier kaum Auskünfte über altersspezifische Subgruppen-Reliabilitäten gibt.

Für Fremdbeurteilungsverfahren liegt die Situation etwas günstiger, da hier durch den Einsatz mehrerer Beurteiler die Zuverlässigkeit des Verfahrens deutlich erhöht werden kann. Das Optimum liegt bei fünf Beurteilern; die Zuverlässigkeit des Verfahrens ist dadurch bis auf 0,80 zu steigern.

Schließlich muß auf die höchst unbefriedigende Validität von Selbst- und Fremdbeurteilungsverfahren hingewiesen werden. Merz berichtet in einer älteren Untersuchung (1962) von charakteristischen Werten um 0,30 für die Korrelation von diversen Kriterien mit Beurteilungsverfahren, und in neueren Untersuchungen finden sich, global gesehen, nur unwesentlich günstigere Werte.

Insbesondere bei gerontopsychiatrischen Patienten treffen wir beim Einsatz von Selbst- und Fremdbeurteilungsverfahren auf eine Reihe spezifischer Probleme.

Zuvorderst ist hier zu erwähnen die sowohl unter dem Aspekt der Symptomatologie als auch unter dem Gesichtspunkt des Alters deutlich herabgesetzte zeitliche und psychische Belastbarkeit des Alterspatienten.

Hiermit in Zusammenhang steht das Problem der Fremdheit der Situation einer psychologischen im Gegensatz zu einer medizinischen Untersuchung, das eine oft lange Motivierungsphase und eine erheblich längere *Warming-up*-Periode erforderlich machen.

Ist eine adäquate Einstellung zur Untersuchungssituation erreicht, kann es sich gerade bei Alterspatienten als besonders schwierig herausstellen, das Instruktionsverständnis zu sichern. Hier müssen zum einen sensorische Defizite im Auge behalten werden – sehr häufig fehlt den Stationen die diesbezügliche Information –, zum anderen ist fast stets ein Abweichen vom standardisierten Vorgehen erforderlich; so muß z. B. häufig die Formulierung der Instruktion verändert oder die Instruktion von Zeit zu Zeit wiederholt werden.

Probleme der Interpretation des Resultats eines Beurteilungsverfahrens können sich vor dem Hintergrund häufig fehlender altersspezifischer Vergleichswerte stellen. Es wäre jedoch schon genereller zu fragen, inwieweit der Vergleich mit einer Referenzgruppe – handele es sich nun um nicht psychisch beeinträchtigte alte Menschen oder welche Gruppe auch immer – der Intention des gerontopsychiatrischen Assessment entspricht. Angemessener scheint hier in jedem Fall der Ansatz der kriteriumsorientierten Messung, bei dem Leistung und Verhalten des Alterspatienten verglichen werden mit einem relevanten Außenkriterium, das in abgestuften Items operationalisiert wird und das in unterschiedlichen Graden erreicht werden kann. Analoge Gütekriterien, wie die in der klassischen Testtheorie gebräuchlichen, lassen sich auch für diese Verfahren entwickeln (Fricke 1974).

Schließlich ist auf die mit dem Alter zunehmende intraindividuelle Variabilität hinzuweisen mit der Konsequenz, daß z. B. Schwankungen von Summenwerten eines Selbst- und Fremdbeurteilungsverfahrens über mehrere Erhebungszeitpunkte nicht nur einer Schwankung im Bereich der Symptomatik entsprechen, sondern z. T. als altersspezifisch anzusehen sind.

2 Selbst- und Fremdbeurteilungsverfahren in der Evaluation von Therapieverläufen (Prozeßorientierte Diagnostik)

Selbst- und Fremdbeurteilungsverfahren werden den in der Klinik Tätigen durchgängig mit der besonderen Betonung ihrer Eignung für Verlaufskontrollen offeriert und finden hier auch ihre breiteste Anwendung. Es scheint daher dringend erforderlich, auf einige kritische Punkte aufmerksam zu machen.

Ausnahmslos alle derzeit im Bereich der Gerontopsychiatrie eingesetzten psychopathometrischen (i. S. v. Zerssens) Verfahren und somit auch alle Selbst- und Fremdbeurteilungsverfahren sind konstruiert auf der Basis der sog. klassischen Testtheorie. Bekanntlich behauptet eines der Axiome dieses theoretischen Ansatzes die Zusammengesetztheit jedes Testwertes aus zwei Komponenten, dem sog. wahren Wert und der Fehlerkomponente, in der alle nicht den wahren Wert betreffenden Einflüsse auf den Meßwert zusammengefaßt werden. Intraindividuelle Variation, die zu erfassen das eigentliche Interesse der Veränderungsmessung ist, ist nach dieser Theorie definitionsgemäß als Meßfehler zu betrachten. Die klassische Testtheorie ist bisher nicht in der Lage, auch nicht mit den z.B. von Pawlik (1976) diskutierten Erweiterungen, an einem Meßwert die für Veränderungsmessungen erforderlichen drei Aspekte: 1. intraindividueller stabiler Wert, 2. intraindividueller variabler Wert, 3. Meßfehler zu differenzieren. Einen Ausweg aus dieser Misere bringt derzeit wohl am ehesten das Konzept der sogenannten änderungssensitiven Items (Bereiter 1963). Davon mehr weiter unten. Es muß daher auf dieser prinzipiellen Ebene folgerichtig geschlossen werden, daß alle gebräuchlichen Selbst- und Fremdbeurteilungsverfahren – und überhaupt alle in der Gerontopsychiatrie verwendeten Verfahren – im strengen Sinne ungeeignet sind für die Erfassung von Veränderungen.

Auf einer pragmatischen Ebene kann ein derartiges Statement, bevor nichtalternative Instrumente entwickelt sind, natürlich nur schwer akzeptiert werden. In Ermangelung von Alternativen müssen die existierenden Instrumente bis auf weiteres benutzt werden (wenn allerdings auch nicht einzusehen ist, daß, ein entsprechendes Problembewußtsein vorausgesetzt, weiterhin immer neue Verfahren vor diesem Hintergrund konstruiert werden oder deren Konstruktion empfohlen wird).

Ist der Einsatz von Selbst- und Fremdbeurteilungsverfahren in einer Untersuchung zur Erfassung von Veränderungen vorgesehen, so stellen sich, unabhängig von prinzipiellen Erwägungen, bereits erste Probleme im Stadium der Planung. Auf drei solcher Probleme sei kurz hingewiesen.

1. Bei allen populationsbezogenen statistischen Auswertungstechniken ist die Erhebung einer repräsentativen Stichprobe von zentraler Bedeutung. Worauf jedoch soll sich die Repräsentativität gerontopsychiatrischer Patientenstichproben beziehen? Geht man von dem üblichen Gesichtspunkt aus, daß jedes Mitglied einer Grundgesamtheit die gleiche Chance haben muß, in die Stichprobe aufgenommen zu werden, so haben wir es bei gerontopsychiatrischen Patienten stets mit hochselektiven Stichproben zu tun. Sie sind nicht repräsentativ für die Population alter Menschen im allgemeinen, sie sind es nicht für die Population psychisch kranker alter Menschen, sie sind es mit Einschränkung am ehesten für die Population psychisch kranker alter Menschen einer bestimmten Institution zu einem bestimmten Zeitpunkt. Die Verallgemeinerung der Resultate solcher Analysen ist somit hochproblematisch.

2. Ein weiteres Problem betrifft die Zeit als Störfaktor. Wie kann bei der Planung gewährleistet werden, daß Zeitintervalle dergestalt gewählt werden, daß sie sinnvoll einen psychologischen Prozeß abbilden, anstatt ausschließlich extern definiert zu sein.

3. Unter anderem auch in Abhängigkeit von den gewählten Zeitintervallen stellt sich die Frage, inwieweit die Tendenz von Patienten, sich konsistent zu verhalten und daher bei wiederholter Befragung sich an die Antworten bei der vorhergehenden Befragung zu erinnern, aufgefangen werden kann. Die Umgehung dieses Problems durch Parallelverfahren ist im Bereich der Selbst- und Fremdbeurteilungsverfahren fast unmöglich, da keine entsprechenden Parallelformen existieren. Eine Ausnahme bilden die Skalen des Münchener Psychiatrischen Informationssystems; einschränkend muß allerdings darauf verwiesen werden, daß die für die Beurteilung der Parallelität der Verfahren und ihre Einsatzmöglichkeiten in der Veränderungsmessung erforderlichen Vorausset-

zungen (hohe interne Konsistenz *und* mittlere Retestreliabilität) bisher nicht berichtet wurden.

Die beim Einsatz von praxisorientierten Selbst- und Fremdbeurteilungsverfahren insbesondere bei gerontopsychiatrischen Patienten zu berücksichtigenden Probleme und Schwierigkeiten sind überwiegend identisch mit denen, die beim Einsatz von Beurteilungsverfahren im Zusammenhang der statusorientierten Diagnostik dargestellt wurden.

Bei der Analyse und Interpretation von Mehrzeitpunktuntersuchungen tritt wiederum eine Vielzahl von Schwierigkeiten auf, von denen nur die – auch unter dem Gesichtspunkt der Gerontopsychiatrie – wichtigsten angeführt seien.

Die in gerontologischen Untersuchungen vielfach belegte, mit dem Alter zunehmende intraindividuelle Variabilität verschärft noch die eingangs dargestellte Problematik. Selbst wenn Möglichkeiten vorlägen, intraindividuelle Variabilität unabhängig von Meßfehlern zu analysieren, wäre es noch zusätzlich erforderlich, zwischen einer sozusagen *natürlichen* und einer *therapiebedingten* intraindividuellen Variabilität zu unterscheiden. Es wäre also bei einem von einem ersten zu einem zweiten Meßzeitpunkt veränderten Meßwert zu unterscheiden, welcher Anteil an diesem Änderungsbetrag durch Meßfehler, durch hohe natürliche Schwankungen im Alter oder durch therapeutische Interventionen bestimmt ist.

Nur kursorisch erwähnt werden sollen das Reliabilitäts-Validitäts-Dilemma und der besonders im Bereich der Gerontopsychiatrie häufig auftretende Effekt der Regression zur Mitte, der durch die Homogenität der Stichproben noch verschärft wird (Petermann 1978).

Zu den vielen Verbesserungsvorschlägen üblicher Veränderungsmaße sei bewertend Überla (1976) zitiert: „Je sorgfältiger und differenzierter die Planung, Durchführung und Auswertung, desto wahrscheinlicher treten Einwände und Nebeneffekte auf, die sichere Aussagen unmöglich machen: das statistische System limitiert sich selbst wie andere Systeme auch, die sich zunehmend differenzieren."

2.1 Illustrationsbeispiel aus dem eigenen Vorgehen

Im Rahmen eines Projektes zur *Evaluation gerontopsychiatrischer Interventionen,* das wir z. Z. mit Unterstützung der Stiftung Volkswagenwerk am Psychiatrischen Behandlungszentrum in Köln-Merheim durchführen, untersuchen wir ausgewählte Patienten mit der klinischen Diagnose *Depression im Senium* zum einen mit Fremd- und Selbstbeurteilungsverfahren, zum anderen setzen wir biographische Interviews, unstrukturierte Beobachtung in Form von Tagebuchaufzeichnungen, Videoaufzeichnungen und ADL-Beurteilungen ein, ergänzt durch die verschiedenen in der Klinik anfallenden Befunde (somatisch, neurologisch, psychiatrisch).

Neben der Frage nach den inhaltlich bestimmten Grenzen der einzelnen Beurteilungsverfahren steht dabei vor allem das Problem, welche Aussagen, die für die Behandlung des einzelnen Patienten und die Bewertung des Behandlungsverlaufs wesentlich sein könnten, sich bei systematischer Interpretation der inneren Struktur des Beziehungsgeflechts von verschiedenen Fremdbeurteilungen untereinander einerseits sowie von Fremd- und Selbstbeurteilungen andererseits ergeben.

Für eine solche Interpretation können wir zwei Dimensionen unterscheiden:

1. Wir können den Grad der Übereinstimmung bzw. der Diskrepanz der Fremd- und Selbstbeurteilung punktuell sowie verlaufsmäßig analysieren und versuchen, bestimmte Verlaufstypen herauszuarbeiten, die möglicherweise diagnostisch unterschiedlichen Krankheitsbildern zuzuordnen sind.

2. Wir können die punktuellen wie die verlaufsmäßigen Entwicklungen in Übereinstimmung bzw. Diskrepanz von Fremd- und Selbstbeurteilung sowie der Fremdbeurteilungen untereinander als *wirkliche* Zusammenhänge, d. h. in ihrer interaktiven Wirkung untersuchen: Inwieweit lassen sich z. B. signifikante Anpassungen des Selbstbildes des Patienten an Fremdeinschätzungen durch Arzt oder Pflegepersonal nachweisen, die etwa im Gegensatz zu anderen Befunden, Beobachtungen usw. stehen?

Beide genannten Dimensionen scheinen uns beachtet werden zu müssen, wenn wir z. B. das eingesetzte Instrumentarium für eine nähere Bestimmung von Kompetenzen gerontopsychiatrischer Patienten nutzen wollen. Eine unserer Hypothesen ist, daß die Diskrepanz von Selbst- und Fremdbeurteilung, die sich anhand unseres Instrumentariums sowohl querschnittlich als auch längsschnittlich darstellen läßt, ein Maß für die Kompetenz dieser Patienten sein könnte. Im Rahmen unseres Projekts heißt dies: Besitzt der Patient die für seine spezifischen Lebensbedingungen (Wohnumwelt, Familienunterstützung usw.) erforderlichen intellektuellen und praktischen Fähigkeiten, die es ihm ermöglichen, evtl. trotz seiner Erkrankung in seiner gewohnten Lebenssituation zu bleiben; wenn dies nicht der Fall ist, welche Kompetenzen benötigt der Patient, um mit den Anforderungen der nächstbesseren Lösung (z. B. Altenwohnung, Altenheim) zurechtzukommen und sich in dieser neuen Umwelt zu behaupten bzw. wie groß ist das Maß an Unterstützung, deren er bedarf?

Aus dem Gesagten wird klar, daß das dargestellte Instrumentarium allein nicht genügt, um die Kompetenz der jeweiligen Patienten hinreichend zu erfassen. Es wird einmal mehr die Notwendigkeit noch zu entwickelnder kriteriumsorientierter Verfahren speziell für gerontopsychiatrische Belange deutlich. Es wäre jedoch zu diskutieren, ob Selbst- und Fremdbeurteilungsverfahren in einem derartig erweiterten Kontext nicht ihren Platz behalten können resp. müssen.

2.2 Vorschläge zu möglichen Weiterentwicklungen

Für uns ergibt sich aus dem Gesagten eine Reihe von Vorschlägen, die aus den dargestellten Begrenzungen und Einseitigkeiten bisher verfügbarer Selbst- und Fremdbeurteilungsverfahren herausführen könnte:

Keine weiteren Investitionen in die Entwicklung von normorientierten Verfahren, die einem Verständnis von Testtheorie und Diagnostik verpflichtet sind, was im Bereich der Gerontopsychiatrie nur in Sackgassen führen kann.

Vorläufige Abstinenz vom Liebäugeln mit alternativen theoretischen Ansätzen wie probabilistischen Testmodellen zur Verfahrensentwicklung, die ihre Potenz für unseren Gegenstandsbereich erst noch zu erweisen haben.

Solange die gängigen eingeführten Verfahren mangels Alternativen weiter angewandt werden müssen, nach Möglichkeit

1. im Bereich der Statusdiagnostik Anstreben einer adäquateren Normierung;
2. im Bereich der Verlaufsuntersuchung Verwendung von Veränderungsmaßen, die wenigstens die gravierendsten Probleme bereinigen; die dabei erforderliche Kooperation z.B. eines Universitäts-Rechenzentrums dürfte in der Regel zu erreichen sein (Cronbach u. Furby 1970).

Spezifisch für die statusorientierte Diagnostik Entwickeln und Erproben kriteriumsorientierter Selbst- und Fremdbeurteilungsverfahren, in denen der Grad der Annäherung an vorgegebene Verhaltensziele (Kriterien) Gegenstand des Interesses ist und nicht mehr der Vergleich mit einer wie auch immer bestimmten Vergleichsgruppe.

Spezifisch für Zwecke der Veränderungsmessung Aufgreifen des Konzepts der änderungssensitiven Items und Entwickeln und Erproben entsprechender Selbst- und Fremdbeurteilungsverfahren; resp. beim Rückgriff auf ausschließlich bereits eingeführte Verfahren zumindest zusätzlich zu den herkömmlichen Veränderungsindices zusätzlich die Berechnung der Änderungssensitivität der einzelnen Items als ergänzendes Interpretationskriterium durchzuführen.

Das Konzept der änderungssensitiven Items geht historisch auf Bereiter (1962) zurück. Insbesondere zwei Indices der Änderungssensitivität werden vorgeschlagen: a) Hohe innere Konsistenz von Vorher-Nachher-Differenzen, b) Varianz der Verteilung der Meßwertdifferenzen (Renn 1973). Auch diese Indices sind natürlich im Rahmen der klassischen Testtheorie nicht unproblematisch, sollten jedoch zumindest bei der Interpretation von nach der klassischen Testtheorie konstruierten Tests nicht unberücksichtigt bleiben.

Literatur

Bereiter C (1962) Using test to measure change. Pers Guid J:6–11

Bereiter C (1963) Some persisting dilemmas in the measurement of change. In: Harris CW (ed) Problems in measuring change. Madison, Milwaukee & London: The Univ. of Wisconsin Press

Cronbach LJ, Furby L (1970) How we should measure "change" – or should we? Psychol Bulletin 74:68–80

Fricke R (1974) Kriterienorientierte Leistungsmessung. Kohlhammer, Stuttgart

Merz F (1962) Die Beurteilung unserer Mitmenschen als Leistung. Hogrefe, Göttingen

Pawlik K (1976) Diagnose der Diagnostik. Klett, Stuttgart

Petermann F (1978) Veränderungsmessung. Kohlhammer, Stuttgart

Renn H (1973) Die Messung von Sozialisierungswirkungen. Oldenburg München Wien

Überla K (1976) Selektion durch vorzeitig ausfallende Probanden in therapeutischen Reihen. In: Koller S (Hrsg) Bericht zur 19. Jahrestagung der Deutschen Gesellschaft für Medizinische Dokumentation und Statistik Schattauer, München

3. Klinisch-psychometrische und biologische Differenzierungsverfahren bei Abbauerkrankungen des Gehirns auf degenerativer und vaskulärer Grundlage im mittleren und höheren Lebensalter*

O. WAGNER

Die Forschungsgruppe der Sektion Gerontopsychiatrie an der Psychiatrischen Universitätsklinik in Heidelberg beschäftigt sich mit der Entwicklung von klinisch-psychometrischen bzw. psychopathometrischen und biologischen Differenzierungsverfahren bei zerebralen Abbauerkrankungen im mittleren und höheren Lebensalter. Das Ziel der Studie besteht in der Erweiterung bestehender und der Erarbeitung alternativer Verfahren zur Differentialdiagnose zweier Demenztypen:

– der primär degenerativen Demenz oder Demenz vom Alzheimer-Typ (DAT)
– der Demenz vom vaskulären Typ (DVT) oder Multi-Infarkt-Demenz (MID).

Primäre Demenzen lassen sich auf der Grundlage morphologischer, pathophysiologischer, elektroenzephalographischer und klinischer Kriterien in eine Demenz vom Alzheimer-Typ und Multi-Infarkt-Demenz klassifizieren. Angestrebt ist die Entwicklung eines Verfahrens, das Aussagen über *Art* und *Schwere* dementieller Prozesse erlaubt. Psychometrisch erhobene Leistungsbeurteilungen erfolgen auf mehreren Ebenen und werden mit den gegebenen differentialdiagnostischen Kriterien (EEG, CT, Messung der Hirndurchblutung und des Hirnstoffwechsels, Ischemic Score) korreliert, um schließlich – ausgehend von einem Gesamtscore der psychischen und kognitiven Leistungsfähigkeit – einen Index der psychoorganischen Beeinträchtigung im Sinne einer Demenz entwickeln zu können.

Besondere Beachtung erfährt die Relevanz eines solchen klinischen Verfahrens für die Anwendung in der Klinik und den niedergelassenen Arzt. Personen im mittleren und höheren Lebensalter mit dementiellen Veränderungen könnten bereits im Vorfeld der Klinik – insbesondere bei leichtgradigen Ausprägungen – frühzeitig identifiziert und einer Behandlung zugeführt werden.

Wie die Erfahrung gezeigt hat, setzt sich das Patientenkollektiv der gerontopsychiatrischen Station in Heidelberg vorzugsweise aus Patienten zusammen, die aufgrund eines akuten Prozesses bzw. nach Exazerbation der Erkrankung und auch im Stadium eines bereits weiter fortgeschrittenen zerebralen Krankheitsprozesses von dem niedergelassenen Arzt sowie medizinischen und sozialen Versorgungsinstitutionen in eine stationäre Behandlung überwiesen werden. Zu oft handelt es sich hierbei um Patienten mit mittelschweren bis schweren dementiellen Veränderungen. Leichtgradige psychoorganischen Störungen werden häufig verkannt.

---

* Mit Unterstützung der VW-Stiftung

Um eine frühzeitige Abgrenzung eines normalen von einem pathologischen Abbauprozesses und einer psychoorganischen von einer funktionellen Störung vornehmen zu können, sollten differentialdiagnostische Kriterien hinsichtlich ihrer Validität zur Erfassung dementieller Prozesse geprüft werden. Zur Bestimmung von *Art* und *Ausmaß* einer psychischen Leistungsbeeinträchtigung dürften psychometrische bzw. psychopathometrische Testverfahren und Skalen von nicht zu unterschätzendem Nutzen sein.

1 Differentialdiagnostik auf der Basis klinischer Kriterien

Die klinische Differenzierung einer Demenz vom Alzheimer-Typ von einer Multi-Infarkt-Demenz kann psychometrisch mit Hilfe des von Hachinski et al. (1975) auf der Grundlage der Diagnosekriterien von Mayer-Gross et al. (1969) erarbeiteten Ischemic Score getroffen werden. Zahlreiche Arbeitsgruppen legen diesen Score in Kombination mit weiteren klinisch-psychiatrischen, neurologischen, elektroenzephalographischen, computertomographischen und biochemischen Verfahren ihren Untersuchungen zugrunde (u. a. Hachinski et al. 1975, Harrison et al.1979, Gustafson u. Nilsson 1982, Ladurner et al. 1981, Portera-Sanchez et al. 1982, Rosen et al. 1980).

Das klinische Bild der Multi-Infarkt-Demenz zeichnet sich aus durch einen eher abrupten Beginn mit intermittierendem und flukturierendem Verlauf, in dem emotionale Störungen unter Einschluß depressiver Episoden bei in der Regel gut erhaltener Persönlichkeit und unbeeinträchtigten kognitiven Fähigkeiten im Vordergrund stehen. Im weiteren Verlauf des Krankheitsprozesses können durch die Konfluenz kleiner Infarkte durchaus solche größeren Ausmaßes entstehen, die sekundäre neurologische Ausfallerscheinungen zur Folge haben können.

Der von Rosen et al. (1980) aufgrund neuropathologisch-histologischer Untersuchungen modifizierte und auf 8 Merkmale reduzierte Ischemic Score wurde von uns übernommen und mit Beginn der Studie eingesetzt.

Erste Erfahrungen mit dem Ischemic Score lassen seine Anwendung gerechtfertigt erscheinen und seine diagnostische Bedeutung zur Auswahl einer Multi-Infarkt-Demenz – nach Ausschluß einer sekundären Demenz – begründen. Zur Auslese der primär degenerativen Demenz bzw. der Demenz vom Alzheimer-Typ erweist sich dieser Score als ungenügend. Angestrebt ist die Entwicklung einer Skala, die sowohl Merkmale einer MID als auch einer DAT einschließt. Eine Ergänzung wäre vor allem für die bei der DAT in Erscheinung tretenden kognitiven Störungen angebracht.

In einer kürzlich erschienenen Publikation stellen Gustafson u. Nilsson (1982) neben dem Ischemic Score zwei weitere klinische Skalen zur Differentialdiagnose von Multi-Infarkt-Demenz, der Demenz vom Alzheimer-Typ und der Pickschen Demenz vor. Patienten mit vaskulären zerebralen Erkrankungen i. S. einer Multi-Infarkt-Demenz konnten mittels Ischemic Score ausgelesen werden. Die Anwendung der „Alzheimer's Disease Scale" wie der „Pick's Disease Scale" eignete sich zur Auslese dieser beiden Demenztypen. Eine Differentialdiagnose zwischen einer Demenz vom Alzheimer- und vom Pick-Typ

Tabelle 1. Ischemic-Score nach Hachinski et al. (1975)

Klinischer Fragebogen zur Differenzierung von seniler Demenz vom Alzheimer-Typ (SDAT) und Multi-Infarkt-Demenz (MID)

	Score
1. Plötzlicher Beginn der Erkrankung Eine auffällige Verhaltensänderung, wie z. B. plötzliche Verwirrtheit, Desorientiertheit oder Verlust des Sprachvermögens, die möglicherweise nach einem Schlaganfall auftraten und nicht in Zusammenhang mit einer anderen Krankheit stehen.	2
2. Schrittweise Verschlechterung Mindestens ein Ereignis, dem ein Verlust kognitiver Fähigkeiten folgte, mit unvollständiger Restitution zum ursprünglichen Funktionszustand.	1
3. Wechselhafter Verlauf der Symptomatik a) Nach einer anfänglichen Abnahme kognitiver Fähigkeiten erfolgt eine vollständige oder partielle Remission, oder b) Zeitweilig unterbrochene Phasen der Verwirrtheit und Desorientiertheit.	2
4. Nächtliche Verwirrtheit Mehrmalige Episoden der psychomotorischen Unruhe, Verwirrtheit oder Erregtheit des nachts.	1
5. Persönlichkeit ist eher erhalten	1
6. Depression Der Patient wird von dem ihn betreuenden und behandelnden Personal (Ärzte, Pflegepersonal u. a.) als depressiv beschrieben.	1
7. Somatische Beschwerden Wiederholte Klagen über körperliche Beschwerden, die ärztlich behandelt wurden und trotzdem ohne offenkundige Erklärung weiterbestanden.	1
8. Emotionale Inkontizenz Unangemessenes Lachen und/oder Weinen	1
9. Anamnestische Hypertonie a) Bekannte Hypertonie vor (stationärer) Aufnahme oder b) Hypertone Blutdruckwerte, nach Gutdünken definiert als Überschreitung des systolischen Blutdrucks von 170 mmHg oder des diastolischen Blutdrucks von 100 mmHg, mindestens zweimal während des Aufenthalts in der gewohnten Umgebung gemessen.	1
10. Anamnestisch Schlaganfall/Schlaganfälle Medizinische oder neurologische Untersuchung erbrachte die Diagnose eines Schlaganfalls oder Vorgeschichte von Schlaganfällen in der Anamnese.	2
11. Vorliegen einer extrazerebralen Arteriosklerose	1
12. Neurologische Herdsymptome Vorhandensein von Symptomen, die i. allg. mit neurologischen herdförmigen Erkrankungen in Zusammenhang gebracht werden, wie beispielsweise Aphasie, unilaterale Schwäche oder Tremor.	2
13. Neurologische Herdzeichen Herdhinweise bei der neurologischen Untersuchung, wie beispielsweise der Babinski-Reflex, Gesichtsfeldanomalien, usw.	2

Summe der Scores: 0– 4 Punkte SDAT

Diagnose 7–18 Punkte MID

Tabelle 2. Modifizierter Ischemic-Score nach Rosen et al. (1980)

Klinischer Fragebogen zur Differentialdiagnose von seniler Demenz vom Alzheimer-Typ (SDAT) und Multi-Infarkt-Demenz (MID)

	Score
1. Plötzlicher Beginn Eine auffällige Verhaltensänderung, wie z. B. plötzliche Verwirrtheit, Desorientiertheit oder Verlust des Sprachvermögens, die möglicherweise nach einem Schlaganfall auftraten und nicht in Zusammenhang mit einer anderen Krankheit stehen.	2
2. Schrittweise Verschlechterung Mindestens ein Ereignis, dem ein Verlust kognitiver Fähigkeiten folgte mit unvollständiger Restitution zum ursprünglichen Funktionszustand.	1
3. Somatische Beschwerden Wiederholte Klagen über körperliche Beschwerden, die ärztlich behandelt wurden und trotzdem ohne offenkundige Erklärung weiterbestanden.	1
4. Emotionale Inkontinenz Unangemessenes Lachen und/oder Weinen.	1
5. Anamnestisch Hypertonie: a) Bekannte Hypertonie vor (stationärer) Aufnahme oder b) hypertone Blutdruckwerte, nach Gutdünken definiert als Überschreitung des systolischen Blutdrucks von 170 mmHg oder des diastolischen Blutdrucks von 100 mmHg, gemessen mindestens zweimal während des Aufenthaltes in der gewohnten Umgebung.	1
6. Schlaganfälle in der Vorgeschichte Medizinische oder neurologische Untersuchung erbrachte die Diagnose eines Schlaganfalls oder Vorgeschichte von Schlaganfällen in der Anamnese.	2
7. Neurologische Herdsymptome Vorhandensein von Symptomen, die im allgemeinen mit neurologischen herdförmigen Erkrankungen in Zusammenhang gebracht werden, wie beispielsweise Aphasie, unilaterale Schwäche oder Tremor.	2
8. Neurologische Herdzeichen Herdhinweise bei der neurologischen Untersuchung, wie beispielsweise der Babinski-Reflex, Gesichtsfeldanomalien usw.	2

Diagnose: (bitte ankreuzen)

Summe d. Scores: 0– 2 SDAT ☐

4–10 MID ☐

wurde jedoch nur aufgrund der Pick's Disease Scale ermöglicht. Aus diesem Grunde schlagen die Autoren zur validen Erfassung der drei Demenztypen die kombinierte Vorgabe der drei genannten Skalen vor (Ischemic Scale, Alzheimer- und Pick's Disease Scale).

2 Relevanz psychometrischer Testverfahren und Skalen für die klinische Praxis – Einige methodische Überlegungen

Da psycho*patho*metrische Verfahren für die klinische Praxis nicht in ausreichendem Maße zur Verfügung stehen, müssen – dies betrifft die meisten der von uns ausgewählten Tests – psychodiagnostische Verfahren herangezogen werden. Sie entbehren jedoch der Vorteile psychopathometrischer Testverfahren, den Grad einer Störung nach Syndromspezifität und Syndromdynamik zu erfassen. So gründet sich die Forderung Wiecks (1978) auf die Entwicklung syndrom- und aufgabenspezifischer Meßverfahren, die sensibel auf die jeweilige hirnorganische Störung als auch auf Veränderungsprozesse im Krankheitsgeschehen und während der Behandlung reagieren.

Nach Sturm et al. (1975) gliedert sich die psychologische Diagnostik hirnorganischer Leistungsstörungen in drei Aufgabenbereiche:

1. Ermittlung und Beschreibung der Leistungsfähigkeit hirnorganisch Beeinträchtigter.
2. Feststellung eventueller pathologischer Beeinträchtigungen der psychischen Funktionen mit dem Nachweis deren hirnorganischer Bedingtheit.
3. Trennung zwischen hirnorganisch geschädigten und nichtgeschädigten Patienten mit Hilfe psychodiagnostischer Verfahren in den Fällen, in denen ein Verdacht auf eine zerebrale Schädigung bzw. Erkrankung besteht.

Die qualitative und quantitative Erfassung einzelner, besonders vulnerabler Funktionen mittels psychometrischer Testverfahren zur Abgrenzung hirnorganischer Prozesse ist bis heute noch nicht zufriedenstellend möglich. Es bereitet keine Schwierigkeiten, Gruppenunterschiede zwischen Personen mit eindeutig festgestellten hirnorganischen Störungen und Normalen bzw. Hirngesunden vorzunehmen. Dies dürfte mit der Struktur der neurologischen und psychiatrischen Befunde bei Hirnerkrankungen zusammenhängen. Wie Fischer u. Jacobi (1978) betonen, besteht eine statistische Abhängigkeit der verschiedenen psychischen Störungen bei Patienten mit zerebralen Krankheiten oder Defekten, was zur Folge hat, daß bei einem bestimmten psychopathologischen Einzelbefund mit erhöhter Wahrscheinlichkeit auch andere psychische Abweichungen nachweisbar sind. Die Struktur des Leistungsverhaltens erscheint bei hirnorganisch beeinträchtigten Patienten weniger differenziert als bei Hirngesunden.

Die Notwendigkeit einer differenzierten testpsychologischen Phänomenologie und Leistungsanalyse bei zerebralen Störungen zwingt zur Bereitstellung von Untersuchungsbefunden, Referenzdaten oder Normen für eindeutig definierte und umschriebene Kollektive mit hirnorganischen Störungen. Dies jedoch muß für die Mehrzahl der gebräuchlichen Testverfahren erst noch erarbeitet werden.

Zahlreiche Verfahren und Subtests einer Testbatterie geben vor, spezifische psychische Funktionen zu prüfen. Es wird jedoch die Tatsache außer acht gelassen, daß in die Aufgabenbearbeitung jeweils sehr heterogene Fähigkeiten eingehen, wie z. B. Perzeption, Assoziation und Psychomotorik beim Zahlen-Symbol-Test, einem Subtest des Hamburg-Wechsler-Intelligenztests (HAWIE). So gestaltet sich die Interpretation der Testergebnisse im individuellen Fall als besonders schwierig, wenn es darum geht, diejenigen Funktionen herauszufiltern, die von der vorliegenden Störung wesentlich betroffen sind und das Testverhalten maßgeblich bestimmen.

An einem Beispiel sei die mangelnde Syndrom- und Aufgabenspezifität vieler psychometrischer Testverfahren aufgezeigt. Es ist anzunehmen, daß eine reduzierte Testleistung depressiver Patienten im Zahlen-Symbol-Test in erster Linie auf eine Einschränkung psychomotorischer Funktionen i. S. einer Verlangsamung zurückzuführen ist. Wahrnehmungsschwächen, Merkfähigkeitsstörungen und assoziative Unbeweglichkeit dürften in der Testleistung Depressiver weniger stark zum Ausdruck kommen, als dies bei psychoorganisch veränderten Patienten der Fall ist.

Andererseits ist bei der Anwendung sog. „syndromspezifischer" psychopathometrischer Testverfahren bei hirnorganischen Erkrankungen Zurückhaltung geboten. Validiert an dem Konzept der „Funktionspsychosen" von Wieck (1978), das sich auf eine einheitliche und gleichgerichtete Veränderung *aller* geistig-seelischen Funktionen gründet, dürfte der Syndrom-Kurztest nach Erzigkeit (1977) ein sehr sensibles Verfahren zur Erfassung von Aufmerksamkeits- und Gedächtnisstörungen bei leichten bis mittelschweren Beeinträchtigungen i. S. einer „Funktionspsychose" und für Veränderungsmessungen darstellen. Neben der quantitativen Erfassung von Aufmerksamkeits- und Gedächtnisstörungen spricht der Syndrom-Kurztest weitere psychische Funktionen, u. a. Perzeption, Psychomotorik, Interferenz, verbale und artikulatorische Fähigkeiten und den Umgang mit Zahlen und Symbolen an. Der Grad der Einbuße in einem spezifischen Funktionsbereich läßt sich jedoch aufgrund des Gesamtscores nicht bestimmen. Dem Vorteil der Syndromspezifität für die Funktionspsychose – für andere psychopathologische Störungen bzw. Konzeptionen gilt dies nicht – steht die Vernachlässigung einer detaillierten Leistungsanalyse für unterschiedliche psychische Funktionsbereiche gegenüber.

Die Auswahl von Testverfahren zur Diagnose und Differentialdiagnose hirnorganischer Abbaustörungen wird in vielen Fällen erschwert durch Diskrepanzen zwischen der von den Testautoren propagierten diagnostischen Valenz eines Tests und Untersuchungsergebnissen anderer Autoren, die die Brauchbarkeit und Treffsicherheit des Tests häufig nicht verifizieren können. Sehr genau muß im Einzelfall geprüft werden, welche Patientengruppen (Art und Symptomatik einer hirnorganischen Erkrankung) der Validierungsstichprobe zugrunde liegen. So subsumiert Wechsler (1964) unter die „Organikergruppe" eine Vielfalt von zerebral-organischen Erkrankungen, die sich von Gehirntumoren bis zum chronischen Alkoholismus erstrecken. Es erscheint nahezu plausibel, daß spätere Verifizierungsversuche des „Organikerprofils" bzw. des „Abbaukonzepts" in Abhängigkeit von der Spezifität der Stichprobe unterschiedliche und zumeist negative Resultate aufweisen. Die Bezeichnung „Hirnorganiker" suggeriert eine Einförmigkeit des klinischen Bildes bei diesen Patienten, die nicht existiert.

Dieser Einwand trifft auch auf publizierte Untersuchungsbefunde zu, die in vielen Fällen der detaillierten Beschreibung der neurologischen Ausfälle und der psychiatrischen Symptomatik des Patientenkollektivs entbehren. Auch liegen zahlreiche Diskrepanzen zwischen den Untersuchungsergebnissen von Patienten mit Hirnschädigungen oder -erkrankungen in einer nicht vergleichbaren

Auswahl bzw. Heterogenität der Stichproben begründet, d.h. in einer fehlenden Differenzierung zwischen prozeßhaft fortschreitender Krankheit und zerebralem Defekt und zwischen verschiedenen Schweregraden.

Dementielle Prozesse beeinflussen mit fortschreitender Entwicklung zunehmend den gesamten Bereich intellektueller Fähigkeiten. Im Vordergrund einer psychologischen Diagnostik dürften als Verhaltensänderungen nach zerebralen Abbauerkrankungen die Beeinträchtigung der intellektuellen, psychomotorischen, perzeptiven und mnestischen Funktionen stehen. Bei der Demenz vom Alzheimer-Typ ist aufgrund einer stetig fortschreitenden Verschlechterung infolge des morphologisches Abbaus eine Abnahme vielfältiger psychischer Funktionen zu erwarten, während insbesondere bei leichten bis mittelschweren Veränderungen einer Multi-Infarkt-Demenz vornehmlich die Basisvoraussetzungen der kognitiven Leistungsfähigkeit und deren Beeinträchtigung, wie z.B. Gedächtnis-, Merkfähigkeits-, Aufmerksamkeits- und Konzentrationsstörungen sowie emotionale Symptome im Vordergrund stehen dürften. In schweren Stadien des Krankheitsprozesses sind beide Formen klinisch nicht mehr zuverlässig zu trennen, was sich auch im Testverhalten niederschlagen dürfte.

3 Auswahl von Testverfahren und Skalen

Die Erhebung des geistig-kognitiven Status und der Psychomotorik dementieller Veränderungen bei Patienten im mittleren und höheren Lebensalter mit zerebralen Abbauerkrankungen erfordert die Auswahl und Kombination von psychometrischen Testverfahren für heterogene und auch homogene psychische Funktionen, insbesondere unter Berücksichtigung einer möglichen Spezifität der Leistungserbringung bei unterschiedlichen Arten der Erkrankung, unterschiedlichen Lokalisationen einer Beeinträchtigung und des graduellen Ausmaßes der Störung. Zu diesem Zweck wurden Testverfahren und Skalen auf ihre Brauchbarkeit in der Gerontopsychiatrie (u.a. Normierung an Älteren, Sensibilität gegenüber hirnorganischen Störungen) und ihre Eignung zur Veränderungsmessung geprüft.

Die Erfassung der *intellektuell-kognitiven* Funktionen (s. Tabelle 3) sollte einen Vergleich zwischen verbaler und nonverbaler intellektueller Leistungsfähigkeit zulassen. Eine Differenzierung zwischen einem „aktiven" und einem „passiven" Wortschatz bei verbalen Testverfahren dürfte Hinweise auf die Fähigkeit zur Wortfindung, des Wortverständnisses und der Artikulation liefern. Diese Funktionen werden anhand des Wortschatz-Tests – einem Subtest des Hamburg-Wechsler-Intelligenztests (HAWIE) –, der die Definition und Beschreibung zahlreicher Wörter erfordert und des Mehrfachwahl-Wortschatz-Tests nach Lehrl (1977) – er prüft das Wiedererkennen bekannter Begriffe – abgedeckt.

Die Auswahl der Raven-Matrizen-Tests (Standard Progressive Matrices, Coloured Progressive Matrices) als nonverbale Testverfahren gründet sich auf die Erfassung perzeptiver Funktionen und des logisch-abstrakten und induktiven Denkens. Diese, im Entwicklungsverlauf der Intelligenz höherstehenden

Funktionen fallen möglicherweise bei Abbauerkrankungen des Gehirns frühzeitig bzw. stärker ab.

Die Prüfung *visuo- bzw. psychomotorischer* Fähigkeiten (s. Tabelle 3) wird sowohl mit den HAWIE-Subtests Mosaik-Test und Zahlen-Symbol-Test, als auch dem Zahlen-Verbindungs-Test nach Oswald u. Roth (1978) bzw. Oswald u. Fleischmann (1980) (Zahlen-Verbindungs-Test-G) vorgenommen. Nach Rauchfleisch (1980) besteht eine weitgehende Übereinstimmung in der diagnostischen Valenz des Mosaik-Tests, des Zahlen-Symbol-Tests – und auch des Zahlennachsprechens – bei hirnorganischen Störungen. Der Mosaik-Test erfordert räumliches Vorstellungsvermögen, analytische und synthetische Fähigkeiten, visuomotorische Koordination und Kombinationsfähigkeit bei der Reproduktion geometrischer Muster und ermöglicht Hinweise auf Umstellungserschwerungen und Perseverationsneigungen. Der Zahlen-Verbindungs-Test prüft die visuelle Orientierung, assoziative Beweglichkeit (d.h. Geschwindigkeit und Genauigkeit der Verknüpfung von Zahlen und Symbolen), psychomotorische Koordination, Konzentrations- und Umstellungsfähigkeit. Als Test zur Erfassung der allgemeinen Intelligenz und speziell der kognitiven Leistungs- und Verarbeitungsgeschwindigkeit stehen zwei Versionen des Zahlen-Verbindungs-Tests für unterschiedliche Altersgruppen zur Verfügung.

Die Repräsentation mehrerer Testverfahren für allgemeine und spezifische intellektuelle Leistungsfunktionen ermöglicht im individuellen Fall die Beschreibung und Analyse eines Leistungsprofils und den Vergleich mit Referenzdaten bzw. Normen. Da verbale Intelligenzleistungen erfahrungsgemäß mit fortschreitendem Alter und nach einer Hirnpathologie weniger deutlich abfallen als psychomotorische, perzeptive und logisch-abstrakte Fähigkeiten, dürften verbale Testverfahren noch am ehesten das prämorbide Leistungsniveau abbilden. Der Wortschatztest aus dem HAWIE ist zur Beantwortung dieser Fragestellung nur bedingt geeignet, da anzunehmen ist, daß sprachliche und kognitive Funktionsstörungen die Bearbeitung des Tests erschweren und die Leistung reduzieren. Bewähren dürfte sich allerdings der Mehrfachwahl-Wortschatz-Test – ein „Intelligenzspurtest" – von Lehrl (1977).

Ein Vergleich der aktuellen intellektuellen Leistungsfähigkeit mit dem prämorbiden Intelligenzniveau erweist sich deshalb als notwendig, um das Ausmaß einer eher globalen oder spezifischen Einschränkung intellektueller Funktionen aufgrund eines zerebralen Abbauprozesses festzustellen.

Als *Reaktionstest* bei einfachen und komplexen Mehrfach-Wahl-Reaktionen mit der Möglichkeit, den Umfang der Belastbarkeit, Ausdauer und Streßfestigkeit zu erfassen, findet das Wiener Determinationsgerät neben seiner Verwendung im normalpsychologischen Bereich (TÜV, berufliche Rehabilitation) zahlreiche Verwendungsmöglichkeiten auch im Bereich der klinischen Praxis. Denn ein Höchstmaß an Anforderungen und Belastungen in der Testsituation sollte auch dem organisch veränderten Patienten nicht vorenthalten werden, um die Grenzen seiner Leistungsfähigkeit zu untersuchen. Dieses apparative Verfahren bietet die Möglichkeit, die Geschwindigkeit der Reizabfolge kontinuierlich zu steigern und somit den Patienten zu immer höheren Reaktionsleistungen anzuregen. Ferner stellt das Wiener Determinationsgerät durch die Komplexität der Aufgabe – der Patient muß auf eine Vielzahl von Stimuli aus verschie-

Tabelle 3. Übersicht über psychometrische Tests und Skalen für das höhere Lebensalter

Leistungsbereiche	Psychodiagnostische Tests	Alter	Diagnostische Zielfunktionen
Intelligenz a) intellekt.-kognitive Leistungsfähigkeit	Wortschatz-Test (WT) (Wechsler 1964)	10–80 Jahre	Prüfung der allgemeinen Intelligenz und speziell der verbalen Fähigkeiten (aktiver Wortschatz)
	Mehrfachwahl-Wortschatz-Test (MWT-B) (Lehrl, 1977)	20–65 Jahre	Kurztest zur Erfassung der allgemeinen prämorbiden Intelligenz („Intelligenzspurtest"; passiver Wortschatz)
	Raven-Matritzen-Test SPM (Raven 1958; Kratzmeier u. Horn 1979) CPM (Raven 1956, 1962; Schmidtke et al. 1980)	6–65 Jahre; 5–11 Jahre 65–85 Jahre	Leistungstest zur Erfassung des allgemeinen Intelligenzniveaus und speziell der nichtsprachlichen Intelligenz bzw. des logisch-abstrakten, induktiven Denkens und der Raumerfassung. Hinweise auf hirnorganische Funktionsstörungen
b) Leistungs- u. Verarbeitungsgeschwindigkeit	Zahlen-Verbindungs-Test (ZVT, Oswald u. Roth 1978) (ZVT-G; Oswald u. Fleischmann 1980)	16–60 Jahre 55–über 80 Jahre	Messung der allgemeinen Intelligenz und speziell der kognitiven „Leistungs- und Verarbeitungsgeschwindigkeit" bei Aufgaben der visuellen Orientierung
c) intellekt.-psychomotor. Leistungsfähigkeit	s. Mosaik-Test s. Zahlen-Symbol-Test		
Schweregrad einer Demenz	Information-Memory-Concentration-Test (Blessed et al. 1968)	ältere Patienten	Grad der dementiellen Störung bei hirnorganischen Abbauprozessen – Orientierung, Altgedächtnis, Allgemeines Wissen
	Dementia Rating Scale (DRS, Lawson et al. 1977)	geriatrische Patienten	Erfassung unterschiedlicher Schweregrade der Demenz aufgrund der Fremdeinschätzung (Verhaltensbeobachtung) – Gedächtnis – Orientierung – emotionale Kontrolle – motorische Unruhe – kommunikatorische Störungen

Subjektive Alterung	Nürnberger-Alters-Fragebogen (NAF) (Oswald u. Fleischmann 1980)	60 Jahre und älter	Einstellungsmessung (subjektive Einschätzung) von somatischen, psychologischen und sozialen Bereichen wie z. B. Aktivitäten, Kontakten, Lebenszufriedenheit
Gedächtnis/ Merkfähigkeit	Syndrom-Kurztest (SKT) (Erzigkeit 1977)	17– über 65 Jahre	Aufmerksamkeits- und Gedächtnisstörungen bei Patienten mit Durchgangssyndromen bzw. einer Funktionspsychose.
	Benton-Test (BT) (Benton 1981) – Zeichenform – Wahlform (Oswald u. Fleischmann, 1980)	bis 75 bzw. 79 Jahre 14–55 Jahre 55– über 80 Jahre	Visuelle Merkfähigkeit. Mögliche Diagnose hirnorganischer Störungen: – Perzeption und Reproduktion – Perzeption und Wiedererkennen
	Zahlennachsprechen (ZN) (Wechsler, 1964) (Oswald u. Fleischmann, 1980)	10–80 Jahre 55– über 80 Jahre	Prüfung der akustischen (unmittelbaren) Merkfähigkeit. Mögliche Hinweise auf hirnorganische Störungen.
Psychomotorik	Mosaik-Test (MT) (Wechsler, 1964) (Oswald u. Fleischmann, 1980)	10–80 Jahre 55– über 80 Jahre	Perzeptive, analytische und synthetische Fähigkeiten Hinweise auf hirnorganische Störungen.
	Zahlen-Symbol-Test (ZST) (Wechsler, 1964) (Oswald u. Fleischmann, 1980)	10–80 Jahre 55– über 80 Jahre	Prüfung der visuellen Orientierung, der assoziativen Beweglichkeit.
	Wiener Determinationsgerät	bis 74 Jahre	Reaktionsprüfung bei einfachen und komplexen (Wahl-)Reaktionen – Reaktionssicherheit und Reaktionsgeschwindigkeit, Dauerbelastbarkeit, Reaktion auf Überforderung.

denen Sinnesbereichen auf eine jeweils unterschiedliche Weise reagieren – wesentlich höhere Anforderungen an die Informationsverarbeitung als einfache Reaktionstests. Daß auch Hirngeschädigte zu einer Leistungssteigerung fähig sind, konnten Sturm u. Büssing (1982) aufzeigen. Der Zugewinn der übungsunabhängigen Leistungssteigerung fiel bei Hirngeschädigten allerdings etwas schneller ab als bei Hirngesunden.

Störungen des *Gedächtnisses* und der *Merkfähigkeit* (s. Tabelle 3) werden in unserer Untersuchung mit Hilfe des Syndrom-Kurztestes, des Zahlennachsprechens und des Benton-Tests quantifiziert. Es lassen sich hierdurch Hinweise auf die unmittelbare akustische Merkfähigkeit (Merkspanne) und die visuelle Merkfähigkeit d. h. die Reproduktion und das Wiedererkennen von Gegenständen und geometrischen Figuren gewinnen.

Die Einstufung des *Schweregrades der Störung* (s. Tabelle 3) soll anhand der Dementia Rating Scale und des Information-Memory-Concentration-Test vorgenommen werden. Bewähren düften sich diese Verfahren für mittelschwere bis schwere dementielle Veränderungen. Als einziges Selbstbeurteilungsverfahren findet der Nürnberger-Alters-Fragebogen (NAF) aus dem Nürnberger-Alters-Inventar von Oswald u. Fleischmann (1980) Anwendung.

Die genannten Testverfahren werden seit Beginn des Jahres 1982 eingesetzt. Über einen Zeitraum von zwei Jahren sollte geprüft werden, inwieweit sie zur Diagnose und Differentialdiagnose bzw. der Schweregradbestimmung zweier Demenztypen, der Demenz vom Alzheimer-Typ und der Multi-Infarkt-Demenz, beizutragen vermögen.

Die zuvor geäußerten methodischen Einwände bei der Verwendung von psychodiagnostischen Verfahren bei hirnorganischen Störungen finden in der Untersuchungsplanung insoweit Beachtung, daß

- dementielle Erkrankungen aufgrund klinischer, elektroenzephalographischer, computertomographischer und pathophysiologischer Parameter untersucht werden und
- aufgrund dieser Befunde eindeutig klassifiziert werden in die Demenz vom Alzheimer-Typ (DAT) und Multi-Infarkt-Demenz (MID) und darüber hinaus
- eine umfassende Testdiagnostik ein breites Spektrum der psychischen Leistungsstruktur bei einem klar umschriebenen Patientenkollektiv erfaßt.

Die Entwicklung einer Kurzskala in Anlehnung an den Ischemic Score und unter Berücksichtigung der psychometrisch erhobenen Leistungsparameter dürfte die Differentialdiagnostik erleichtern und verbessern. Die auf mehreren Ebenen vorgenommene Differenzierung von DAT und MID geht – unter Einschluß eines breit gefächerten psychodiagnostischen Instrumentariums – über ähnlich konzipierte Fragestellungen hinaus. Vergleiche lassen sich ziehen zu skandinavischen Projekten (z. B. in Lund, Schweden) und zu den Untersuchungen von Ladurner und seinen Mitarbeitern (1981, 1982) in Graz, die den Benton-Test und den aus dem HAWIE berechneten Intelligenz- und Abbauquotienten verwenden. Erst die Kombination von psychodiagnostischen Verfahren, klinischen Kriterien, EEG- und CT-Untersuchungen und biochemischen Daten kann die Aussagekraft und Validität erhöhen, die ein Verfahren allein nicht in genügendem Ausmaß besitzt.

Literatur

Benton AL (1981) Der Benton-Test, Handbuch, 5. überarbeitete und erweiterte Aufl., deutsche Bearbeitung von Spreen O. Huber, Bern Stuttgart

Blessed G, Tomlinson BE, Roth M (1968a) Oberservations on the brain of non-demented old people. J Neurol Sci 7:331–356

Blessed G, Tomlinson BE, Roth M (1968b) The association between quantitative measures of dementia and of senile change in the cerebral grey matter of olderly subjects. Brit J Psychiat 114:797–811

Erzigkeit H (1977) Manual zum Syndrom-Kurztest, Formen A–E. Vorläufiges Manual. Vless, Vaterstetten

Fischer P-A, Jacobi P (1978) Diagnostik hirnorganischer Störungen. In: Pongratz LJ (Hrsg) Handbuch der Psychologie, Bd 8. Hograefe, Göttingen, S 1756–1781

Gustafson L, Nilsson L (1982) Differential diagnosis of presenile dementia on clinical grounds. Acta psychiat scand 65:194–209

Hachinski VC, Iliff LD, Zihlka E, DuBoulay GH, McAllister VL, Marshall J, Russell RWR, Symon L (1975) Cerebral blood flow in dementia. Arch Neurol 32:632–637

Harrison MJG, Thomas DJ, DuBoulay GH, Marshall J (1979) Multi-infarct-dementia. J Neurolog Sci 40:97–103

Kratzmeier H, Horn R (1979) Raven-Matrizen-Test (SPM), Manual. Beltz, Weinheim

Ladurner G, Bertha G, Pieringer W, Lytwin H, Lechner H (1981) Klinische Unterscheidungskriterien bei vaskulärer (Multiinfarkt) und primär degenerativer Demenz (Alzheimer). Nervenarzt 52:401–404

Ladurner G, Iliff LD, Lechner H (1982) Clinical factors associated with dementia in ischaemic stroke. J Neurol Neurosurg Psychiat 45:97–101

Lawson JS, Rodenburg M, Dykes JA (1977) A dementia rating scale for use with psychogeriatric patients. J Geront 32 No 2:153–159

Lehrl S (1977) Manual zum MWT-B. Perimed, Erlangen

Mayer-Gross W, Slater E, Roth M (1969) Clinical Psychiatry. Baillière, Tindal & Cassell, London

Oswald WD, Fleischmann UM (1980) Das Nürnberger-Alters-Inventar (NAI). Institutspublikation, Stuttgart

Oswald WD, Roth E (1980) Der Zahlen-Verbindungs-Test (ZVT), Handanweisung. Hogrefe, Göttingen

Portera-Sanchez A, del Ser T, Bermejo F, Arredondo JM (1982) Clinical diagnosis of senile dementia of Alzheimer type and vascular dementia. In: Terry RD, Bolis CL, Toffano G (eds) Neural aging and its implications in human neurological pathology. Aging 18:169–188

Rauchfleisch U (1980) Testpsychologie. Hogrefe, Göttingen

Raven JC (1956, 1962) Coloured progressive matrices, Sets A, A_B, B. Lewis, London

Raven JC (1958) Standard progressive matrices. Sets A, B, C, D and E. Lewis, London

Rosen WG, Terry RD, Fuld PA, Katzman R, Peck A (1980) Pathological verification of ischemic score in differentiation of dementias. Ann Neurol 7:486–488

Schmidtke A, Schaller S, Becker P (1980) Raven-Matrizen-Test (SPM). Manual, 2. Aufl. Beltz, Weinheim

Sturm W, Büssing A (1982) Zum Einfluß motivierender Testinstruktionen auf die Reaktionsleistungen hirngeschädigter Patienten. Nervenarzt 53:395–400

Sturm W, Hartje W, Kitteringham JV (1975) Die psychologische Diagnose allgemeiner Leistungsstörungen. Akt neurol 2:141–150

Wechsler D (1964) Die Messung der Intelligenz Erwachsener. Textband zum Hamburg-Wechsler-Intelligenztest für Erwachsene (HAWIE). Bondy C (Hrsg) 3. Aufl. Huber, Bern Stuttgart Wien

Wieck HH (1978) Psychopathometrische Testverfahren. Vortrag anläßlich des Methodenkolloquiums „Psychische Krankheiten", Schloß Reisensburg vom 30. 6. 1978

4. Rapport der Diskussion

R. Zimmer

Die in dieser Sitzung angebotenen Vorträge hatten die standardisierten Beurteilungsverfahren in der Geriatrie bzw. Gerontopsychiatrie zum Thema. Die Diskussion war durch sehr kontroverse Standpunkte gekennzeichnet, die die Diskrepanzen zwischen praktischem Vorgehen und theoretischen Forderungen deutlich machten.

Kranzhoff trat in seinen Darstellungen gegen weitere Investitionen in der Entwicklung von normorientierten Fremdbeurteilungs- und Selbstbeurteilungsverfahren ein, falls nicht konzentrierte Versuche unternommen würden, bei Neuentwicklungen oder Überarbeitungen die derzeitigen Nachteile der normorientierten Verfahren zu überwinden. Er sprach sich auch für Zurückhaltung gegenüber alternativen theoretischen Ansätzen wie „probabilistischen" Testmodellen in der Gerontopsychiatrie aus. Er favorisierte dagegen das forcierte Erarbeiten kriterienorientierter Verfahren. Während letzteres allgemein Anerkennung fand (Kanowski), wurden gegen die erste Forderung Einwände erhoben. Diese Einwände richteten sich auch gegen die Ausführungen von Herrn Lehmann (Vortrag nicht in diesem Band), der die Validität von Fremdbeurteilungsverfahren als Validität der Untersucher definierte und das klinische Globalurteil als sinnvoll hervorhob. Itemreiche Fremdbeurteilungsskalen wollte er als Basis und nähere Beschreibung dieses Globalurteils verstanden wissen, aber nicht einzeln zufallskritisch bewerten.

Lauter stellte sehr klar heraus, daß auf dem Gebiet der Psychopathometrie in der Gerontopsychiatrie – verglichen mit der Erwachsenenpsychiatrie – ein großer Nachholbedarf vorliege. Er führte im einzelnen aus, daß z. B. diagnostische Instrumente zur Erfassung der Schweregradbeurteilung des organischen Psychosyndroms, Fremdbeurteilungsverfahren für Angehörige von Patienten mit organisch bedingten Störungen und auch Selbstbeurteilungsverfahren, um die beträchtlichen Variationen im Leidensdruck dieser Patienten dokumentieren zu können, fehlten.

Möller bemerkte, daß eine generelle Ablehnung von Fremdbeurteilungsverfahren, wie sie durch Herrn Lehmann zum Ausdruck gekommen sei, einer Infragestellung der Wertigkeit dieser Tradition in der Psychiatrie gleichkäme. Die klinisch-psychiatrische Forschung habe für Skalen, wie das AMDP-System und mehr noch für das IMPS, hochdifferenzierte Entwicklungsarbeit geleistet. Eine solche Entwicklungsarbeit stehe für die Gerontopsychiatrie wahrscheinlich noch aus.

Oesterreich warnte vor zu hoch geschraubten theoretischen Forderungen und Kritiken sowie vor pauschalen Ablehnungen, die den Fortschritt der Forschungsarbeit in der Gerontopsychiatrie eher behindern als fördern würden. Er verlangte vor pauschalen Ablehnungen einen begründeten experimentellen Nachweis der negativen Erfahrungen mit den abgelehnten Skalen als Basis für konkrete Denkansätze.

Lehmann begründete daraufhin seine kritische Bewertung von differenzierten Fremdbeurteilungsskalen und die Favorisierung des Globalurteils in psychopharmakologischen Untersuchungen mit aus statistischen Gegebenheiten resultierenden Argumenten. Er führte aus, daß man an einen Datenpool nur eine Frage stellen könne, wenn man die Irrtumswahrscheinlichkeit Alpha mit Rücksicht auf die anderen Variablen nicht adjustieren wolle, was z. B. bei 200 Variablen bedeute, daß eine Irrtumswahrscheinlichkeit von $P < 0{,}00005$ zugrunde gelegt werden müsse, wenn man eine Irrtumswahrscheinlichkeit Alpha $> 1\%$ anstrebe.

Zur Favorisierung des klinischen Globalurteils bemerkte Saletu, daß bei der Beurteilung des Wirkspektrums einer Substanz verschiedene Aspekte geprüft werden müßten. Wenn von 200 Variablen z. B. eine Variable konstant als gebessert replizierbar sei, so könne das auch von Wert sein.

Zimmer gab zu bedenken, daß in einer Fremdbeurteilungsskala, wie z. B. der SCAG, zu jedem der 17 Items streng genommen nur ein „Globalurteil" verlangt werde, so daß der Rater also mehrere Globalurteile zu verschiedenen psychopathologischen Teilaspekten abgeben müsse. Auch wenn der Rater nur ein Globalurteil zu dem gesamten klinischen Bild des organischen Psychosyndroms im Sinne von *gebessert* oder *nicht gebessert* abzugeben habe, müsse er in der Lage sein, sämtliche Teilaspekte des organischen Psychosyndroms zu überblicken, um zu einem validen Urteil zu kommen. Ein Weg zu konsistenteren Beurteilungen wäre z. B. eine bessere Operationalisierung der Items. Letzteres sei ein Punkt, der bei den in den pharmakologischen Untersuchungen angewandten Fremdbeurteilungsskalen in der Tat sehr im argen läge.

Möller fügte hinzu, daß völlig unklar sei, welche Faktoren der Beurteilung des organischen Psychosyndroms in das Globalurteil in pharmakologischen Untersuchungen eingingen.

Herrmann sprach sich allerdings für eine Reduzierung der Variablen im Untersuchungsdesign aus. Er führte folgendes Beispiel an: Wenn man von 17 Items einer Fremdbeurteilungsskale + 10 Leistungstests ausgeht, so macht das bei vier Wiederholungen 108 Variable. Nach seinen Erfahrungen wurden aus solchen Experimenten nie Schlüsse gezogen oder Hypothesen gebildet. Dies bedeute, daß es sinnvoll sei, die Anzahl der Variablen zu beschränken.

Oesterreich ergänzte, daß die Testauswahl ein großes Problem darstelle, das bisher nur pragmatisch und sehr unbefriedigend gelöst sei.

Karrasz fügte hinzu, daß die Schwierigkeiten bei der Auswahl von Testbatterien darin bestünden, daß z. B. unklar sei, welche Auswahlkriterien gälten. Es fehle an Informationen darüber, ob geringe oder hohe Interkorrelationen der Einzeltests, bezogen auf die Kriterien, günstig seien. Andererseits gebe es kaum Hinweise für die Auswertung solcher zusammengestellter Testbatterien.

Wagner forderte einerseits eine interne Validität des Tests, die spezifische Funktionen erfassen sollten, andererseits eine externe Validität, was bedeute, daß die Tests Gültigkeit für das Verhalten der Patienten außerhalb der Station, d. h. im Alltag, haben sollten. Das letztere Problem, so meinte Frau Wagner, könne dadurch gelöst werden, daß das Alltagsverhalten direkt gemessen werde. Dies sei aber unter Klinikbedingungen sehr schwierig, so daß die Entwicklung von abstrakten Tests neben der direkten Messung des Altersverhaltens weiterhin notwendig sei.

Für eine Verbesserung der Leistungsmessung in der Gerontopsychiatrie, z. B. durch altersrelevant konstruierte Gedächtnistests oder Orientierungstests sowie für *hirnfunktional-topographisch* organisierte Tests als psychometrische Korrelate für neuroradiologische und neurophysiologische Untersuchungen sprach sich Kanowski aus.

Das Thema der oft schwierigen nosologischen Klassifikation von organischen Psychosyndromen im mittleren Lebensalter griff Lauter auf. Er betonte, daß sich gerade leichte und mittelschwere organische Psychosyndrome im mittleren Lebensalter häufig schwer klassifizieren ließen. Aus diesem Grunde sei es für pharmakologische Untersuchungen, für die die Gruppe der leichten bis mittelschweren organischen Psychosyndrome bevorzugt werde, besser, nach Ausschluß der Multi-Infarkt-Demenz, des M. Pick, des M. Alzheimer u. a. und sekundärer Demenzen, zusätzlich von einem Restbestand von Demenzen zu sprechen, der nicht eingeordnet werden könne. Wenn man aber von senilen Demenzen vom Alzheimer-Typ spreche, so sei damit eine nosologische Kategorie gemeint, und es stünde die Erwartung dahinter, post mortem die bekannten neuropathologischen Veränderungen, wie z. B. Neurofibrillenveränderungen und senile Plaques zu finden.

Morasch wandte ein, daß die Hachinski-Skala nur zwischen degenerativ und vaskulär bedingten Demenzen unterscheide.

Nach Lauter kann die Hachinski-Skala nur dann eingesetzt werden, wenn zwischen seniler bzw. präseniler Demenz vom Alzheimer-Typ und MID unterschieden werden soll. Unter der Voraussetzung, daß vorher alle anderen Demenzen ausgegliedert wurden, kann die Hachinski-Skala nur zum Erkennen der MID benutzt werden. Bei einem Patienten mit einem hohen Score wird sicherlich eine MID vorliegen, aber Patienten im mittleren Lebensalter mit einem niedrigen Score werden nicht automatisch eine Demenz vom Alzheimer-Typ haben. Streng genommen handelt es sich bei der Hachinski-Skala um ein Instrument, mit dem man eine MID von einer Nicht-MID unterscheiden kann.

Paal fragte, ob man, in Anlehnung an die angelsächsische Literatur, in frühen Stadien des hirnorganischen Psychosyndroms bereits von einer Demenz sprechen solle. Besonders problematisch sei das beim leichten hirnorganischen Psychosyndrom auf vaskulärer Grundlage. Würde man in solchen Fällen von einer Multi-Infarkt-Demenz sprechen, dann würde sich unser enger Demenzbegriff ins Uferlose ausweiten. Kanowski bemerkte hierzu, daß man nach dem Vorschlag von Christian Müller aus Lausanne nur dann von einer Demenz sprechen solle, wenn ein mittelgradiges oder schweres hirnorganisches Psychosyndrom vorliege.

Lauter empfahl, um Begriffsverwirrungen vorzubeugen, streng zwischen Syndrom- und nosologischer Ebene zu trennen. Er bestätigte die Übereinkunft, auf Syndromebene nur bei Vorliegen eines mittelgradigen bis schweren organischen Psychosyndroms von einer Demenz zu sprechen. Andererseits stellte er klar, daß auf nosologischer Ebene bereits ein leichtes organisches Psychosyndrom als Multi-Infarkt-Demenz zu bezeichnen sei.

Teil 2: Beiträge zur Pharmakotherapie

1. Neuere pharmakologische Modelle und Forschungsergebnisse in der Therapie der degenerativ und/oder vaskulär bedingten hirnorganischen Psychosyndrome bzw. Demenzen im mittleren und höheren Lebensalter

R. ZIMMER und H. LAUTER

1 Einleitung

Die Entwicklung der Gerontopsychopharmakologie wurde nicht, wie das für die allgemeine Psychopharmakologie der Fall war, durch die zufällige Entdekkung klinisch eindeutig wirksamer Substanzen – wie z.B. des antipsychotisch wirksamen Chlorpromazins im Jahre 1952 durch Delay u. Denniker – eingeleitet. Hinzukommt, daß die systematische wissenschaftliche Untersuchung dieser Substanzen ihrerseits eine auf pharmakologischen Hinweisen beruhende biologische Ursachenforschung der Depression und Schizophrenie induziert hat. Da ähnliche „glückliche" Entdeckungen bisher der Gerontopsychopharmakologie nicht zuteil wurden, sind in diesem Bereich andere Strategien zur Entwicklung einer rationalen Gerontopharmakotherapie erforderlich. Eine sich anbietende Chance liegt vor allem in der Intensivierung der Erforschung der biochemischen Grundlagen der morphologischen Veränderungen des sog. physiologischen Alterungsprozesses sowie der degenerativ bzw. vaskulär bedingten Abbauerkrankungen. Das Fehlen pharmakologischer Wegweiser im oben genannten Sinne muß dabei durch die auf der Basis der Grundlagenforschung entwikkelten hypothetischen pharmakologischen Modelle ersetzt werden. Wenn auch bisher die Mehrzahl der zu prüfenden hypothetischen pharmakologischen Modelle im Endergebnis nicht bestätigt werden konnten, so liegt ihr Wert trotzdem in der Etablierung einer beginnenden und naturgemäß noch sehr simplifizierenden rationalen gerontopharmakologischen Forschung. Diese Forschungsansätze einer rationalen Gerontopharmakologie sollten in Zukunft stärker gefördert und unterstützt werden.

Mit der folgenden Darstellung wollen wir das Verständnis und die Übersicht über das Gebiet der Gerontopsychopharmakologie im engeren Sinne, d.h. unter Ausklammerung der allgemeinen Psychopharmakologie, erleichtern. Die Ziele sind im einzelnen die Darstellung der bisher vorliegenden Ergebnisse der Grundlagenforschung sowie der sich daraus ergebenden pharmakologischen Modelle und Strategien. Zum anderen wird eine Beschreibung der zentralen und klinischen Wirksamkeit der bekannten, als sog. Gerotherapeutika angewandten Substanzen unter Berücksichtigung des alten Konzeptes der Vasodilatation und des neueren Konzeptes der metabolischen Verstärker versucht.

2 Pharmakologisch relevante Ergebnisse der Grundlagenforschung

2.1 Die cholinerge Hypothese der kognitiven Funktionen

Besonderes Interesse hat in den letzten Jahren die Hypothese eines Zusammenhanges zwischen Störungen des zentralen cholinergen Systems und einer Leistungseinbuße von Gedächtnis und intellektuellen Funktionen gefunden. Experimentelle Hinweise stammen einerseits aus früheren tierexperimentellen Studien, die unter Physostigmin amnesieinduzierende Effekte aufzeigen konnten (Deutsch 1971), andererseits aus Untersuchungen an jüngeren Probanden, die unter Gabe von Scopolamin, einem cholinergen Blocker, eine deutliche Verschlechterung von Gedächtnis und intellektuellen Funktionen gezeigt hatten (Drachmann u. Laevitt 1974). Das Muster der Gedächtnisstörung unter cholinerger Blockade entsprach weitgehend dem des Alterungsprozesses bzw. dem der Demenz vom Alzheimer-Typ (DAT) (Bartus 1981; Drachmann 1977, 1981). Zum Beispiel war die Gedächtniskonsolidierung (memory storage) deutlich verschlechtert, während das unmittelbare Gedächtnis (immediate memory) nicht betroffen war. Der IQ des Handlungsteils im Wechsler-Intelligenztest für Erwachsene wies im Gegensatz zum IQ des Verbalteils eine Reduzierung auf. Interessanterweise war ebenfalls eine vermehrte langsame Aktivität im Elektroenzephalogramm mit Betonung der Temporalregion zu beobachten (Drachmann u. Laevitt 1974).

Die aus diesen Befunden abgeleitete „cholinerge Hypothese der kognitiven Funktionen" ist durch zahlreiche biochemische und morphologische Befunde gestützt worden. Die Befunde beziehen sich in erster Linie auf das Krankheitsbild des Morbus Alzheimer (AD) bzw. auf die senile Demenz vom Alzheimer-Typ (SDAT).

2.2 Das cholinerge Mangelkonzept bei AD/SDAT

Der heute gewonnene Erkenntnisstand ist folgender: Azetylcholin, der Transmitter des cholinergen Systems, der die höchsten Konzentrationen im Kortex, im Nucleus caudatus und in Teilen des limbischen Systems aufweist, wird durch Azetylcholinesterase abgebaut und mittels des azetylcholinsynthetisierenden Enzyms Cholinazetyltransferase (CAT) aus Cholin und Azetyl-Co-A synthetisiert. CAT stellt gleichzeitig einen spezifischen Marker der cholinergen präsynaptischen Endigungen dar. Der erste Bericht von einem Mangel an Azetylcholinesterase im Gehirn von Patienten mit AD stammt aus dem Jahre 1965 (Pope et al. 1965). Ab 1976 folgten in rascher Reihenfolge experimentelle Befunde über eine Abnahme der CAT (Davies u. Maloney 1976; Perry et al. 1977a, b; Reisine et al. 1980; Rossor et al. 1980; White et al. 1977). Die größte Reduktion der CAT-Aktivität wurde außer im Kortex im Hippokampus und in den Corpora mamillaria gefunden, also in Regionen, die für die Koordination von Gedächtnisspuren von Bedeutung sind (Landfried et al. 1978; Scheibel 1979). Die Anzahl der kortikalen muskarinen cholinergen Rezeptoren war dabei nicht verändert, was als Hinweis auf eine selektive präsynaptische Störung des cholinergen Systems interpretiert wurde (Perry et al. 1977a, 1977b). Die oben genannten post mortem erhobenen Befunde konnten an Biopsiematerial von Patienten mit AD/SDAT bestätigt werden (Bowen et al. 1981).

Aufgrund jüngerer morphologischer Studien wird angenommen, daß die cholinergen Neuriten des Neokortex zum größten Teil aus dem Nucleus basalis Meynert in der S. innominata stammen. Aus diesem Kerngebiet ziehen u.a. auch Fasern zum Amygdalum, Hirnstamm, Hippocampus, entorhinalem Kortex und olfaktorischem Bulbus (zit. nach Price et al. 1982). In Serienschnitten aus der S. innominata eines an familiärer AD erkrankten Patienten fand sich eine 95%ige Reduktion der Zellzahl des N. basalis Meynert und eine, wenn auch geringere, so trotzdem signifikante Zellreduktion bei nichtfamiliärer Form der senilen DAT (Whitehouse et al. 1981, 1982). Letztere Befunde legen eine spezifische Vulnerabilität des cholinergen Systems, ausgehend vom Nucleus basalis Meynert, nahe.

Eine Korrelation zwischen der relativen Verteilung von Plaques, die zu den morphologischen Leitphänomenen der AD/SDAT zählen und höchste Häufigkeitsgipfel im Kortex und Amygdalum aufweisen, und dem Grad der Demenz (Tomlinson 1977) sowie dem Ausmaß des Mangels an CAT haben die cholinerge Hypothese der kognitiven Funktion weiter gefestigt.

Wie im klinischen Bereich ist auch biochemisch eine Abgrenzung der AD/SDAT vom physiologischen Alterungsprozeß nur bedingt möglich, da eine zwar gering ausgeprägte, aber signifikante Verminderung der cholinergen Aktivität im Kortex (McGeer u. McGeer 1976, 1980; Perry et al. 1978) sowie nach vorläufigen Berichten auch geringe Zellverluste im Nucleus basalis Meynert beim normalen Alterungsprozeß gefunden wurden (Price et al. 1982). Andererseits scheint die Verminderung der CAT-Aktivität nicht unbedingt spezifisch für den Demenztyp von AD/SDAT zu sein, sondern auch bei andere Demenzformen, wie z.B. alkoholischer Demenz vorzukommen (Sorbis 1982). Die Ursachen dieser besonderen Vulnerabilität des cholinergen Systems sind bisher unbekannt und wahrscheinlich multifaktoriell bedingt (Drachmann 1983), bestätigen aber letztlich die Beteiligung des cholinergen Systems bei Störungen der kognitiven Funktionen.

2.3 Beziehung zwischen Energiestoffwechsel und cholinergem System

Auf die Ähnlichkeit zwischen Störungen der kognitiven Funktionen unter geringgradig ausgeprägten toxischen Bedingungen, ohne Nachweis eines Defizits an energiereichen Phosphaten, und denen des Alterungsprozesses wurde in der Literatur mehrfach hingewiesen (Gibson u. Peterson 1982; McFarland 1963; McFarland et al. 1958). Der pathophysiologische Zusammenhang ist zwar noch nicht aufgeklärt, aber verschiedene Befunde deuten auf eine enge Kopplung von Energie- und Azetylcholin-Stoffwechsel hin (Gibson et al. 1975).

Die Abhängigkeit zwischen Glykolyse, einem der wichtigsten energiebildenden Stoffwechselprozesse des Gehirns, und dem Azetylcholin-Stoffwechsel sind durch den Nachweis des Glukose- und Sauerstoffbedarfs für die Azetylcholinsynthese in vitro (Mann et al. 1939) sowie den Abfall der Azetylcholinbildung bei Hemmung der Kohlehydratoxidation (Kseizak u. Gibson 1981) belegt. Das Bindeglied ist Pyruvat, ein Abbauprodukt aus dem Glykolysestoffwechsel und gleichzeitige Vorläufersubstanz von Azetyl-Co-A. Letztere Substanz bildet zusammen mit dem Cholin unter dem Einfluß von CAT das Kondensationsprodukt Azetylcholin. Obwohl nur weniger als ein Prozent des durch den Pyruvatdehydrogenase-Komplex oxidierten Pyruvats in Azetylcholin umgewandelt wird, führt eine Reduktion von Glukose oder Sauerstoff zu einer Verschlechterung der Azetylcholinsynthese (Gibson et al. 1975; Gibson u. Peterson 1982). Diese Zusammenhänge haben das Interesse verstärkt auf den Glukosestoffwechsel gelenkt.

Der normale Alterungsprozeß ist mit einer geringen Reduktion des Sauerstoff- und Glukoseverbrauchs verbunden (Hoyer 1982); entsprechend wurde eine Veränderung der glykolytischen Schlüsselenzyme Hexokinase und Phosphofruktokinase gefunden (Iwangoff et al. 1979). Bei AD/SDAT war die Reduktion der den glykolytischen Flux regulierenden Enzyme Phosphofruktokinase sowie anderer Enzyme extrem erniedrigt (Bowen et al. 1976; Wangoff et al. 1980). In die gleiche Richtung wiesen die Befunde von Perry et al. (1980) sowie Sorbi et al. (1982), die sowohl eine Abnahme von CAT als auch des Pyruvatdehydrogenase-Komplexes fanden. Hoyer (1978, 1982) hat wiederholt eine Verminderung des zerebralen Glukoseverbrauchs bei unveränderter Durchblutung und unverändertem Sauerstoffverbrauch im Initialstadium der AD beschrieben. Er vermutet in dieser Dissoziation von Glukose- und Sauerstoffverbrauch einen Hinweis für eine mögliche primäre Störung im Glukosestoffwechsel der AD/SDAT. Da jedoch die gleiche Abnahme im gesamten zerebralen Glukoseverbrauch bei älteren Individuen vorliegt, ist es unsicher, ob es sich um einen für AD/SDAT spezifischen Befund handelt. Die parallelen Änderungen von CAT und Pyruvatdehydrogenase-Komplex bei AD/SDAT (Sorbi et al. 1982) geben bisher keinen Anhalt dafür, daß eine Störung im Glukosestoffwechsel der Azetylcholinsynthesestörung vorgeschaltet ist.

Praktische Bedeutung hat der enge Zusammenhang zwischen Glukose und Azetylcholinstoffwechsel in der pharmakologischen Forschung im Sinne eines Modells zum Studium der cholinergen Hypothese der kognitiven Funktionen erlangt (Meier-Ruge 1980). Tierexperimentell können Störungen des cholinergen Systems relativ einfach durch verschiedenartige Hemmungen der Energiebildung, wie z.B. Hypoxie oder temporäre Ischämie ausgelöst werden. Unter diesen Bedingungen kann versucht werden, die induzierten Gedächtnis- und Lernstörungen pharmakologisch zu beeinflussen. Selbstverständlich ist auch bei nur leichten Energiebildungsstörungen nicht allein die Azetylcholinsynthese gestört. Es treten z.B. ein Abfall der Aminosäurentransmitter Alanin, Aspartat, Glutamat und GABA auf; in geringerem Maße sind auch die Katecholamin- und Serotoninbildung betroffen. In tierexperimentellen Verhaltensstudien konnte jedoch durch Gabe von cholinergen Agonisten die besondere physiologische Bedeutung der Azetylcholinsynthesestörung für die Verhaltensdefizite nachgewiesen werden (Gibson u. Peterson 1982), so daß sich auch bei diesem Modell die „cholinerge Hypothese der kognitiven Funktion" bestätigen konnte.

2.4 Defizite anderer Neurotransmitter bei AD/SDAT

Die Beteiligung anderer Neurotransmittersysteme bei AD/SDAT ist teilweise noch umstritten. Eine Reduktion der Dopamin-β-Hydroxylase (Cross et al.

1981) sowie ausgeprägte Zellverluste im Locus coeruleus (Bondareff et al. 1981; Mann et al. 1980), von dem ein Großteil der Fasern des noradrenergen Systems ausgehen, legen eine Beteiligung des noradrenergen Systems bei AD/SDAT nahe. Der Ausfall dieser noradrenergen Neurone soll jedoch nur in einer Subgruppe von Patienten mit AD beobachtet worden sein und später als der Verlust cholinerger Neurone auftreten (Terry u. Davies 1982), so daß die ausgeprägte Vulnerabilität des cholinergen Systems weiter im Vordergrund steht.

Widersprüchlich sind die Berichte bezüglich des dopaminergen Systems. Gottfries et al. (1969) sowie Adolfsson et al. (1979) berichten in Post-mortem-Studien von einer Erniedrigung von Dopamin bzw. seiner Abbauprodukte, während Yates et al. (1979) keine Veränderung fanden. Die Diskrepanzen können darauf beruhen, daß die letztere Arbeitsgruppe Patienten mit zusätzlicher Parkinsonsymptomatik nicht in die Studie aufgenommen hat (Terry u. Davies 1982). Mehrere neuere Arbeiten über die Konzentration des Dopaminmetaboliten Homovanillinsäure im Gehirn bzw. Liquor bei Patienten mit AD/SDAT zeigen keinerlei Veränderungen (Bowen et al. 1982; Mann u. Yates 1982; Zimmer et al. 1983). Unsicherheiten bestehen auch bezüglich des serotonergen Systems. Sowohl Bestimmungen des Tryptophanmetaboliten 5-Hydroxyindolessigsäure sowie die Konzentrationsbestimmungen im Gehirn von Patienten mit AD/SDAT in Post-mortem-Studien haben keine deutlichen Defizite gezeigt. Allerdings berichteten Mann et al. (Mann u. Yates 1983) kürzlich, daß der Serotonin-up-take bei Biopsiematerial von Patienten mit AD vermindert ist.

Die altersabhängigen Veränderungen des GABAergen Systems sind zwar mehrfach bestätigt und treten bei Morbus Alzheimer verstärkt auf, die Abnahme von GAD (Glutaminsäurehydrogenase) bzw. GABA im Gehirn bei AD/SDAT erreicht aber nicht das für CAT beschriebene Ausmaß (Bowen et al. 1976; Davies 1979; Perry et al. 1977a, b), so daß von einem generalisierten Verlust von GABA-Neuronen bei AD/SDAT nicht gesprochen werden kann. Die Begrenzung der Reduktion von GABA-Neuronen auf den temporalen Kortex bedarf weiterer Abklärung (Rossor et al. 1982).

2.5 Einfluß von Neuropeptiden auf das Lernverhalten

Seit einigen Jahren wird angenommen, daß bei der Informationsvermittlung im ZNS neben der klassischen synaptischen Neurotransmission auch die Interaktion zwischen Gehirn und Peptidhormon eine Rolle spielt. Die Wirkung der Peptidhormone ACTH und Vasopressin wurde an hypophysektomierten Ratten entdeckt, die Störungen beim Erwerb des konditionierten Vermeidungsverhaltens aufwiesen. Diese Störung konnte sowohl durch Gabe von ACTH und Vasopressin als auch durch die Fragmente dieser Hormone, wie z. B. $ACTH_{4-10}$, das in ACTH-β-MSH und Des-Gly-NH_2-[Lys^8]-Vasopressin enthalten ist, korrigiert werden (Bohus et al. 1978; de Wied 1971). Den Peptidfragmenten fehlen die bekannten endokrinen Wirkungen auf Nebenniere und Wasserbilanz. Die Peptide werden wahrscheinlich über axonalen Transport, lokale Blutzirkulationskreise oder den Liquor an die Wirkorte transportiert. Vor einigen Jahren wurden „peptidergic pathways", die ACTH enthalten, entdeckt. Diese Hormone enthaltenden Neurone, die aus dem Nucleus arcuatus des Hypothalamus stammen, reichen in verschiedene limbische Strukturen, wo eventuell ACTH seine Wirkungen auf das Verhalten entfaltet (de Wied 1977). Ähnliche neuronale Verbindungen werden für Vasopressin diskutiert (Sofroniew u. Weindl 1978). Als Precursormolekül für ACTH und auch Lipotropin (β-LPH) wird heute Pro-Opio-Melanokortin angesehen, das sowohl in der Hypophyse als auch im Gehirn gefunden wurde. In Abhängigkeit vom Gewebe und dessen Enzymvorkommen sollen jeweils unterschiedliche Peptide entstehen.

Von tierexperimentellen Studien wurde abgeleitet, daß ACTH und verwandte Peptide primär die Motivation und Aufmerksamkeit und Vasopressin und ähnliche Peptide vorwiegend auf Erwerb (Konsolidation) und Reproduktion (retrieval) von Gedächtnisinhalten Einfluß nehmen. Vasopressin z. B. verlängert die „avoidance reaction“ (Vermeidungsreaktion) bzw. fördert ihr Auftreten, während Oxytozin antagonistische Wirkungen entfaltet (zit. nach Bohus 1982). Vasopressin sowie seine Fragmente und Analoge zeigen bei experimentell induzierter Amnesie eine Schutzwirkung (Walter et al. 1975). Neben der Wirkung auf Gedächtnisfunktionen wurden auch Besserungen des Wahrnehmungsvermögens bei Ratten gesehen. Da Vasopressin die Aktivität der noradrenergen und dopaminergen Neuronen steuern kann, wird an eine Wechselwirkung zwischen dem Neuropeptid und dem noradrenergen System gedacht (Versteeg et al. 1979).

In einer neueren, sehr komplexen Modellvorstellung in Form eines neuropeptidergen-neurohormonalen Integrationssystems der Gedächtnisregulation (Angelucci u. Patachhioli 1983) wird angenommen, daß Pro-Opio-Melanokortin durch die Produktion von ACTH- und β-Endorphinfragmenten in den Stoffwechsel der Gedächtnisbildung eingreift. ACTH und Vasopressin sollen direkt fördernd und Oxytocin und β-Endorphin direkt hemmend wirken, aber auch gleichzeitig indirekte Wirkungen durch positiven oder negativen Feedback entfalten. So soll Vasopressin z. B. die Freisetzung von Pro-Opio-Melanokortin erhöhen, ACTH durch Verstärkung der Freisetzung von β-Endorphin sich indirekt selbst hemmen. Periphere Einflüsse von Adrenalin und Metenzephalin sollen in der Endbilanzierung von Bedeutung sein.

3 Pharmakologische Studien auf der Basis der neueren Forschungskonzepte

Hierbei handelt es sich im wesentlichen um rationale, auf den oben dargestellten experimentellen Grundlagen entwickelte Strategien, die im einzelnen kurz dargestellt werden.

3.1 Substanzen mit Angriffspunkt am cholinergen System

Die Anwendung dieser Substanzen zielt auf eine pharmakologische Kompensation des nachgewiesenen cholinergen Defizits bei AD/SDAT ab. Bisher wurden zwei Strategien angewandt, einmal die Gabe von Prekursoren, zum anderen die

Aktivierung des postsynaptischen Rezeptors. Eine wünschenswerte Steigerung der Syntheserate von CAT, dem azetylcholinsynthetisierenden Enzym, ließ sich bisher experimentell nicht verwirklichen.

3.1.1 Azetylcholin-Prekursor

Cholin: Oral oder parenteral verabreichtes Cholin erhöht in Rattenmodellen den Cholin- und Azetylcholingehalt des Gehirns (Brenner u. Brenner 1972; Hirsch u. Wurtman 1978) sowie die Azetylcholinfreisetzung (Ulus et al. 1977; Loeffelholz et al. 1978). 1980 gelang Bartus et al. erstmals der Nachweis der Wirkung von Cholin auf die Gedächtnisbildung beim Versuchstier.

Die Gabe von Cholin bei gesunden Probanden erzielte in drei Studien jeweils positive Ergebnisse (Davis et al. 1980a; Sitaram et al. 1978a, b). Wenig überzeugend war bisher die klinische Wirksamkeit bei Studien mit an AD/SDAT erkrankten Patienten. In vier Doppelblindstudien (Bajada 1982; Ferris et al. 1982; Fovall et al. 1980; Thal et al. 1981) zeigte sich lediglich in einer eine signifikante Besserung in der auditiven und visuellen Worterkennung (zit. nach Goodnick u. Gershon 1983).

Deanol entspricht der chemischen Substanz Dimethylaminoethanol. Es wurde bisher für einen Azetylcholinprecursor gehalten, was sich in neueren Studien nicht bestätigt hat (Zahniser et al. 1977). Durch Deanol kann vielmehr die Azetylcholinsynthese durch kompetitive Hemmung mit Cholin beim Transport durch die Bluthirnschranke vermindert werden (Millington et al. 1978).

Dem positiven Ergebnis einer offenen klinischen Studie (Ferris et al. 1982) steht das negative Ergebnis einer Doppelblindstudie bei Patienten mit AD/SDAT (Fisman 1981) gegenüber.

Lezithin oder Phosphatidylcholin stellt einen natürlichen Bestandteil der Nahrung dar. Gereinigte Lecithinpräparate enthalten einen hohen Anteil an Cholin, der sich bei der Magen-Darm-Passage stabiler als die Substanz Cholin allein erweist (Wurtman 1983). Die bisher durchgeführten Doppelblindstudien (Brinkmann et al. 1982a, b; Domino et al. 1982; Dysken et al. 1982; Etienne et al. 1982; Fisman 1981; Heyman et al. 1982; Kaye et al. 1982; Sullivan et al. 1982) haben insgesamt keine deutlich positiven Ergebnisse gebracht.

Die Ursache dieser negativen Ergebnisse bei Patienten mit AD/SDAT ist nicht geklärt. Die positiven Resultate in tierexperimentellen Studien und an Probanden unterstützen die Prekursorhypothese. Aufgrund der auch bei schweren Formen von AD/SDAT noch vorhandenen CAT-Aktivität ist anzunehmen, daß ein Teil der Neurone noch Azetylcholin synthetisiert. Nach Davies (Davies et al. 1980a) ist die angenommene Analogie zur L-Dopa-Prekursortherapie bei Morbus Parkinson insofern nicht ganz richtig, als diese den umsatzbegrenzenden Syntheseschritt der Tyrosinhydroxilase umgeht und Dopadekarboxylase zur Bildung von Dopamin aus L-Dopa im Gegensatz zu CAT genügend vorhanden ist. Das Interesse scheint sich daher jetzt auf die direkte Aktivierung des postsynaptischen Rezeptors zu richten.

3.1.2 Beeinflussung des postsynaptischen Rezeptors

Es ergeben sich zwei Einflußmöglichkeiten:
1. Die Hemmung des Abbaus von Azetylcholin durch *Physostigmin;*
2. die Gabe von Agonisten des Muskarinrezeptors wie *Arekolin.*

Studien an älteren Affen haben gezeigt, daß Physostigmin und der muskarine Agonist Arekolin, jedoch nicht der Azetylcholin-Precursor Cholin die Ergebnisse im Gedächtnistest gebessert haben (Bartus 1979; Bartus et al. 1980), ein Sachverhalt, der zeigt, daß die Verhältnisse beim älteren Tier bzw. beim älteren Menschen oder bei Patienten mit AD/SDAT anders zu liegen scheinen. Auf die Wirkungen von Physostigmin und des muskarinen Blockers Scopolamin auf die Gedächtnisbildung wurde bereits bei der Besprechnung der „cholinergen Hypothese der kognitiven Funktionen" eingegangen.

Physostigmin ist eine kurz wirkende und für klinische Untersuchungen zur Zeit nur bedingt anwendbare Substanz, deren optimaler Dosisbereich stark schwankt. Von den in den letzten zwei Jahren durchgeführten acht klinischen Studien, die von Goodnick u. Gershon (1983) zusammenfassend beurteilt wurden, zeigten sich in fünf Studien (Christie et al. 1981; Davis et al. 1980a, b; Peters et al. 1982; Smith et al. 1982; Sullivan et al. 1982) Besserungen in bestimmten Gedächtnistests, während drei Studien negative Ergebnisse brachten (Ashford et al. 1981; Bajada 1982; Fisman 1981).

Mit *Arekolin,* dem muskarinen Agonisten, liegen kaum Untersuchungen vor. Besserungen der kognitiven Leistungen bei normalen Probanden hat Sitaram (1978b) beschrieben. Ermutigend sind die Ergebnisse einer Doppelblindstudie (Christie 1982) bei einem mittelschweren organischen Psychosyndrom bei SDAT unter einer Dosis von 2–4 mg und einer 30minütigen Infusion. In dieser Untersuchung lag eine Dosis-Wirkungs-Beziehung vor, und das Bilderkennen war gebessert.

Obwohl insgesamt auch die Versuche einer Beeinflussung des postsynaptischen cholinergen Rezeptors nur eine begrenzte klinische Wirksamkeit bei teilweise nachgewiesenen Besserungen der Gedächtnisfunktion haben, besteht zur Zeit diesem hypothetischen Konzept gegenüber ein gewisser Optimismus. Voraussetzung für eine klinische Anwendung wäre allerdings die Entwicklung von Substanzen mit geringerer toxischer Wirkung und fehlenden peripheren Nebenwirkungen.

3.2 Prüfung verschiedener Neurotransmitterhypothesen

Die bisherigen Studien beziehen sich vorwiegend auf das dopaminerge System. Gründe hierfür sind weniger die Hinweise für biochemische Veränderungen des Dopaminsystems bei AD/SDAT, als die Beobachtung von Morbus-Parkinson-ähnlichen Bildern, insbesondere bei AD, sowie die häufige Verbindung von für AD typischen histologischen Befunden in Autopsieberichten von an Morbus Parkinson erkrankten Patienten (Lieberman et al. 1979). Es wurden Studien mit L-Dopa, Bromocriptin, Amantidin durchgeführt. Von den in jüngster Zeit publizierten drei Doppelblindstudien unter L-Dopa-Therapie bei Hirnleistungsschwäche (Adolfsson et al. 1982; Ferris et al. 1982; Jellinger et al. 1982) wiesen die ersten beiden negative Ergebnisse in verschiedenen psychometrischen Testbatterien bei insgesamt 150 Patienten auf, während lediglich in der Studie von Jellinger et al. (1982), deren Patienten nur initiale Symptome eines organischen Psychosyndroms aufwiesen, in der Kombination von L-Dopa mit Benserazid eine Besserung zu beobachten war. Ähnlich widersprüchlich sind die Ergebnisse der vorliegenden Studien mit Bromokriptin und Amantidin (Ferris et al. 1977; Reisberg 1981).

3.3 ACTH- und vasopressinähnliche Peptide

Die zahlreichen tierexperimentellen Hinweise auf den fördernden Einfluß der Neuropeptide ACTH und Vasopressin auf das Lernverhalten haben inzwischen mehrere Untersuchungen an Probanden sowie auch klinische Studien angeregt.

ACTH-Peptide: In der Mehrzahl der Studien wurden die Peptide $ACTH_{4-9}$ und $ACTH_{4-10}$ verwandt. Die systemische Verabreichung dieser Peptide zeigte bei Probanden keine positiven Effekte in Gedächtnistests und anderen kognitiven Leistungstests (Gaillard u. Varey 1979; Rigter u. Crabbe 1979). Es fanden sich lediglich indirekte Hinweise für Besserungen der Vigilanz bei monotonen Arbeiten. Die Ergebnisse bei der neuen Form der subchronischen oralen Verabreichung von $ACTH_{4-9}$ in fünf Doppelblindstudien deuteten bei älteren Menschen mit leichter bzw. schwerer Hirnleistungsschwäche auf eine Beeinflussung des Stimmungsverhaltens hin. Ferris et al. (1980) fanden bei 50 älteren Altenheimbewohnern mit leichten Hirnabbauerscheinungen mittels der Mood Scale Elderly (MSE) eine Besserung des Faktors Depression und Kompetenz. In zwei ähnlichen Doppelblindstudien (Willner 1980, zit. nach Pigache u. Rigter 1981; Branconnier et al. 1978) ließ sich dieser Befund weder mit den oben genannten Skalen noch mittels der „Profile of Mood States" (POMS) bestätigen. Im „State Anxiety Inventory" war jedoch in einer der beiden Studien der Faktor „Angst" gebessert. Hinweise für eine verstärkte soziale Kontaktaufnahme von geistig retardierten Erwachsenen (Sandmann et al. 1980) und geriatrischen Patienten (Branconnier et al. 1978) haben sich ebenfalls ergeben. Daneben wurde aber auch über fehlende Veränderungen des klinisch beobachtbaren Verhaltens bei geriatrischen Patienten mit mittelgradiger Demenz berichtet (Braverman u. Naylor 1975). In Anbetracht dieser wenig konsistenten Befunde dürfte der Optimismus bezüglich eines klinischen Nutzens der ACTH-Peptide eher gedämpft sein.

Vasopressin: Anwendung in klinischen Studien haben die Substanzen Lysin-Vasopressin (LVP), Des-Glyzinamid-Arginin-Vasopressin (DGAVP) und Des-Amino-De-Arginin-Vasopressin (DDAVP) gefunden. Das Vasopressin-Analog DGAVP weist keine antidiuretischen Wirkungen mehr auf und ist daher für klinische Untersuchungen am besten geeignet. Den ersten Nachweis für den günstigen Einfluß von Vasopressin auf die Gedächtnisfunktionen des Menschen erbrachten Legros und Mitarbeiter im Jahre 1978 anhand einer Doppelblindstudie. Dieser Befund wurde kürzlich unter DDAVP mittels spezifischer Gedächtnistests bestätigt (Weingartner et al. 1981). Nach dem ersten Bericht folgten kurz hintereinander mehrere teilweise widersprüchliche Ergebnisse von Fallstudien bei Patienten mit traumatischer Amnesie, Korsakow-Syndrom bzw. Wernicke-Korsakow-Syndrom (Jenkins et al. 1979; LeBoeuf et al. 1978; Oliveros et al. 1978). Von Interesse ist die Hypothese von Gold et al. (1979), die über Vasopressinspiegelbestimmungen im Liquor Hinweise für Veränderungen der Vasopressinproduktion bei depressiven Patienten und eine Besserung der Reproduktion von Gedächtnisinhalten nach 14tägiger DGAVP-Behandlung erzielten. Bei AD/SDAT wurde Vasopressin bisher nur vereinzelt angewandt. Eine 5tägige plazebokontrollierte Studie war ohne positives Ergebnis (Tinklenberg et al. 1982); demgegenüber steht der positive Bericht von Kaye et al. (1982), die im Plazebo-Verum-Vergleich bei 7 Patienten eine Besserung der Vigilanz, der freien Assoziation und der Wiedergabe von Wortpaaren beobachteten. Diese letztere Studie hat den Eindruck hinterlassen, daß positive Effekte bei leichten bis mittelschweren Abbaugraden zu erzielen sind.

4 Zum aktuellen Stand der bisher gebräuchlichen primären Vasodilatantien, der Vasodilatantien mit zusätzlichem metabolischem Wirkungsspektrum und der primären metabolischen Verstärker

Die Anwendung von Vasodilatantien erfolgte in der Vergangenheit vorwiegend unter der Vorstellung, daß ein Großteil der Demenzen auf die Folgen einer Hirnarteriosklerose zurückzuführen sei. Diese Ansicht ist inzwischen korrigiert worden (Tomlinson et al. 1968, 1970). Nur 15% der autoptisch untersuchten Fälle mit Demenz im höheren Lebensalter konnten vaskulären Faktoren zugeschrieben werden, während 50% degenerative und 25% sowohl degenerativ als vaskulär bedingte Veränderungen als morphologische Störungen aufwiesen. Diese Befunde, die zu der Einteilung von degenerativer Demenz vom Alzheimer Typ (DAT) bzw. Multiinfarktdemenz (MID) oder Demenz vom vaskulären Typ (DVT) geführt haben, sowie die neueren Kenntnisse über die Regulation der Hirndurchblutung waren zunehmend Anlaß zu einer kritischeren Einstellung gegenüber dem Therapiekonzept mit Vasodilatantien.

Zum besseren Verständnis dieser Situation sei kurz auf die Physiologie und Pathophysiologie der Regulation der Hirndurchblutung eingegangen. Das Gehirn gehört zu den Organen mit der höchsten Durchblutung und dem stärksten Sauerstoff- und Glukoseverbrauch. Bei einem Gewicht von 2–3% des Körpergewichtes erhält es zwischen 15 und 20% des normalen Herzzeitvolumens und der vom Lörper aufgenommenen Menge an Sauerstoff sowie 25% der gesamten Glukoseaufnahme. Zur Sicherstellung dieses Bedarfs dient die Autoregulation der Hirngefäße, die die Beziehung zwischen arteriellem Druck und Gefäßwiderstand regelt. Dieser Sachverhalt bedeutet, daß im Bereich des arteriellen Druckes von 50 bis 150 mm Hg die Durchblutung bei Druckänderung durch jeweils gegenregulatorische Erweiterung bzw. Verengung der Hirngefäße konstant gehalten wird. Andererseits wird infolge der engen Kopplung zwischen

Funktionszustand des Gehirns und Stoffwechselaktivität die Hirndurchblutung über Feedback- und Feed-Foreward-Kontrolle jeweils an die Stoffwechselbedürfnisse des Gehirns angepaßt. Als metabolische Faktoren dieser Kontrolle werden heute H^+-Ionen, die unter Einwirkung der Carboanhydrase aus CO_2 und der Laktatbildung stammen, sowie Adenosin K^+, Ca^{++}-Ionen und ATP angesehen (Kuschinsky 1983; Kuschinsky u. Wahl 1978). Weitere, den zerebrovaskulären Widerstand beeinflussende Faktoren sind Prostaglandine, Histamine und Peptide.

Unter ischämischen Bedingungen z. B. kommt es zu einer vorwiegend durch H-Ionen bedingten maximalen Dilatation der Gefäße und einer verminderten vaskulären Ansprechbarkeit auf CO_2 (Hoedt-Rasmussen et al. 1967; Nemoto et al. 1975). Ebenso ist die Autoregulation eingeschränkt (Symon et al. 1976). Aufgrund dieser Beobachtung wurde das Konzept der postischämischen Vasoparalyse (Haller u. Kuschinsky 1981) entwickelt. Es gilt heute als gesichert, daß im manifesten Stadium sowohl bei DAT als auch bei MID die Hirndurchblutung und CO_2-Abgabe vermindert sind (Hoyer 1982). Die Durchblutung bei MID ist nach neueren vorläufigen Befunden (Yamaguchi et al. 1980) fleckförmig reduziert, gleichzeitig ist die CO_2-Antwort vermindert. Bei DAT dagegen soll die CO_2-Antwort im Normbereich liegen.

Die Konsequenz dieser Befunde für die Anwendung von Vasodilatantien bedeutet, daß es bei MID, ähnlich wie bei akuten Insulten, für die eine Kontraindikation für Vasodilatantien besteht (Cook and James 1981 a, b), wegen der Gefahr des „Steal-Syndroms" vorübergehend zur Minderperfusion der kranken Areale kommen kann. Bei DAT dagegen dürfte wegen der intakten Vasoaktivität ein Angriff am Gefäßsystem nicht erfolgversprechend sein.

Der Widerspruch, daß trotz dieser Sachverhalte „Vasodilatantien" als Geropsychotherapeutika weiterhin zur Diskussion stehen, ist darin begründet, daß, wie aus Tabelle 1 zu ersehen ist, ein großer Teil der Substanzen multiple Wirkmechanismen aufweist. Neben primär vasodilatorischen Wirkungen an der glatten Gefäßmuskulatur sind Stoffwechselwirkungen am Gehirn beschrieben. So wird z. B. heute angenommen, daß die klinischen Wirkungen des primären Vasodilatators Papaverin auch auf seine Dopamin-Rezeptor-blockierenden Eigenschaften zurückgeführt werden können (Duvoisin 1975; Ernst 1962). Die von Yesavage (1979) vorgeschlagene Einteilung der bekannten „Gerotherapeutika" in primäre Vasodilatatoren und jene mit gemischten Wirkungen, nämlich vasodilatatorischen und stoffwechselaktivierenden Eigenschaften, wird von Reisberg (1981) mit Recht kritisiert, weil selbst in der von Yesavage (1979) als primäre Vasodilatantien bezeichneten Gruppe sich Substanzen mit Stoffwecheleffekten befinden, und andererseits stoffwechselaktive Substanzen über die oben beschriebene enge Kopplung zwischen Stoffwechsel und Hirndurchblutung zu Durchblutungssteigerungen führen. Reisberg (1981) spricht daher unter formaler Vernachlässigung der vaskulären Effekte nur von der Gruppe der „metabolic enhancers" (Stoffwechselaktivatoren). Wir haben in Tabelle 1 unter Berücksichtigung der deutschen Verhältnisse eine Dreiteilung der Substanzen in primäre Vasodilatantien, in Vasodilatantien mit zentralen Stoffwechseleffekten sowie in primäre Stoffwechselaktivatoren (sog. Neurotropika) vorgenommen. Auch diese Einteilung weist Mängel auf; z. B. haben wir Dihydroergoto-

Tabelle 1. Übersicht der bekannten primären Vasodilatantien ohne bzw. mit zentralen Stoffwechseleffekten sowie der primären Stoffwechselaktivatoren (sog. Neurotropica)

Arzneistoff	Stoffklassen-zugehörigkeit	Vaskuläre Effekte	Verschiedene periphere Effekte	Zentrale Effekte	Klinische Wirksamkeit
1. Vasodilatantien					
Isoxsuprin	Phenylethylaminderivat von Epinephrin	α-adreno-Rezeptorblockierende Wirkung an Gefäßen; Effekt auf Hirndurchblutung sehr unsicher	In hohen Dosen angeblich Verminderung der Blutviskosität und Plättchenaggregation (?)	–	In 3 DB-Studien bisher kein klinischer Nutzen nachgewiesen (Yesavage et al. 1979)
Nylidrin	Phenylethylaminderivat von Epinephrin	β-adreno-Rezeptor-stimulierende Wirkung an Gefäßen; Effekt auf Hirndurchblutung kaum untersucht	–	–	Kontrollierte Studien fehlen
Benzyklan	–	Papaverinähnliche geringe Ca-antagonistische Wirkung auf Muskulatur; Wirkung auf Hirndurchblutung widersprüchlich beurteilt	Geringe Verbesserung der Blutfließeigenschaften	fraglich	fraglich
Zinnarizin/ Flunarizin	Piperazin bzw. Piperazinderivat	Geringer Einfluß auf normal tonisierte Gefäße, aber Antagonisierung der gefäßaktiven Wirkungen von Angiotensin, Serotonin usw. durch Ca-Antagonismus	Histaminrezeptorblockade, Verbesserung der Blutfließeigenschaften	Flunarizin: evtl. antianoxische Wirkungen über membranstabilisierende Effekte in ischämischen Regionen	Bisher positive Effekte bei vaskulär bed. Schwindel, Tinnitus und organischem Psychosyndrom beschrieben

2. Vasodilatantien mit zentralen Stoffwechseleffekten

Papaverin	Opiumalkaloid ohne morphinähnliche Eigenschaften	Unspezifische relaxierende Wirkung am glatten Muskel; Steigerung der Hirndurchblutung; in hohen Dosen arteriovenöses Shuntphänomen	–	Einzelberichte über Hemmung der Phosphodiesterase sowie Blockade der Dopaminrezeptoren	Der Substanz wird eher historischer Wert als klinischer Nutzen zugeschrieben (Fisman 1981); in 5 klinischen Vergleichsstudien (DB) Dihydroergotoxin-Mesilat unterlegen (Loew u. Weil 1982)
Zyklandelat	Ähnliche Struktur wie Papaverin	3fach stärkere muskelrelaxierende Wirkung als Papaverin; durchblutungssteigernde Wirkung am Menschen nicht gesichert	–	In hohen Dosen angeblich geringe Erhöhung der Glukoseaufnahme und geringer Hypoxieschutzeffekt (?)	Trotz mehrer positiver Berichte in DB-Studien eher zurückhaltende Äußerungen über positiven klinischen Nutzen wegen nicht konsistenter Besserung (Westreich 1975, zit. nach Goodnick u. Gershon 1983)
Xantinol-Nikotinat	Derivat des Vitamins Niacin	In älteren Studien Hinweise für Reduzierung der Hirndurchblutung; in letzter Zeit vermehrt Hinweise für evtl. metabolisch bedingte Mehrdurchblutung	Eventuell Verbesserung der Blutfließeigenschaften	Einzelberichte über erhöhte Glukoseaufnahme und erhöhte Pyridinnucleotidbildung sowie antianoxische Wirkung	Noch nicht beurteilbar aufgrund zu geringer Anzahl vorliegender DB-Studien
Vinkamin	Derivat von Vinca minor; strukturelle Ähnlichkeit mit Reserpin	Gefäßdilatation unabhängig von Ganglienblockade oder adrenolytischen Effekten; Hinweise für Steigerung der Hirndurchblutung	Geringe antihypertensive Wirkung	Einzelberichte über Hemmung der Phosphodiesterase und Beeinflussung der biogenen Amine	Trotz 7 Berichten über Besserung der kognitiven Funktionen in DB-Studien bisher kein praktischer Nutzen nachweisbar (Witzmann u. Blechacz 1977)

Tabelle 1. (Fortsetzung)

Arzneistoff	Stoffklassen-zugehörigkeit	Vaskuläre Effekte	Verschiedene periphere Effekte	Zentrale Effekte	Klinische Wirksamkeit
Naphtidrofuryl	Ester des Diethylaminoethanol	Papaverinähnliche vasodilatorische Eigenschaften; Effekte auf Hirndurchblutung wiedersprüchlich beurteilt	–	Einzelberichte über Aktivierung der Bernsteinsäuredehydrogenase; in hohen Dosen Erhöhung der Glukose- und ATP-Konzentration sowie erhöhter Einbau von Phosphat in ATP und Nukleinsäuren; antianoxische Effekte	Die bis 1978 durchgeführten 7 DB-Studien bei Alterspatienten mit organischem Psychosyndrom (Yesavage et al. 1979) sowie neuere Studien berichten in Subtests über Besserungen der kognitiven Funktionen. Die verwendeten Fragebogen sind jedoch zum größten Teil nicht standardisiert, so daß weitere Bestätigungen dieser günstigen Berichte abzuwarten sind.
3. Primär stoffwechselwirksame Substanzen (sog. Neurotropica)					
Dihydroergotoxinmesilat	Mesilate der Mutterkornderivate Dihydroergokornin, -ergokristin und -ergokryptin	α-adreno-Rezeptorblockierende Wirkungen; widersprüchliche Effekte auf die Hirndurchblutung	u. a. antihypertensive Wirkungen	Zentrale α-Blockade (evtl. antagonistische Wirkung auf unter zerebraler Mangeldurchblutung freigesetztes NA mit Verbesserung der Energiebilanz); agonistische Wirkung auf serotonerge u. dopaminerge Rezeptoren; antianoxische Effekte	In über 22 DB-Studien nachgewiesene geringe, jedoch konsistente Wirksamkeit; die Besserungen sind eher auf den affektiven Bereich als auf die kognitiven Störungen bezogen. Im retrospektiven Studienvergleich wurden signifikante Besserungen sowohl bei degenerativen als auch vaskulär be-

					dingten Demenzen gefunden (Hughes et al. 1976; Yesavage et al. 1979; Loew u. Weil 1982)
Pyritinol	Chemische Beziehung zu Pyrithioxin, jedoch keine Vitamineigenschaften	Metabolisch bedingter Anstieg der Hirndurchblutung	–	Zentralaktivierende Effekte, Vigilanzbesserung; tierexperimentell und am Menschen nachgewiesene Erhöhung des Glukoseverbrauchs; antianoxische Wirkung	Bei jüngeren Probanden unter DB-Bedingungen erhöhte psychomotorische Leistungsbereitschaft und bessere Ergebnisse in Gedächtnissubtests. Bisher in einzelnen DB-Studien Besserung in psychometrischen Subtests, insgesamt liegen für eine sichere Beurteilung der klinischen Wirksamkeit zu wenige Studien vor.
Zentrophenoxin	Hydrochlorid des Dimethylaminoethylesters p-chlorophenoxy-Essigsäure	Metabolisch bedingter Anstieg der Hirndurchblutung	Lipofuszinolyse im Herzmuskel (?)	Lipofuszinolyse am Gehirn. Noch nicht bestätigte Einzelberichte über Erhöhung des Glukoseverbrauchs und der Kaliumpermeabilität unter hohen Dosen; antianoxische Effekte	Einzelne DB-Studien zeigen zwar teilweise positive Ergebnisse, beziehen sich jedoch auf völlig verschiedene Meßinstrumente und Patientenselektionen, so daß für eine sichere Beurteilung der klinischen Wirksamkeit noch zu wenige Ergebnisse vorliegen.

Tabelle 1. (Fortsetzung)

Arzneistoff	Stoffklassen-zugehörigkeit	Vaskuläre Effekte	Verschiedene periphere Effekte	Zentrale Effekte	Klinische Wirksamkeit
Piracetam	Zyklisches GABA-Derivat	Metabolisch bedingter Anstieg der Hirndurchblutung	Beeinflussung der Erythrocytenverformbarkeit	Beeinflussung der Vigilanz; Förderung des „interhemisphärischen Transfers". Einzelberichte u.a. über Erhöhung der energiereichen Phosphate und erhöhten Einbau von ^{32}Phosphaten in Phosphatidyl-Cholin; antianoxische Effekte	An Probanden teilweise Besserung der Wahrnehmung und psychomotorischen Geschwindigkeit beschrieben. Die Ergebnisse der älteren und neueren zahlreichen DB-Studien weisen auf stimulierende Effekte bei Aufmerksamkeit, motorischer Leistung und Gedächtnis hin. Klinischer Nutzen noch nicht sicher zu beurteilen.

Abkürzung: DB = doppelblind

xin-Mesilat trotz der bekannten – wenn auch unter physiologischen Bedingungen am Hirnkreislauf nicht relevanten α-Adreno-Rezeptor-blockierenden Wirkung entsprechend der Klassifikation in den Roten Listen nicht mehr zur Gruppe der gemischten Vasodilatatoren gerechnet. Damit deutet sich gleichzeitig der Trend der derzeitigen Entwicklung an. Es interessieren mehr die stoffwechselbeeinflussenden Komponenten als klassifikatorische Eigenschaften, und die bei chronischer oraler Gabe in den Hintergrund tretenden und auch meist nicht mehr vorhandenen primären vasodilatatorischen Wirkungen bzw. die eventuell zu beobachtenden sekundären Durchblutungssteigerungen infolge metabolischer Aktivierung werden zugunsten der Hauptwirkungen sozusagen unter Nebenwirkungen subsumiert. Ein weiterer Widerspruch wird in der Gruppe der Vasodilatantien sichtbar, da auch hier in jüngster Zeit antianoxische Wirkungen zum Beispiel für Flunarizin im ischämischen Gebiet über membranstabilisierende Effekte infolge Hemmung des Kalziumeinstroms (Amery et al. 1981) diskutiert werden. Schutzeffekte gegen Hypoxie, Ischämie, Proteinsynthesehemmer und verschiedene andere Noxen scheinen einen gemeinsamen Wirkmechanismus der meisten stoffwechselwirksamen Substanzen darzustellen.

Der direkte Eingriff in den Stoffwechsel und/oder Membrantransport stellt heute eine neue Arbeitshypothese bei der Entwicklung von Gerotherapeutika dar, nachdem das Konzept der Vasodilatantien aufgegeben wurde. Hierzu ist jedoch festzustellen, daß die bisher beschriebenen und in der Tabelle als Richtlinien für die eventuelle Wirkungsweise der Substanzen angeführten Befunde nur teilweise gesichert sind und mehr oder weniger hypothetischen Charakter haben. Darüber hinaus ist die Beziehung zwischen zentralen und postulierten klinischen Wirkungen keineswegs bekannt. Hoyer (1981) unterscheidet zwischen Substanzen, die bevorzugt den Glukosestoffwechsel (z. B. Pyritinol) oder die Zellatmung (z. B. Piracetam) aktivieren. Dihydroergotoxin-Mesilat kann eher zu den Substanzen, die den Transmitterstoffwechsel beeinflussen, gerechnet werden (Loew et al. 1979). Die Hypothese von Hoyer (1981), daß z. B. bei degenerativen Demenzen das therapeutische Ziel in einer Aktivierung des Glukosestoffwechsels bestehen sollte und bei vaskulär bedingten Demenzen in einer Aktivierung der Zellatmung, bedarf der weiteren kritischen Überprüfung. Es liegen kaum kontrollierte klinische Studien vor, die vergleichend die Wirkung der Substanzen bei degenerativen bzw. vaskulär bedingten Demenzen untersuchen. Neben den klinischen differentialdiagnostischen Problemen bei diesen Erkrankungen könnte der oben beschriebene enge Zusammenhang zwischen Stoffwechsel und cholinergem System letztlich eine Differenzierung erschweren. Zum jetzigen Zeitpunkt fehlt es noch an differenzierten und gesicherten Beschreibungen des klinischen und psychopathometrischen Wirkspektrums der meisten aufgeführten Substanzen. Erst wenn diese vorliegen, kann der fragliche Zusammenhang zwischen biochemischen und klinischen Wirkungen untersucht werden.

Die folgenden Einzelbeschreibungen sollen orientierenderweise die Substanzen charakterisieren. Es wurde dabei kein Anspruch auf Vollständigkeit erhoben, aber auch ältere Substanzen werden aufgeführt, um die historische Entwicklung deutlicher zu machen.

Isoxsuprin, Nylidrin: Beide Substanzen leiten sich vom Epinephrin ab. Isoxsuprin besitzt mehr α-Adreno-Rezeptor-blockierende und Nylidrin mehr β-Adreno-Rezeptor-stimulierende Eigenschaften (Manley u. Lawson 1968; Meyer JS et al. 1971). Infolge der vorwiegend peripheren Gefäßdilatation ist bei intravenöser Applikation ein geringer Abfall oder keine Änderung der zerebralen Durchblutung beobachtet worden (zit. nach Cook u. James 1981b; Cooper u. Magnus 1980). Lediglich in einer offenen klinischen Studie wurde nach 2–6wöchiger Verabreichung von Nylidrin ein eventuell metabolisch bedingter Anstieg von Durchblutung und Sauerstoffverbrauch bei Patienten mit zerebraler Mangeldurchblutung gesehen (Eisenberg et al. 1960). In hohen Dosen soll Isoxsuprin die Blutviskosität und Plättchenaggregation senken (Weber et al. 1980).

Zu Nylidrin liegen keine kontrollierten klinischen Untersuchungen vor, zu Isoxsuprin dagegen drei kontrollierte Doppelblindstudien. In zwei Studien wurde eine Besserung einzelner kognitiver Funktionen beobachtet, in keiner der Studien wurde jedoch von einem praktischen Nutzen berichtet (Cook u. James 1981a, b).

Benzyclan-Hydrogenfumarat induziert über eine partielle elektromechanische Kopplung in Folge Hemmung des Ca^{++}-Einstroms eine Gefäßdilatation. Am Gehirn wurde tierexperimentell eine Erweiterung der Piagefäße (Gartner 1975) und ein Absinken des zerebralen Gefäßwiderstandes bei extrakorporaler Perfusion (Hutten u. Vaupel 1975) gemessen. Am Menschen sind die Befunde bezüglich einer Beeinflussung der Hirndurchblutung widersprüchlich. Kohlmeyer beschrieb 1972 einen Anstieg der Hirndurchblutung nach intravenöser Applikation, während Herrschaft (1976) keine Veränderung der Hirndurchblutung mittels der intraarteriellen Xenon-Clearance-Technik registrierte. Die Fließeigenschaften des Blutes sollen unter Benzyklan durch eine Besserung der Erythrozytenflexibilität (Schmid-Schönbein et al. 1975) sowie eine thrombozytenaggregationshemmende Wirkung (Jäger et al. 1975) günstig beeinflußt werden. Metabolische Wirkungen am Gehirn sind nicht beschrieben. Kürzlich wurde lediglich gezeigt, daß Benzyklan die Bluthirnschranke passiert (Berlet u. Ilzenhöfer 1980).

Die uns vorliegenden vier Doppelblindstudien zur Prüfung der therapeutischen Wirksamkeit bei geriatrischen Patienten mit Abbausyndrom bzw. apoplektischem Insult (Eckmann 1976, 1980; Novis et al. 1980; van Vlasselaer u. Vanhulle 1980) beziehen sich auf verschiedene diagnostische Gruppen, so daß eine Beurteilung des klinischen Therapieeffektes zur Zeit kaum möglich ist.

Cinnarizin, Flunarizin stellen Piperazinderivate dar. Flunarizin ist eine fluorierte Form von Cinnarizin, die eine längere Dauer der Wirkeffekte aufweist. Beide Substanzen haben Histamin-Rezeptor-blockierende Eigenschaften und antagonisieren die Wirkungen von Angiotensin, Serotonin, Azetylcholin, Epinephrin, Norepinephrin und KCl am Gefäßsystem durch selektive Hemmung des Ca-Einstroms in die Muskelzelle (van Nueten et al. 1978), während der Einfluß auf normal tonisierte Blutgefäße gering ist. Die Substanz soll jedoch nicht die myogene Aktivität der glatten Muskelzelle modifizieren und daher nicht mit der Autoregulation interferieren (van Nueten u. Wollens 1979); andererseits soll sie aber Angiospasmen im Basilaris- und Karotisversorgungsbereich günstig beeinflussen. Protektive Effekte gegenüber Hypoxie und Anoxie wurden insbesondere für Flunarizin in verschiedenen Tiermodellen nachgewiesen (Amery et al. 1981). Sie werden einmal auf die membranstabilisierende Wirkung von Flunarizin, andererseits auf die Erniedrigung der unter Hypoxie erhöhten Blutviskosität (De Cree et al. 1979) und der damit verbundenen Erniedrigung des Gefäßwiderstandes und der Reduzierung des „No-reflow"-Phänomens (White et al. 1982) zurückgeführt. Cinnarizin und Flunarizin wurden bisher vorwiegend gezielt bei zerebraler Mangeldurchblutung mit den Leitsymptomen Schwindel (Boniver 1979; Domschky et al. 1977), zerebrovaskulärer Insuffizienz (Hofferberth 1980) sowie bei Migräne und Kopfschmerz (Drillisch u. Gierke 1980) mit teilweise gutem Erfolg eingesetzt. Aufgrund des Wirkmechanismus stellen degenerative Prozesse kein Indikationsgebiet dar. Ob sich diese Substanzgruppe gegenüber den oben erwähnten Vasodilatantien aufgrund der ausgeprägten kalziumantagonistischen Eigenschaften als überlegen erweisen wird, bleibt abzuwarten.

Papaverin ist ein Alkaloidderivat von Opium ohne morphinähnliche Eigenschaften, weist aber unspezifische relaxierende Wirkungen am glatten Muskel auf. Es wurde unter höheren Dosen eine arteriovenöse Shunt-Durchblutung mit einem „Steal-Phänomen" im Bereich der Kapillaren mit Zusammenbruch der EEG-Aktivität beobachtet (Meier-Ruge 1980). Nach intravenöser Gabe erhöht Papaverin an Patienten mit zerebraler Mangeldurchblutung die Hirndurchblutung (Herrschaft 1975; McHenry et al. 1970; Meyer JS et al. 1965). Andererseits wurde aber auch beschrieben, daß Papaverin die Durchblutung im ischämischen Areal vermindert (Capon et al. 1977; Oleson u. Paulson 1971).

Eine Hemmung der Phosphodiesterase mit Erhöhung der intrazellulären cAMP-Spiegel sowie die oben erwähnte Dopamin-Rezeptor-blockierende Wirkung weisen auf stoffwechselwirksame Eigenschaften hin. Von neun kontrollierten Doppelblindstudien bei verschiedenen Patientengruppen mit SDAT, ohne Differenzierung in vaskuläre bzw. degenerative Formen, fanden sich bei sechs Studien Besserungen in psychologischen Subtests, aber nur eine Studie erwähnte einen klinischen Nutzen (Hyams 1978). In fünf klinischen Vergleichsstudien mit Hydergin® war Papaverin jeweils unterlegen. Insgesamt kann heute dieser Substanz eher ein historischer Wert als ein klinischer Nutzen zugeschrieben werden.

Cyklandelat stellt ein Derivat der Mandelsäure dar. Strukturmäßig ähnelt die Substanz dem Papaverin. Seine direkte muskelrelaxierende Wirkung ist dreifach so hoch wie die von Papaverin (Bijlsma et al. 1956). Die durchblutungssteigernden Effekte am Menschen sind nicht gesichert (Heiss u. Podreka 1978; O'Brien u. Veall 1966; Yoshida et al. 1968). In hohen Dosen soll Cyklandelat in Tierversuchen die Glukoseaufnahme erhöhen und die hypoxiebedingten Änderungen im EEG geringgradig beeinflussen (Funcke et al. 1974). Yesavage et al. (1979) überprüften retrospektiv 18 vorliegende Cyklandelatstudien. In sieben Doppelblindstudien der Klasse A berichteten sechs über gewisse Besserungen in verschiedenen psychologischen Tests, in nur drei Studien wurde jedoch von einem praktischen klinischen Nutzen der Substanz gesprochen. Westreich et al. (1975) kamen in einem Reviewbericht, der sich auf vier Doppelblindstudien mit Cross-over-Design bei der senilen Demenz bezog, zu dem Schluß, daß diese Substanz einem Plazebo in seiner Wirkung nicht überlegen ist. Insgesamt betrachtet, sind die Äußerungen gegenüber der klinischen Wirksamkeit dieser Substanz, trotz einiger positiver Befundberichte, eher zurückhaltend.

Xanthinol-Nikotinat ist ein Derivat des Vitamins Niacin, das eine Vorläufersubstanz der aktiven Nikotinamide darstellt. Das Verhalten der Hirndurchblutung unter Xanthinol-Nikotinat wird sehr widersprüchlich beurteilt. Intravenös appliziert, soll es bei Patienten mit zerebraler Mangeldurchblutung eine weitere Verminderung der Hirndurchblutung bewirken (Gottstein 1974; Herrschaft 1975a, b). Nach mehrwöchiger oraler Verabreichung wurde bei erniedrigter Ausgangslage der Hirndurchblutung ein wahrscheinlich metabolisch bedingter Anstieg beobachtet (Depresseux 1982; Quadbeck u. Lehmann 1978). Neben einer erhöhten Glukoseaufnahme unter Xanthinol-Nikotinat (Brenner u. Brenner 1972) wird neuerdings auch auf einen Anstieg der Pyridinnukleotide und der energiereichen Phosphate bzw. auf eine Reduktion des hypoxiebedingten ATP- Gehalts sowie eine Verbesserung der Blutfließeigenschaften (Brenner 1973; Seidel u. Endel 1977) hingewiesen. Bezüglich der klinischen Wirksamkeit bei Patienten mit zerebrovaskulärer Insuffizienz liegen uns zur Zeit zwei Doppelblindstudien, teilweise mit Cross-over-Design, vor, die mit unterschiedlichen psychometrischen Verfahren zwischen 6 und 12 Wochen positive Effekte zeigen konnten (Braverman u. Naylor 1975; Brückner u. Jansen 1979).

Vinkamin ist, ähnlich wie Raubasin, ein Derivat der Pflanze Vinca minor und weist folglich Strukturähnlichkeiten mit Raubasin auf. Es ist seit längerem als Sedativum und Kopfschmerzmittel bekannt (Szporny u. Szasz 1959). In tierexperimentellen Studien zeigte sich, daß Vinkamin die Hirndurchblutung erhöht und den Blutdruck ohne Ganglienblockade oder adrenolytische Effekte erniedrigt (Aurousseau et al. 1972). Am Menschen werden hirndurchblutungssteigernde Effekte unter intravenöser Applikation bestätigt (Heiss u. Podreka 1978; Herrschaft 1976). Capon et al. (1977) beschrieben in ischämischen Arealen ein Steal-Syndrom, Depresseux (1978) dagegen eine Verbesserung des Blutflusses in den ischämischen Zonen. Eine tierexperimentell gezeigte Hemmung der Phosphodiesterase sowie eine Beeinflussung der biogenen Amine (Szporny 1977) und eine Erhöhung des Glukose- und Sauerstoffverbrauchs (Tesseris et al. 1975) deuten eine Beeinflussung des zerebralen Stoffwechsels an. Bei Patienten mit zerebraler Insuffizienz wurde 1965 erstmals von Földi et al. eine Besserung der Angst und emotionalen Labilität sowie der pathologischen Veränderungen im EEG beobachtet. Inzwischen liegen sieben Doppelblindstudien bei Patienten mit vaskulärem und/oder degenerativem organischem Psychosyndrom bzw. Demenz vor, die alle auf Besserungen in verschiedenen Subtests hinweisen (zit. nach Goodnick u. Gershon 1983). Ein praktischer Nutzen ist nach Witzmann u. Blechacz (1977) bisher nicht nachweisbar. In einer vierwöchigen papaverinkontrollierten Doppelblindstudie (Meyer JP u. Catoire 1975) war Papaverin im globalen Rating überlegen. Im Vergleich mit Cyklandelat war kein Unterschied nachweisbar. Allerdings sollen unter Vinkamin in der letzten Studie bessere Leistungen im Gedächtnistest vorgelegen haben (Tonelli et al. 1974).

Naphtidrofuryl, ein komplexer Ester des Diethylaminoethanol, besitzt sowohl direkte papaverinähnliche vasodilatatorische als auch stoffwechselaktivierende Eigenschaften. In In-vitro-Studien konnte gezeigt werden, daß die Substanz Bernsteinsäure-Dehydrogenase, ein Enzym des Zitronensäurezyklus, aktiviert (Meynaud et al. 1973). Für einen Eingriff in den oxidativen Stoffwechsel bei Anwendung hoher Dosen sprechen eine Erhöhung der Glukosekonzentration im Gehirn (Meynaud et al. 1973), ein Anstieg der intrazellulären ATP-Konzentration, ein erhöhter Einbau von Phosphat in Adenosinphosphat und Nukleinsäure (Kanig et al. 1976) und eine Abnahme des Pyruvat-Laktat-Quotienten. Auf eine Ökonomisierung der Stoffwechselvorgänge in Hypoxie lassen die verlängerte Überlebenszeit im EEG (Plotkine et al. 1980) und eine verminderte Reduktion der Neurotransmitter Noradrenalin und Dopamin in ischämischen Bezirken schließen (LePoncin-Lafitte et al. 1981). Beim Menschen wurde unter akuter intravenöser Applikation mittels der ^{133}Xenon-Inhalations-Clearance ein Abfall der Hirndurchblutung registriert (Heiss u. Podreka 1978; Herrschaft 1975a, b), während unter intravenöser Infusion nach oraler Gabe keine Wirkung auf die Hirndurchblutung bei Patienten mit vaskulär bzw. degenerativ bedingten Abbausyndromen gesehen wurde (Lartique-Mattei et al. 1978).

Die bis 1977 durchgeführten sieben Doppelblindstudien bei älteren Patienten mit einem organischen Psychosyndrom (Yesavage et al. 1979) sowie vier neuere Doppelblindstudien (Admani 1978; Bodie 1977; Dartenuc et al. 1978) berichten von signifikanten Besserungen in einzelnen Subtests, wie Kurzzeitgedächtnis, visuelles Sehen, intellektuelle Leistungsfähigkeit sowie Besserung des allgemeinen klinischen Zustandes. Allerdings wurden nur in den wenigsten Studien standardisierte Fragebogen oder Tests angewandt, so daß von einem gesicherten Wirkungsnachweis noch nicht gesprochen werden kann.

Dihydroergotoxin-Mesilat enthält zu gleichen Anteilen die Mesilate der Mutterkornderivate Dihydroergocornin, Dihydroergokristin und Dihydroergokriptin im Verhältnis 2:1. Der Hauptmechanismus am Gehirn wird zur Zeit wegen der hohen Affinität zu den zentralen α-Rezeptoren in einer antagonistischen Wirkung auf postsynaptische α_2-Rezeptoren sowie in einer hemmenden Wirkung auf die noradrenalinempfindliche Adenylatzyklase gesehen. Hieraus könnte eine Verbesserung der Energiebilanz unter Mangeldurchblutung resultieren (Gygax et al. 1979; Loew 1980; Meier-Ruge 1980). Daneben bestehen agonistische Effekte an serotonergen und dopaminergen Rezeptoren (Loew 1981). Im Hypoxiemodell soll Dihydroergotoxin eine Stabilisierung des EEG im Niveau des Ausgangswertes und eine Normalisierung des lokalen pO_2-Verteilungshistogramms fördern (Wiernsperger et al. 1978). Der Einfluß auf den Hirnkreislauf ist widersprüchlich beurteilt worden (s. Übersicht bei Weil 1980). Beim normalen narkotisierten Versuchstier erhöhte Dihydroergotoxin die Hirndurchblutung nicht, lediglich die durch Ischämie oder Hirnödem beeinträchtigte Mikrozirkulation konnte verbessert werden. Bei geriatrischen Patienten mit zerebraler

Insuffizienz war nach akuter Gabe mittels der Xenon-Clearance-Technik keine Veränderung der Hirndurchblutung zu beobachten (Gottstein 1962; Herrschaft 1976). Unter chronischer oraler Gabe war mehrfach die Radiozirkulationszeit verkürzt, was zuletzt von Kugler et al. (1978) unter Langzeitbedingungen im Doppelblinddesign beschrieben wurde. Nach Mongeau (1974) wurde die Besserung der Zirkulationszeit vorwiegend bei Patienten mit einer vorgegebenen Minderperfusion beobachtet.

Klinisch gehört Dihydroergotoxin-Mesilat zu den in der Gerontopsychiatrie am besten untersuchten Substanzen bei der Behandlung des organischen Psychosyndroms bzw. der Demenz. Es wurde Anfang der 50er Jahre zunächst wegen seiner α-Adreno-Rezeptor-blockierenden Wirkung in der Behandlung der Hypertension und peripheren Durchblutungsstörung eingesetzt. Einzelberichte von mehr oder weniger anekdotischem Charakter aus dieser Zeit wiesen bei den Patienten auf einen Nebenbefund hin, der in einer Besserung von Stimmung, Verhalten und teilweise auch kognitiven Funktionen bei geriatrischen Patienten bestand. Mit der Anwendung verbesserter Techniken in Doppelblindstudien bietet sich heute folgendes Bild: 1976 referierten Hughes et al. zwölf kontrollierte Studien mit einem ähnlichen Design bezüglich Alter, Diagnose, Therapiedauer und angewandten klinischen Schätzskalen (Sandoz Clinical Assessment Geriatric Scale (SCAG)). In 13 Einzelsymptomen der SCAG, wie geistige Wachsamkeit, Orientierung, Verwirrtheit, Kurzzeitgedächtnis, Depression, emotionale Labilität, Angst, Motivation, Initiative, Erregung, Müdigkeit, Schwindel, Psychomotorik ergab sich in diesen Studien eine signifikante Eins- bzw. Zwei-Punkte-Besserung auf der 7-Punkte-Skala nach etwa 6–12 Wochen. In 5 Langzeitstudien (zit. nach Venn 1980) konnte gezeigt werden, daß die in den ersten 6–12 Wochen erzielten Therapieeffekte bis zu 24–60 Wochen unter fortgeführter Medikation weiter zu beobachten waren, so daß zur Zeit eine Langzeitwirkung der Substanz vermutet wird. Ein retrospektiver Studienvergleich mit 1165 Patienten (Singer et al. zit. nach Landfield et al. 1978) zur Beurteilung eventuell unterschiedlicher Therapieeffekte bei Patienten mit degenerativer bzw. vaskulär bedingter Demenz ergab keine signifikante Differenz. Anhand von über 22 kontrollierten Doppelblindstudien (Goodnick et al. 1983; Landfield et al. 1978; de Wied 1971) wird heute ein, wenn auch geringer, aber klinisch konsistenter Therapieeffekt von Dihydroergotoxin nach einem Therapieintervall von 9–12 Wochen angenommen. Die durchschnittlichen Plazebo-Verum-Differenzen, errechnet aus 12 Doppelblindstudien, betrugen in der Ein-Punkt-Besserung der SCAG 25%, in der Zwei-Punkt-Besserung 16% (Fauchamps 1979). Die Evaluation der Therapieeffekte mittels objektiver psychomotorischer Tests befindet sich auch bei dieser Substanz noch in den Anfängen. Bisher konnte ein positiver Effekt auf die kognitiven Funktionen nicht gesichert werden (Reisberg 1981). Hinweise für eine Korrelation der klinischen Besserungen mit anderen objektiven Parametern, wie z. B. dem EEG, ergaben sich in mehreren Studien (Arrigo et al. 1973; Herzfeld et al. 1972; Kugler et al. 1978; Matejcek et al. 1979).

Pyritinol (Pyritinol-Dihydrochlorid-Monohydrat), bzw. Pyrithioxin hat trotz chemischer Verwandtschaft mit Pyridoxin keine Vitamineigenschaften. In neurophysiologischen Modellen zeigt die Substanz zentralaktivierende Effekte in kortikalen und wahrscheinlich auch tiefer gelegenen Hirnstrukturen, wie Hippokampus, limbisches System, Formatio reticularis (Diemiath 1966; Dolce 1970; Sierra u. Reinoso-Suarez 1963). ZNS-Aktivierung und Vigilanzanhebung mit Abnahme des Theta-Anteils und Zunahme der dominanten α-Frequenz konnten an Probanden (Künkel u. Westphal 1970) und Patienten mit Schädelhirntraumen (Wild u. Dolce 1976) gezeigt werden. Die selektive Steigerung der Hirndurchblutung und des O_2-Verbrauchs bei intravertebraler Injektion im Tierexperiment wurde ebenfalls im Sinne einer Aktivierung neuronaler Mechanismen im Hirnstamm gedeutet (Stoica et al. 1973). Die Zunahme der regionalen Hirndurchblutung der grauen Substanz unter intravenöser Applikation bei zerebraler Mangeldurchblutung ist nach heutiger Ansicht metabolisch bedingt (Herrschaft 1976, 1979). Unter chronischer Applikation wurde bei fehlender Änderung der Gesamtdurchblutung eine Erhöhung des zuvor erniedrigten Glukoseverbrauchs gefunden (Hoyer et al. 1977). Dieser Einfluß auf den Glukoseverbrauch fand sich auch in tierexperimentellen Studien (Quadbeck et al. 1962). An weiteren pharmakologischen Wirkungen werden u. a. eine Schutzwirkung gegen experimentell erzeugte Hypoxie (Quadbeck et al. 1964; Rossignol et al. 1972), eine erhöhte Einbaugeschwindigkeit von radiomarkiertem Phosphor in Ribonukleinsäurefraktionen (Kanig 1973) und eine Kompensation experimentell erzeugter Proteinsynthesehemmungen (Benešová u. Pavlik 1982) postuliert.

Bei gesunden Probanden konnten gegenüber Plazebo eine erhöhte psychomotorische Leistungsbereitschaft (Hotovy 1977) bzw. bessere Ergebnisse im Kurzzeitgedächtnis (Deusinger u. Haase 1972) gezeigt werden. Neben mehreren offenen klinischen Studien liegen z. Z. vier Doppelblindstudien bei Patienten mit degenerativ bzw. vaskulär bedingtem Abbausyndrom im höheren und mittleren Lebensalter vor (Cooper u. Magnus 1980; Hamouz 1977; Haškovec et al. 1977; Tazaki et al. 1980). Es fanden sich in der klinischen Globalbeurteilung, in Verhaltens-Beobachtungs-Skalen bzw. in einzelnen psychologischen Subskalen signifikante Besserungen gegenüber Plazebo. Die beobachteten Besserungen traten ähnlich wie unter Hydergin erst im Zeitraum von 6–9 Wochen auf. Bisher gibt es keine sicheren Hinweise dafür, daß die Substanz, wie von Hoyer (1981) postuliert, bei degenerativ bedingten Demenzen klinisch bessere Therapieerfolge zeigt. Die zahlreichen zur Zeit laufenden Studien dürften über das klinische und psychologische Wirkungsspektrum dieser Substanz weitere Aufschlüsse liefern.

Centrophenoxin (Meklophenoxin) ist ein Hydrochlorid des Dimethylaminoethylesters der Para-Chlorophenoxy-Essigsäure. Die erste chemische Komponente ist dem Pflanzenwachshormon Auxin verwandt, die letztere ist eine im Normalstoffwechsel vorkommende Substanz, der gleichzeitig eine Prekursorfunktion für Azetylcholin zukommt. Meklophenoxin hat in letzter Zeit besonderes Interesse durch den Nachweis der Lipofuszinolyse (Nandy 1968; Nandy u. Bourne 1966) gewonnen. Lipofuszin, das aus regressiv veränderten Mitochondrien oder Endstufen einer lysosomalen Umwandlung stammt (Holtzman 1976) oder vielleicht auch nur eine Stoffwechselschlacke darstellt (Nandy 1978), gehört zu den wenigen altersspezifischen morphologischen Substraten, die bei SDAT nicht vermehrt sind (Mann u. Sinclair 1978) und experimentell durch unspezifische Noxen, wie u. a. Hypoxie und chronischen Vitamin E-Mangel induziert werden können (Sulkin 1958). Nach neueren Untersuchungen sollen sich nach dreimonatiger Zentrophenoxingabe bei älteren Ratten die Lipofuszinablagerungen im Kortex und im Hippokampus unter gleichzeitiger Verbesserung des Lernverhaltens reduzieren (Nandy 1978). Unter hohen Dosen von Meklophenoxin wurde eine Verstärkung des Glukosestoffwechsels sowie eine protektive Funktion gegenüber experimentell induzierter Hypoxie beschrieben (Nickel et al. 1963). Der beobachtete Anstieg der Hirndurchblutung bei Patienten mit zerebraler Mangeldurchblutung (Herrschaft et al. 1974; Hoyer 1976) ist auf die graue Substanz bezogen bzw. von einem Anstieg des Glukoseverbrauchs begleitet und wird daher als metabolisch bedingt angesehen.

Es liegen zwar mehrere offene klinische Studien über die Wirksamkeit von Meklophenoxin bei vaskulär bzw. degenerativ bedingtem hirnorganischem Psychosyndrom im Alter vor, jedoch nur wenige Doppelblindstudien (Vehrschild et al. 1975; Gedye et al. 1972; Böger 1975; Hörmann 1973). Diese weisen z. T. zu niedrige Fallzahlen auf, oder beziehen sich auf nur einmal angewandte Methoden, wie z. B. die Flimmerverschmelzungsfrequenz (Böger 1975) oder Bestimmung des Aphasieausmaßes nach Apoplex (Hörmann 1973), so daß ein Urteil über die klinische Wirksamkeit noch nicht möglich ist.

Pirazetam (2-Oxy-1-Pyrrolidin Acetamid) ist ein zyklisches GABA-Derivat. Trotz seiner GABA-Ringstruktur interferiert es nicht mit dem GABA-Stoffwechsel und den GABA-Rezeptoren. Die Substanz wird als Prototyp eines sogenannten nootropen Pharmakons betrachtet, das weder Wirkung auf das limbische System bzw. retikuläre Strukturen zeigt, noch das autonome Nervensystem beeinflußt, jedoch eine telenzephale Selektivität infolge Verstärkung der transhemisphärischen evozierten Potentiale aufweist (Giurgea 1973, 1982). Als Stoffwechselwirkungen sind eine Aktivierung der Gehirnadenylatkinase mit resultierender Steigerung des ATP-Umsatzes bekannt, der eventuell aus einer erhöhten Synthese von Cytodrom 5 b, einem Ferment der Atmungskette, die das Gehirn mit energiereichem Phosphat versorgt, resultiert (Nickolson u. Wolthuis 1976). Weitere beschriebene Einzelbefunde unter Piracetamgabe in tierexperimentellen Studien sind u. a. Erhöhung der Phospholipase-2-Aktivität mit Erhöhung der Membrandurchlässigkeit (Woelk 1979), verstärkter Einbau von ^{32}P in Phosphatidylinositol und Phosphatidylcholin in Glia- und Neuronenzellen (Gobert u. Temmerman 1973; Woelk 1979) und eine Schutzwirkung gegenüber Sauerstoffmangel und anderen Noxen (Burnotte et al. 1973; Giurgea 1972).

In Einklang mit dem die Zellatmung steigernden Stoffwechseleffekt steht der metabolisch bedingte Anstieg der Durchblutung in der grauen Substanz mit gleichzeitiger Zunahme von Sauerstoff- und Glukoseaufnahme (Herrschaft 1979; Hoyer et al. 1977). Pirazetam werden neuerdings auch rheologische Eigenschaften zugeschrieben. Es soll die Verformbarkeit der Erythrozyten von Patienten mit Diabetes mellitus, Arteriosklerose und Nikotinabusus, vermutlich über eine Modifikation der Phosphorilierung membrangebundener Eiweißkörper verbessern (van Poltesbergher u. Dalier 1979; Collier et al. 1981, zit. nach Grossmann 1983). In Verhaltensmodellen an Labortieren (Wasserlabyrinth und Skinnerbox) fand sich ein protektiver Effekt von Pirazetam für engrammierte und labile Gedächtnisinhalte gegen Noxen wie Sauerstoffmangel, Elektroschock und Proteinsynthesehemmer (Tazaki et al. 1980).

In Studien an freiwilligen Probanden besserte Pirazetam das Leistungsverhalten von gesunden Erwachsenen (Mindus et al. 1976) und das Lernvermögen bei Studenten (Dimond u. Brouwers 1976). In plazebokontrollierten Doppelblindstudien gibt es vorwiegend Hinweise für positive Wirkungen bei Hirntraumen (Hakkarainen u. Hakamies 1978; Richardson u. Bereen 1976), experimentell induzierter Hypoxie (Lagergren u. Levanders 1977) und Apoplex (Creytens 1980; Lagergren u. Levanders 1977). Bei den degenerativ bedingten Abbausyndromen im mittleren und höheren Lebensalter sind die Ergebnisse widersprüchlich. Verschiedenen positiven Berichten (Abbuzzahab et al. 1978; Chouinard et al. 1981; Christie et al. 1981; Kretschmar JA u. Kretschmar C 1976; Stegink 1972) stehen andere negative Berichte, vorwiegend bei AD/SDAT, gegenüber (Dencker u. Lindberg 1977; Ferris et al. 1982; Gustafson et al. 1978). Hoffnungen in der Behandlung von AD/SDAT werden zur Zeit auf die Kombinationstherapie von Pirazetam und Cholin gesetzt (Friedman et al. 1981; Serbi et al. 1983).

5 Ausblick

Insgesamt gesehen kommt man nicht umhin festzustellen, daß die pharmakotherapeutische Beeinflußbarkeit der Abbausyndrome degenerativer bzw. vaskulärer Genese im mittleren und höheren Lebensalter noch sehr begrenzt ist. Positiv ist zu bewerten, daß sich eine Pharmakologie der kognitiven Funktionen zu entwickeln beginnt, die sich in dem Konzept der „cholinergen Hypothese der kognitiven Funktionen“ bzw. der Beeinflussung der Gedächtnisfunktionen durch Peptide manifestiert hat. Ein weiterer Forschungsanreiz ist durch die biochemische Transmitterforschung bei AD/SDAT entstanden. Die pharmakologischen Strategien, die auf der Basis des cholinergen Mangelkonzepts von AD/SDAT beruhen, waren zum großen Teil bisher erfolglos.

Der Versuch, durch Gabe der Azetylcholin-Prekursoren Cholin bzw. Lezithin klinische Besserungen bei AD/SDAT zu erzielen, ist negativ verlaufen. Gewisse Hoffnungen bestehen zur Zeit bezüglich der Aktivierung des postsynaptischen muskarinen Rezeptors, falls physostigminähnliche Substanzen oder muskarine Agonisten mit geringen toxischen und peripheren Wirkungen entwickelt werden können. Unter den Peptidfragmenten könnte noch am ehesten Vasopressin eine Beeinflussung der Gedächtnisfunktion bewirken. Der Nachweis einer klinischen Wirksamkeit von Vasopressin bei degenerativen bzw. vaskulär bedingten Demenzen steht allerdings noch aus.

Ein zum Teil in Frage zu stellender Anspruch auf klinische Wirksamkeit beim degenerativ oder vaskulär bedingten Abbausyndrom wird zur Zeit bezüglich der Substanzgruppe der metabolischen Verstärker mit oder ohne vasoaktiver Komponente erhoben. Das Konzept der Vasodilatantien wurde zugunsten der metabolisch wirksamen Substanzen aufgegeben. Das gilt sowohl für die degenerativ als auch vaskulär bedingten Demenzen. Am besten belegt ist die, wenn auch geringe, aber klinisch konsistente Wirkung von Dihydroergotoxin-Mesilat auf die affektiv-personale Komponente des hirnorganischen Psychosyndroms, wobei zu bemerken ist, daß dieser Effekt erst nach 6–9 Wochen statistisch faßbar ist. Relativ viele Untersuchungen liegen auch über Pirazetam vor, das eventuell bei vaskulär bedingten Demenzen günstig wirken könnte. Zur Zeit wird die Hypothese einer Wirksamkeit von Pirazetam bei den degenerativen Formen der Demenz in der Kombinationsbehandlung mit Cholin untersucht. Die Erarbeitung der genauen klinischen Wirkspektren mittels standardisierter klinischer Skalen und objektiver psychometrischer Tests dieser „metabolischen Verstärkersubstanzen" sollte eine Aufgabe der nächsten Jahre darstellen. Andererseits dürfte die Untersuchung metabolisch aktiver Substanzen beim Menschen mittels der Positronenemissionstomographie und die gleichzeitige Beobachtung von klinischen Veränderungen in den kommenden Jahren weitere Aufschlüsse bringen (Heiss et al. 1983). Fest steht bisher jedoch bereits, daß es sich dabei nicht um die Messung von dramatischen selbstevidenten Effekten handeln dürfte, sondern um den Nachweis statistisch signifikanter Unterschiede, die nur durch sorgfältige Versuchsplanung zu erkennen sein werden.

Literatur

Abbuzzahab FS, Mervin GE, Zimmermann RC, Sherman MC (1978) A double-blind investigation of piracetam (nootropil) versus placebo in the memory of geriatric inpatients. Psychopharmacol Bull 14:23–25

Admani AK (1978) New approach to treatment of recent stroke. Brit Med J 2:1678–1679

Adolfsson R, Gottfries CG, Ross BE, Winblad B (1979) Changes in brain catecholamines in patients with dementia of Alzheimer type. Br J Psychiatr 135:216–223

Adolfsson R, Brane G, Bucht G, Karlsson J, Gottfries CG, Persson S, Winblad B (1982) A double-blind study with levodopa in dementia of Alzheimer type. In: Corkin S, Davis KL, Growdon JH, Usdin E, Wurtman RJ (eds) Alzheimer's disease: A report of progress. Raven, New York, pp 469–473

Amery WK, Wauquier A, van Nueten JM, de Clerk T, van Reempts JV, Janssen PAJ (1981) The anti-migranous pharmacology of flunarizine (R 14 950). A calcium antagonist. Drugs Explt Clin Res VII(1):1–10

Angelucci L, Patachhioli FR (1983) Integrative neurohumoral mechanisms relevance to the aging of the brain. In: Samuel D, Algeri S, Gershon S, Grimm VE, Toffano G (eds) Aging of the brain. Aging, Vol 22. Raven, New York, pp 373–380

Arrigo A, Braun P, Kauchtschischwili GM, Moglia A, Tartara A (1973) Influence of treatment on symptomatology and correlated electroencephalographic (EEG) changes in the aged. Curr Ther Res 15:417–426

Ashford JW, Soldinger S, Schaeffer J, Cochran L, Jarvik LF (1981) Physostigmine and its effect on six patients with dementia. Am J Psychiatry 138:829–830

Aurousseau M, Dupont M, Rondeaux JC, Rondeaux C (1972) Variation de l'irrigation sanguine cérébrale sous l'influence de quelques dérivés indoliques apparentes à la vincamine. Chim Thér 7:235–243

Bajada S (1982) A trial of choline chloride and physostigmine in Alzheimer's dementia. In: Corkin S, Davis KL, Growdon JH, Usdin E, Wurtman RJ (eds) Alzheimer's disease: A report of progress. Aging Vol 19. Raven, New York, pp 427–432

Bartus RT (1979) Physostigmine and recent memory: Effects in young and aged nonhuman primates. Science 206:1087–1089

Bartus RT (1981) Age related memory loss and cholinergic dysfunction: possible directions based on animal models. In: Crook T, Gershon S (eds) Strategies for the development of an effective treatment for senile dementia. Mark Powley, New Canaan, pp 71–89

Bartus RT, Dean RL, Beer B (1980) Memory deficits in aged Cebus monkey and facilitation with central cholinomimetics. Neurobiol Aging 1:145–152

Benešová O, Pavlik A (1982) Maldevelopment of CNS induced by perinatal metabolic insults and possibilities of its regulations. In: Yoshida H, Hagihara Y, Ebashi S (eds) Advanc. Pharmacol. and Therapeutics II, Vol 5. Pergamon, Oxford New York, pp 195–209

Berlet HA, Ilzenhöfer H (1980) Intracelluläre Bindung von ^{14}C-Bencyclan-Hydrogenfumarat im Rattengehirn in vivo. In: Balas P, Kappert A (Hrsg) Folia Angiologica Supplementa, Vol VII. Koska, Berlin Wien, pp 32–41

Bijlsma UG, Funcke ABH, Tersteege M, Rekker RF, Ernsting MJE, Nauta WT (1956) The pharmacology of cyclospasmol. Arch Int Pharmacodyn Ther 105:145–174

Blake DR, Dodd MJ, Evans JG (1978) Vasopressin in amnesia. Lancet I:608

Bodie NH (1977) A double blind trial of naftidrofuryl in treating confused elderly patients in general practice. Practitionier 218:274–278

Böger J (1975) Die cerebrale Insuffizienz im Flimmerverschmelzungstest. Geriatrie 5:336–342

Bohus B (1982) Neuropeptide und Gedächtnis. In: Bente D, Coper H, Kanowski S (Hrsg) Hirnorganische Psychosyndrome im Alter. Springer, Berlin Heidelberg New York, S 176–186

Bohus B, Kovàcz GL, de Wied D (1978) Oxytocin, vasopressin and memory. Opposite effects on consolidation and retrieval processes. Brain Res 157:414–417

Bondareff W, Mountjoy CQ, Roth M (1981) Selective loss of neurons of origin of adrenergic projection in cerebral cortex (Nucleus locus coeruleus) in senile dementia. Lancet I: 783–784

Boniver R (1979) Vertigo particularly of vascular origin, treated with flunarizine. Acta Oto-rhinolaryngologica (Belg) 33:270–281

Bowen DM, Smith CB, White P, Davison AN (1976) Neurotransmitter-related enzymes and indices of hypoxia in senile dementia and other abiotrophies. Brain 99:459–496

Bowen DM, Benton S, Curzon G, Davison AN, Sims NR, Smith CCT, Spillane JA, White P (1981) Biochemical changes in cortical brain biopsies and cerebrospinal fluid from demented patients including some with Alzheimer's disease (AD). Proc Int Soc Neurochem 8:339–342

Bowen DM, Sims RN, Benton S, Haan EA, Smith CCT, Neary D, Thomas DJ, Davison AN (1982) Biochemical changes in cortical brain biopsies from demented patients in relation to morphological findings and pathogenesis. In: Corkin S, Davis L, Crowdon HJ, Usdin E, Wurtman RJ (eds) Alzheimer's disease: A report of progress. Aging Vol 19. Raven, New York, pp 1–8

Branconnier RJ, Cole JO, Gardos G (1978) $ACTH_{4-10}$ in the amelioration of neuropsychological symptomatology with senile organic brain syndrome. Psychopharmacol Bull 14:27–30

Braverman AM, Naylor R (1975) Vasoactive substances in the management of elderly patients suffering from dementia. Modern Geriatric 5:20–29

Brenner G (1973) Beeinflußbarkeit des ATP-Gehaltes menschlicher und tierischer Erythrocyten in vivo und in vitro durch Xantinolnicotinat. Drug Res 23:562–566

Brenner G, Brenner H (1972) Die Einwirkung von Xantinol-Nicotinat auf den Stoffwechsel des Gehirns. Drug Res 22:754–759

Brinkmann SD, Pomara N, Goodnick PJ, Barnett N, Domino EF (1982a) J Clin Psychopharmacol 2:281–285

Brinkmann SD, Smith RC, Meyer JS, Vronlis G, Shaw K, Gordon JR, Allen RH (1982b) Lecithin and memory training in suspected Alzheimer's disease. J Gerontol 37:4 –9

Brückner GW, Jansen W (1979) Zur Therapie der zerebrovasculären Insuffizienz. Münch Med Wschr 121:861–864

Burnotte RE, Gobert JG, Temmerman JJ (1973) Piracetam-induzierte Veränderungen des Hirnpolyribosomen-Musters bei alternden Ratten. Biochem Pharmac 22:811–814

Capon A, de Rood M, Verbist A, Fruhling J (1977) Action of vasodilators on regional cerebral blood flow in subacute or chronic cerebral ischemia. Stroke 8:25–29

Chouinard G, Annable L, Ross-Chouinard A, Olivier M, Fontaine F (1981) Piracetam in elderly psychiatric patients. Psychopharmacol Bull 17:120

Christie JE (1982) Physostigmine and arecoline infusions in Alzheimer's disease. In: Corkin S, Davis KL, Growdon JH, Usdin E, Wurtman RJ (eds) Alzheimer's disease: A report of progress. Raven, New York. Aging Vol 19:413–419

Christie JE, Shering A, Ferguson J, Glen AJM (1981) Physostigmine and arecoline: Effects of intravenous infusions in Alzheimer presenile dementia. Br J Psychiatry 138:46–50

Cohen EL and Wurtman RJ (1975) Brain acetylcholine: Increase after systemic choline administration. Life Sci 16:1095–1102

Cook P and James J (1981 a) Cerebral vasodilators, Part I. New Engl J Med 305:1508–1513

Cook P and James J (1981 b) Cerebral vasodilators, Part II. New Engl J Med 305:1560–1564

Cooper AJ and Magnus RV (1980) A placebo-controlled study of pyritinol (encephabol) in dementia. Pharmatherapeutica 2:317–322

Creytens G (1980) Nouveautés dans le traitement de la pathologie cérébrale. Acta Therapeutica 6:33–53

Cross AJ, Crow TJ, Perry RH, Blessed G, Tomlinson BE (1981) Reduced dopamine β-hydrogenase activity in Alzheimer's disease. Br Med J 282:93–94

Dartenuc JY, Belloussot T, Meriaud M, Cavel M, Choussat H (1978) Etude en double-avengle du Praxilène dans l'insuffisance circulatoire cérébrale du vieillard. Geriatrie 6:325–327

Davies P (1979) Neurotransmitter-related enzymes in senile dementia of Alzheimer type. Brain Res 171:319–327

Davies P (1980) Open Discussion. In: Cole O, Barett JE (eds) Psychopathology in the Aged. Raven, New York, pp 297–303

Davies P and Maloney JF (1976) Selective loss of central cholinergic neurons in Alzheimer's disease. Lancet II:1403

Davis KL, Mohs RC, Davis BM, Horvath TB, Tinklenberg JR, Rosenberg GS, Levy MJ (1980a) Human memory and the effect of physostigmine and choline chloride. Psychopharmacol Bull 16:27–28

Davis KL, Mohs RC, Tinklenberg JR, Hollister LE, Pfefferbaum A, Kopell BS (1980b) Cholinomimetics and memory: The effect of choline chloride. Arch Neurol 37:49–52

De Cree J, De Cook W, Geukens H, De Clerk F, Beerens M, Verhaegen H (1979) The rheological effects of cinnarizine and flunarizine in normal and pathologic conditions. Angiology 30:505–515

Delay J et Dennicker P (1952) 38 cas des psychoses traitées par la cure prolongée et continuée de 4568 R.P. Ann Méd Psychol 110:364–367

Denecker SJ and Lindberg D (1977) A controlled double-blind study of piracetam in the treatment of senile dementia. Nord Psykiat Tidskr 31:48–52

Depresseux JC (1978) The effect of vincamine on the regional cerebral blood flow in man. Europ Neurol 17:100–107

Depresseux JC (1982) Etude de l'action du nicotinate de Xantinol dans l'ischémie cérébrale aiguë. Acta thérapeutica 8:209–222

Deusinger JM, Haase H (1972) Experimentelle Untersuchungen zur Wirkung von Pyrithioxin auf das Kurzzeitgedächtnis und das unmittelbare Verhalten. Pharmakopsychiat Neuro-Psychopharm 6:283–294

Deutsch JA (1971) The cholinergic synapsis and the site of memory. Science 174:788–794

Diemiath HE (1966) Hirnstereotaktische Untersuchungen über Pyrithioxin (Encephabol). Klin Med (Wien) 8:458–462

Dimond SJ and Brouwers EM (1976) Increase in the power of human memory in normal man through the use of drugs. Psychopharmacology 49:307–309

Dolce G (1970) Neurophysiologische Untersuchungen zur Wirkung von Pyrithioxin auf das zentrale Nervensystem der Katze. Pharmakopsychiat Neuro-Psychopharmak 3:355–370

Domino EF, Minor L, Duff JF, Tait S, Gershon S (1982) Effects of oral lecithin on blood choline levels and memory tests in geriatric volunteers. In: Corkin S, Davis KL, Growdon JH, Usdin E, Wurtman RJ (eds) Alzheimer's disease: A report of progress. Aging Vol 19 Raven, New York, pp 393–397

Domschky K, Nelson M, Dammhayn B, Terjung E (1977) Flunarizin bei Patienten mit zerebraler und peripherer Mangeldurchblutung. Med Welt 28:1062–1064

Drachmann DA (1977) Memory and cognitive function in man: Does the cholinergic system have a specific role? Neurol 27:783–790

Drachmann DA (1981) The cholinergic system, memory, and aging. In: Enna T, Samorajski B, Beer B (eds) Aging Vol 17, Raven Press, New York, pp 255–268

Drachmann DA (1983) How normal aging relates to dementia: A critique and classification. In: Samuel D, Algeri S, Gershon S, Grimm VE, Toffano G (eds) Aging of the brain, Aging Vol 22. Raven, New York

Drachmann DA and Laevitt J (1974) Human memory and the cholinergic system: A relationship to aging? Arch Neurol 30:113–121

Drillisch C, Gierke W (1980) Ergebnisse der Behandlung von Migräne-Patienten mit Cinnarizin und Flunarizin. Med Welt 31:1870–1872

Duvoisin RC (1975) Antagonism of levodopa by papaverine. JAMA 231:845–846

Dysken MW, Foval P, Harris CM, Noronha A, Bergen D, Hoepner T, Davis JM (1982) Lecithin administration in patients with primary degenerative dementia and in normal volunteers. In: Corkin S, Davis KL, Growdon JH, Usdin E, Wurtman RJ (eds) Alzheimer's disease: A report of progress. Aging Vol 19. Raven, New York, pp 385–392

Eckmann F (1976) Klinische Untersuchungen mit einem Vasotherapeutikum im Doppelblindversuch. Geriatrie 6 (10):3–14

Eckmann F (1980) Zur Therapie des apoplektischen Insults. Therapiewoche 30:4737–4744

Eisenberg S, Camp MF, Horn MR (1960) The effect of nylidrin hydrochloride (arlidin) on the cerebral circulation. Am J Med Sci 240:85–92

Ernst AM (1962) Experiments with O-methylated product of dopamine on cats. Acta Physio Pharmacol Neurol 11:48–53

Etienne P, Dastoor D, Gauthier S, Ludwick R, Collier B (1982) Lecithin in the treatment of Alzheimer's disease. In: Corkin S, Davis KL, Growdon JH, Usdin E, Wurtman RJ (eds) Alzheimer's disease: A report of progress, Aging Vol 19. Raven, New York

Fauchamps A (1979) Controlled studies with dihydroergotoxine in senile cerebral insufficiency. In: Nandy K (ed) Geriatric psychopharmacology. Elsevier, North Holland

Ferris SH, Sathananthan G, Gershon S, Clark C (1977) Senile dementia: Treatment with deanol. J Am Geriatr Soc 25:241–244

Ferris SH, Reisberg B, Crook T, Friedman E, Schneck MK, Mir P, Sherman AK, Corwin J et al. (1982) Pharmacologic treatment of senile dementia: Choline, L-dopa, piracetam, and choline plus piracetam. In: Corkin S, Davis KL, Growdon JH, Usdin E, Wurtman RJ (eds) Alzheimer's Disease: A report of progress. Aging Vol 19. Raven, New York, pp 475–482

Ferris SH, Reisberg B, Gershon S (1980) Neuropeptide effects on cognition in the elderly. In: Poon E (ed) Aging in the 1980s: Selected contemporary issues in the psychology of aging. Am Psychol Assoc, Washington, pp 212–220

Fisman M (1981) Clinical pharmacology of senile dementia. Prog Neuro-Psychopharmacol 5:447–457

Földi M, Obal F, Szeghy G (1965) Über die Wirkung von Devincan auf das EEG und das Augenhintergrundbild bei Zerebralsklerotikern. Med Welt 2:2122–2124

Fovall P, Dysken MW, Lazarus LW, Davis LM, Kahn RL, Jope R, Finkel S, Ratan P (1980) Choline bitartrate treatment of Alzheimer-type dementias. Commun Psychopharmacol 4:141–145

Friedman E, Sherman KA, Ferris SH, Reisberg B, Bartus RT, Schneck MK (1981) Clinical response to choline plus piracetam in senile dementia. Relation to red-cell choline levels. New Engl J Med 304:1490–1491

Funcke ABH, van Beek MC, Nijland K (1974) Protective action of cyclandelate in hypoxia. Curr Med Res Opion 2:37–42

Gaillard AWK and Varey CA (1979) Some effects of an $ACTH_{4-9}$ analogue (Org 2766) on human performance. Psychol Behav 23:79–84

Gartner ED (1975) Durchblutung, Sauerstoffdruck und pH des cerebralen Cortex unter Einwirkung von Benzyclan. Arzneim-Forsch 25:887–891

Gedye JL, Exton-Smith AN, Wedwood A (1972) A method for measuring mental performance in the elderly and its use in a pilot clinical trial of meclofenoxate in organic dementia. Age and Aging 1:74–80

Gibson EG, Peterson C (1982) Biochemical and behavioral parallels in aging and hypoxia. In: Giacobini E, Filogamo G, Giacobini G (eds) The aging brain: Cellular and molecular mechanisms of aging in the nervous system. Aging Vol 20, Raven, New York, pp 107–122

Gibson EG, Jope R, Blass JP (1975) Decreased synthesis of acetylcholine accompanying impaired oxidation of pyruvic acid in rat brain minces. Biochem J 184:17–23

Giurgea C (1972) Effet facilitateur du piracetam sur un apprentissage répétif chez le rat. J Pharmacol 3:17–30

Giurgea C (1973) The "nootropic" approach to the integrative activity of the brain. Condition Reflex 8:108–115

Giurgea C (1982) The nootropic concept and its prospective implications. Drug Development Res 2:441–446

Gobert J and Temmerman J (1973) Piracetam-induced increase of the rat brain energetic metabolism and of the polyribosome/ribosome ratio in old rats. IVth Intern Meeting of the Int Soc Neurochem, Tokyo 1973 (Abstract 533)

Gold PW, Ballenger JC, Zis AP, Robertson GL, Post RM, Goodwin FK (1979) A vasopressin hypothesis of affective illness: Preliminary findings. In: Usdin E, Kopin IJ, Barchas J (eds) Catecholamines: Basic and Clinical Frontiers. Pergamon, New York, p 1176

Goodnick PJ, Gershon S (1983) Chemotherapy of cognitive disorders. In: Samuel D, Algeri S, Gershon S, Grimm VE, Toffano G (eds) Aging of the brain. Aging Vol 22. Raven, New York, pp 349–361

Gottfries CG, Gottfries J, Roos BW (1969) Homovanillic acid and 5-hydroxyindolacetic acid in CSF of patients with senile dementia, presenile dementia and parkinsonism. J Neurochem 16:1341–1345

Gottstein C (1962) Der Hirnkreislauf unter dem Einfluß vasoaktiver Substanzen. Hutig, Heidelberg

Gottstein U (1974) Behandlung der zerebralen Mangeldurchblutung. Eine kritische Übersicht. Internist 15:575–587

Grossmann N (1983) Akute cerebrale Ischämie. Münch Med Wschr 125:323–327

Gustafson L, Risberg J, Johanson M, Fransson M, Maximilian VA (1978) Effects of piracetam on regional cerebral blood flow and mental functions in patients with organic dementia. Psychopharmacol 56:115–118

Gygax P, Ruf G, Wiernsperger N, Baumann T (1979) Effect of adrenergic blockade on cerebral ischemia. In: Zülch KJ, Kaufmann W, Hossmann KA, Hossmann N (eds) Brain and heart infarct II. Springer, Berlin Heidelberg New York, pp 293–305

Hakkarainen H, Hakamies L (1978) Piracetam in the treatment of postconcussional syndrome. Eur Neurol 17:50–55

Haller C and Kuschinsky W (1981) Reactivity of pial arteries to K^+ and H^+ before and after ischemia induced by air embolism. Microcirculation 1:141–159

Hamouz W (1977) The use of pyritinol in patients with moderate to severe organic psychosyndrome. Pharmatherapeutica 1:398–404

Haškovec L, Jiřak R, Sřutová L (1977) Organisches Psychosyndrom im Alter. Ergebnisse einer klinischen Doppelblindprüfung. Ärztl Praxis 29:88–105

Heiss WD, Podreka J (1978) Assessment of pharmacologic agents on cerebral blood flow. Eur Neurol 17, Suppl 1:135–143

Heiss WD, Ilsen HW, Wagner R, Pawlik G, Wienhard K (1983) Remote functional depression of glucose metabolism in stroke and its alteration by activating drugs. In: Heiss WD, Phelps ME (eds) Positron emission tomography of the brain. Springer, Berlin Heidelberg New York, pp 162–168

Herrschaft H (1975a) Die regionale Gehirndurchblutung. Springer, Berlin Heidelberg New York

Herrschaft H (1975b) The efficacy and course of action of vaso- and metabolic-active substances on regional cerebral blood flow in patients with cerebro-vascular insufficiency. In: Harper AM, Jennet WB, Miller JD, Rowan JO (eds) Blood flow and metabolism in the brain. Churchill Livingstone, Edinburgh, pp 1124–1128

Herrschaft H (1976) Gehirndurchblutung und Gehirnstoffwechsel. Thieme, Stuttgart

Herrschaft H (1979) Die Therapie der zerebralen Mangeldurchblutung. Deutsches Ärzteblatt, Ärztliche Mitteilungen 76:2887–2894

Herrschaft H, Gleim F, Duus P (1974) Die Wirkung von Centrophenoxin auf die regionale Gehirndurchblutung bei Patienten mit zerebrovasculärer Insuffizienz. Dt Med Wschr 99:1707

Herzfeld U, Christian W, Oswald WD, Ronge J, Wittgen M (1972) Zur Wirkungsanalyse von Hydergin im Langzeitversuch. Eine interdiszplinäre Studie. Med Klin 67:1118–1125

Heyman A, Logue P, Wilkinson W, Holoway D, Hurwitz B (1982) Lecithin therapy of Alzheimer's disease: A preliminary report. In: Corkin S, Davis KL, Growdon JH, Usdin E, Wurtman RJ (eds) Alzheimer's disease: A report of progress. Aging Vol 19. Raven, New York, pp 373–378

Hirsch MJ and Wurtman RJ (1978) Lecithin consumption elevates acetylcholine concentrations in rat brain and adrenal gland. Science 202:223–225

Hoedt-Rasmussen K, Skinhoj E, Paulson O, Ewald J, Bjerum JK, Fahrenkrug A, Lassen NA (1967) Regional cerebral blood flow in acute apoplexy. Arch Neurol 17:271–281

Hörmann M (1973) Beitrag zur medikamentösen Therapie aphasischer Störungen nach Hirntraumen und cerebralen Gefäßprozessen. Fortschr d Med 91:125–130

Hofferberth B (1980) Die Anwendung von Flunarizin bei Patienten mit vertebrobasilärer Insuffizienz. Drug Res 30:1817

Holtzman E (1976) Lysosomes: A survey (Cell Biology Monographs, Vol 3). Springer, Berlin Heidelberg New York

Hotovy R (1977) Arzneim-Forsch 14:26

Hoyer S (1976) Zur Wirkung von Centrophenoxin auf Durchblutung und oxydativen Stoffwechsel des Gehirns beim organischen Psychosyndrom. Vortrag auf dem Centrophenoxin-Symposium, Timmendorfer Strand

Hoyer S (1978) Blood flow and oxidative metabolism of the brain in different phases of dementia. In Katzman R, Terry RD, Bick KL (eds) Alzheimer's disease: Senile dementia and related disorders. Aging Vol 7. Raven, New York, pp 219–226

Hoyer S (1981) Bei praeseniler oder seniler Demenz: Rechtzeitig das richtige Medikament. Mk Ärztl Fortb 31:552–554

Hoyer S (1982) Durchblutung und Stoffwechsel des Gehirns bei zerebralen Erkrankungen im mittleren und höheren Lebensalter. Z Gerontol 15:306–313

Hoyer S, Oesterreich K, Stoll KD (1977) Effects of pyritinol-HCl on blood flow and oxidative metabolism of the brain in patients with dementia. Arzneim-Forsch 27:671–674

Hughes RJ, Williams JG, Currier RD (1976) An ergot preparation (hydergine) in the treatment of dementia. Review of clinical literature. J Am Geriatr Soc 14:490–497

Hutten H, Vaupel P (1975) Der Einfluß von Bencyclan auf den cerebralen Gefäßwiderstand bei normalem und gestörtem Säure-Basen-Status. Med Welt 28:1567–1572

Hyams DE (1978) Cerebral function and drug therapy. In: Brocklehurst JC (ed) Textbook of geriatric medicine and gerontology, 2nd edn. Churchill Livingstone, Edinburgh, pp 670–711

Iwangoff P, Reichlmeier K, Enz A, Meier-Ruge W (1979) Neurochemical findings in physiological aging of the brain. Interdiscipl Topics Geront 15:13–33

Iwangoff P, Armbruster R, Enz A, Meier-Ruge W, Sandoz P (1980) Glycolytic enzymes from human autoptic brain cortex: Normally aged and demented cases. In: Roberts PJ (ed) Biochemistry of dementia. Wiley & Sons, England, pp 258–262

Jäger W, Scharrer J, Satkowski U, Breddin K (1975) Thrombocytenaggregationshemmende Wirkung von Bencyclan in vitro und in vivo. Arzneim-Forsch 25:1938–1944

Jellinger K, Flament H, Henauer S, Dubuis R (1982) Abstracts, 13th CINP Congress, Jerusalem

Jenkins JS, Mather HM, Caughlen AD, Jenkins DG (1979) Desmopressin in post-traumatic amnesia. Lancet I:1245–1246

Kanig K (1973) Encephalotropic drugs and cerebral RNA metabolism. In: Zippel HP (ed) Memory and transfer of information. Plenum, New York, pp 571–582

Kanig K, Nitschki J, Peiler-Ischikama K (1976) Der Einfluß von Naftidrofuryl auf den ^{32}-Pi-Einbau in Nukleinsäuren und Adenosinphosphate des Rattengehirns. Drug Res 26:1209–1212

Kartin P, Povse M, Skondia V (1979) Clinical study of piracetam in patients with subacute cerebrovascular accidents. Acta Therapeutica 5:235–243

Kaye WH, Weingartner H, Gold P, Ebert MH, Gillin JC, Sitaram N, Smallberg S (1982) Cognitive effects of cholinergic and vasopressor-like agents in patients with primary degenerative dementia. In: Corkin S, Davis KL, Growdon JH, Usdin E, Wurtman RJ (eds) Alzheimer's disease: A report of progress. Aging Vol 19. Raven, New York, pp 433–442

Kohlmeyer K (1972) Der Einfluß eines neuen Vasodilatators (Bencyclan) auf die allgemeine und regionale Hirndurchblutung. Herz-Kreislauf 4:196–203

Kretschmar JA and Kretschmar Ch (1976) Zur Dosis-Wirkungs-Relation bei der Behandlung von Piracetam. Arzneim-Forsch 26:1158–1159

Kseizak HJ u. Gibson GE (1981) J Neurochem 37:307–315

Künkel H and Westphal M (1970) Quantitative EEG analysis of pyrithioxine action. Pharmakopsychiat Neuro-psychopharmakol 3:41–49

Kugler J, Oswald WD, Herzfeld V, Sens R, Pingel J, Welzel D (1978) Langzeittherapie altersbedingter Insuffizienzerscheinungen des Gehirns. Dt med Wschr 103:456–462

Kuschinsky W (1983) Coupling between functional activity, metabolism, and blood flow in the brain: State of the art. Microcirculation 2(4):357–378

Kuschinsky W and Wahl M (1978) Local chemical and neurogenic regulations of cerebral vascular resistance. Physiol Rev 57:656–689

Lagergren K and Levanders S (1977) A double-blind study on the effects of piracetam upon perceptual and psychomotor performance of varied heart rates in patients treated with artificial pacemakers. Psychopharmacology 39:97–104

Landfield PW, Waymire JC, Lynch G (1978) Hippocampal aging and adrenocorticoids: Quantitative correlations. Science 202:1089–1102

Lartique-Mattei C, d'Athis P, Lhoste F, Tillement JP (1978) Etude de la pharmacocinétique du naftidrofuryl et de sa biodisponibilité sous forme de gelule chez l'homme. Int J Clin Pharmacol Biopharm 16:536–539

Le Boeuf A, Lodge J, Eames PG (1978) Vasopressin and memory in Korsakoff's syndrome. Lancet II:1370

Legros JJ, Gilot P, Seron X, Claessens J, Adam A, Moeglen JM, Audibert A, Berchier P (1978) Influence of vasopressin on learning and memory. Lancet I:41–43

Lieberman A, Dziatolowski H, Kupersmith M, Serby M, Goodgold A, Korein J, Goldstein M (1979) Dementia in Parkinson disease. Am Neurol 6:355–359

Loeffelholz K, Lindmar R, Weide W (1978) The relationship between choline and acetylcholine release in the autonomic nervous system. In: Barbeau A, Growdon JH, Wurtman RJ (eds) Choline and lecithin in brain disorders. Raven, New York, pp 223–241

Loew DM (1980) Die Wirkung von Mutterkorn-Derivaten auf das Zentralnervensystem: Synaptische Übertragungsmechanismen. In: Platt P (Hrsg) Funktionsstörungen des Gehirns im Alter. Schattauer, Stuttgart New York, S 83–101

Loew DM (1981) Pharmacological approaches to gerontopsychiatry. In: Hoffmeister F, Stille G (eds) Psychotropic agents II. Handbook of Experimental Pharmacology, Vol 52. Springer, Berlin Heidelberg New York, pp 435–459

Loew DM and Weil C (1982) Hydergine in senile mental impairment. Gerontology 28:54–74

Loew DM, Vigouret JM, Jaton A (1979) Neuropharmacology of bromocripine and dihydroergotoxine (Hydergine®). In: Goldstein M, Calne DB, Liebermann A, Thorner MO (eds) Ergot compound and brain function, neuroendocrine and neuropsychiatric aspects. Advances Biochem Psychopharm. Vol 23. Raven, New York

Manley ES, Lawson JW (1968) Effect of β-adrenergic receptor blockade on skeletal muscle vasodilation produced by isoxsuprine and nylidrin. Arch Int Pharmacodyn Ther 175:239–250

Mann DMA and Sinclair KGA (1978) The quantitative assessment of lipofuscin pigment, cytoplasmic ENA, and nuclear volume in senile dementia. Neuropathol Appl Neurobiol 4:129–135

Mann DMA and Yates PO (1982) Is the loss of cerebral cortical CAT activity in Alzheimer's disease due to degeneration of ascending cholinergic cells? J Neurol Neurosurg Psychiatry 45:936–941

Mann DM and Yates PO (1983) Serotonin nerve cell in Alzheimer's disease. J Neurol Neurosurg Psychiat 46:96–98

Mann PJG, Tennenbaum M, Quastel JH (1939) Acetylcholine metabolism in the central nervous system. Biochem J 33:822–835

Mann DMA, Lincoln J, Yates PO, Stamp JF, Toper S (1980) Changes in the monoamine containing neurons of the human CNS in senile dementia. Br J Psychiatry 136:533–541

Matejcek M, Knor K, Piquet PV, Weil C (1979) Electroencephalographic and clinical changes as correlated in geriatric patients treated three month with an ergot alkaloid preparation. J Am Geriat Soc 27:198–202

McFarland RA (1963) Experimental evidence of the relationship between ageing and oxygen want: In search of the theory of ageing. Ergonomics 6:340–366

McFarland RA, Warren AB, Ravis C (1958) Alterations in critical flicker frequency as a function of age and light/dark ratio. J Exp Psychol 56:529–538

McGeer E, McGeer PL (1976) Neurotransmitter metabolism in the aging. In: Terry RD, Gershon S (eds) Neurobiology of aging. Aging Vol 3. Raven, New York, pp 383–403

McGeer E, McGeer PL (1980) Aging and neurotransmitter system. In: Goldstein M, Calne DB, Liebermann A, Thorner MO (eds) Ergot compounds and brain function. Series: Adv Biochem Psychopharm Vol 23. Raven, New York

McHenry LC, Jaffe ME, Kawamura J, Goldberg HJ (1970) Effect of papaverin on regional blood flow in focal vascular disease of the brain. N Engl J Med 282:1167–1170

Meier-Ruge W (1980) Über experimentelle Grundlagen zum Studium von Hirnfunktionsstörungen im Alter. In: Platt D (Hrsg) Funktionsstörungen des Gehirns im Alter. Schattauer, Stuttgart New York, S 31–52

Meyer JP and Catoire JP (1975) Cerebrovascular disorders of ischemic origin. A comparative clinical trial. Lyon méd 234:801–802

Meyer JS, Gotoh F, Gilroy J, Nara N (1965) Improvement in brain oxygenation and clinical improvement in patients with strokes treated with papaverin hydrochloride. JAMA 194:957–961

Meyer JS, Kanda T, Shinohara Y et al. (1971) Effect of hexobendine on cerebral hemispheric blood flow and metabolism: Preliminary clinical observations concerning its use in ischemic cerebrovascular disease. Neurology (Minneap) 21:691–702

Meynaud A, Grand M, Fontaine L (1973) Effect of naftidrofuryl upon energy metabolism of the brain. Drug Res 23:1431–1436

Millington WR, McCall AC, Wurtman RJ (1978) Deanol acetamidobenzoate inhibits the blood brain barrier transport of choline. Ann Neurol 4:302–306

Mindus P, Cronheim B, Levander SE, Schalling D (1976) Piracetam-induced improvement of mental performance. A controlled study on normally aging individuals. Acta psychiat Scand 54:150–160

Mongeau B (1974) The effect of hydergine on the transit time of cerebral circulation in diffuse cerebral insufficiency. Europ J Clin Pharmacol 7:169–175

Nandy K (1968) Further study on the effects of centrophenoxine on the lipofuscin pigment in the neurons of senile guinea pigs. J Gerontol 23:82–85

Nandy K (1978) Centrophenoxine: Effects on aging mammalian brain. J Am Geriatr Soc 26:74–81

Nandy K and Bourne GH (1966) Effect of centrophenoxine on the lipofuscin pigment in the neurons of senile guinea pigs. Nature 210:313–314

Nemoto EM, Snyder JV, Caroll RG, Morita H (1975) Global ischemia in dogs: Cerebrovascular CO_2 reactivity and autoregulation. Stroke 6:425–431

Nickel J, Breyer V, Quadbeck G (1963) Research on the effects of centrophenoxine on the CNS. Presented at the International Congress on Selective Psychostimulantia, Roma

Nickolson VJ and Wolthuis OL (1976) Effect of acquisition enhancing drug, piracetam, on rat cerebral energy metabolism. Comparison with naftidrofuryl and metamphetamine. Biochem Pharmacol 25:2241–2244

Novis SP, Bertoni E, Tosman MH (1980) Doppelblindstudie über die Wirkung von Bencyclan bei Patienten mit cerebrovasculärer Insuffizienz. In: Balas P, Kappert A (Hrsg) Folia Angiologica Supplement, Vol VII. Koska, Berlin Wien, S 110–119

O'Brien MD and Veall N (1966) Effect of cyclandelate on cerebral cortex perfusion-rates in cerebro-vascular disease. Lancet II:729–730

Oleson J and Paulson OB (1971) The effect of intra-arterial papaverine on the regional cerebral blood flow in patients with stroke or intracranial tumor. Stroke 2:148–159

Oliveros JC, Jandall MK, Timsit-Berthier M, Remy R, Benghezal A, Audibert A, Moeglen JM (1978) Vasopressin in amnesia. Lancet I:42

Perry EK, Gibson PH, Blessed G, Perry RH, Tomlinson BE (1977a) Neurotransmitter enzyme, abnormalities in senile dementia. J Neurol Sci 34:247–265

Perry EK, Perry RH, Blessed G, Tomlinson BE (1977b) Necropsy evidence of central cholinergic deficits in senile dementia. Lancet I:189

Perry EK, Tomlinson BE, Blessed G, Bergmann K, Gibson PA, Perry RH (1978) Correlation of cholinergic abnormalities with senile plaques and mental test scores in senile dementia. Brit Med J:1457–1459

Perry EK, Perry RH, Tomlinson BE, Blessed G, Gibson PH (1980) Coenzyme A acetylating enzymes in Alzheimer's disease: Possible cholinergic "compartment" of pyruvate dehydrogenase. Neurosci Lett 18:105–110

Perry EK, Tomlinson BE, Blessed G, Perry RH, Cross AJ, Crow TJ (1981) Neuropathological and biochemical observations on the noradrenergic system in Alzheimer's disease. J Neurol Sci 51:279–287

Peters BH and Levin HS (1982) Chronic oral physostigmine and lecithin administration in memory disorders of aging. In: Corkin S, Davis KL, Growdon JH, Usdin E, Wurtman RJ (eds) Alzheimer's disease: A report of progress, Aging Vol 19. Raven, New York, pp 421–426

Pigache RM and Rigter H (1981) Effects of peptides related to ACTH on mood and vigilance in man. In: von Wimersma Greidanus TB (ed) Frontiers of hormone research, Vol 8. Karger, Basel, pp 193–207

Plotkine M. Rousseau B, Bonlu RG (1980) Cortical oxygen availability and electrocorticographic changes in rats submitted to transient cerebral ischemia. In: Betz E, Grote J, Heuser D, Wüllenweber R (eds) Pathophysiology and pharmacotherapy of cerebro-vascular disorders. Witzstrock, Baden-Baden, pp 274–276

Le Poncin-Lafitte M, Boismare F, Saligaut C, Moore N (1981) Effets de l'hypoxie hypobare sur le conditionnement et les faux cérébraux d'ADP, d'AMP, de dopamine et de noradrenaline chez le rat traité ou non par le naftidrofuryl. J Pharmacol (Paris) 12:51–57

Pope A, Hess HA, Lewin E (1965) Microchemical pathology of the cerebral cortex in pre-senile dementia. Trans Amer Neurol Assoc 89:15–16

Price DL, Whitehouse PJ, Struble RG, Coyle JT, Clark AW, Delong MR, Cork LC, Hedreen JC (1982) Alzheimer's Disease and Down's Syndrome. In: Sinex FM, Merril CR (eds) Alzheimer's Disease, Down's Syndrome and Aging. Ann of the NY Acad of Scien, Vol 396

Quadbeck H, Lehmann E (1978) Die Veränderung des oxidativen Glucosestoffwechsels des Gehirns unter langfristiger Xantinol-nikotinat-Medikation. Drug Res 28:1531–1532

Quadbeck G, Landmann HR, Sachsse W, Schmidt J (1962) Der Einfluß von Pyrithioxin auf die Blut-Hirnschranke. Med exp 7:144–154

Quadbeck G, Claver B, Minel G (1964) Einfluß von Stimulantien und Antidepressiva auf das Höhen-EEG der Ratte. Arzneim-Forsch 14:563–567

Reisberg B (1981) Empirical studies in senile dementia with metabolic enhancers and agents that alter blood flow and oxygen utilisation. In: Crook T, Gershon G (eds) Strategies for the development of an effective treatment for senile dementia. Powley, New Canaan, pp 189–206

Reisberg B, Ferris SH, Gershon S (1980) Pharmacotherapy of senile dementia. In: Cole JO, Barett E (eds) Psychopathology in the aged. Raven, New York, pp 233–261

Reisine TD, Yamamura HJ, Bird ED et al. (1978) Pre- and postsynaptic neurochemical alterations in Alzheimer's disease. Brain Res 159:477–481

Richardson AE and Bereen FJ (1976) Effect of piracetam on level of consciousness after neurosurgery. Lancet II:1110–1111

Righter H and Crabbe JC (1979) Modulation of memory by pituitary hormones and related peptides. Vitam Horm 37:153–241

Rossignol P, Boule R, Ribaot M, Paultré C, Badu S, Tonelle B (1972) Pharmacodynamie – Action de quelques médicaments de l'insuffisance vasculaire cérébrale sur les potentiels poimaires somestésiques voqués au niveau du cortex et du thalamus chez le chat en état d'ischémie cérébrale aiguë. Acad Sci (Paris) 274:3027–3029

Rossor M, Fahrenkrug J, Emson P, Mountjoy S, Iversen L, Roth M (1980) Reduced cortical choline acetyltransferase activity in senile dementia of Alzheimer type is not accompanied by changes in vasoactive intestinal polypeptide. Brain Res, 201:249–253

Rossor MN, Emson PC, Iverson LL, Mountjoy CQ, Roth M, Fahrenkrug J, Rehfeld JF (1982) Neuropeptides and neurotransmitter in cerebral cortex in Alzheimer's disease. In: Corkin S, Davis KL, Growdon HJ, Usdin E, Wurtman RJ (eds) Alzheimer's disease: A report of progress. Aging Vol 19, Raven, New York, pp 15–24

Sandmann CA, Walker B, Lawton C (1980) An analog of $MSH/ACTH_{4-9}$ enhances interpersonal and environmental awareness in the mentally retarded. Peptides 1:109–114

Scheibel AB (1979) The hippocampus: Organizational patterns in health and senescence. Mech Ageing Dev 9:89–102

Schmid-Schönbein H, Weiss J, Brandhuber M (1975) Der Einfluß von Bencyclan auf das Fließverhalten von Erythrocyten und Vollblut. Herz-Kreislauf 7(9):475–480

Seidel G and Endel W (1977) Effect of xantinol-nicotinate-treatment on platelet aggregation. Int J Clin Pharmacol 15:139–143

Serbi M, Corwin J, Rotrosen J, Ferris SH, Reisberg B, Friedman E, Sherman KA, Jordan B et al. (1983) Lecithin and piracetam in Alzheimer's disease. Psychopharmacol Bull 19:126–129

Sierra G and Reinoso-Suarez F (1963) The influence of pyridoxin-disulphide on the electroencephalogramm of free unanaesthetized cats. Med exp (Basel) 84–92

Sitaram N, Weingartner H, Caine ED, Gillin JC (1978a) Choline: Selective enhancement of serial learning and encoding of low imagery words in man. Life Sci 22:1555–1560

Sitaram N, Weingartner H, Gillin JC (1978b) Human serial learning: Enhancement with arecoline and impairment with scopolamine. Science 201:274–276

Smith CM, Semple SA, Swash M (1982) Effects of physostigmine on responses in memory tests in patients with Alzheimer's disease. In: Corkin S, Davis KL, Growdon JH, Usdin E, Wurtman RJ (eds) Alzheimer's disease: A report of progress. Aging Vol 19. Raven, New York, pp 405–411

Sofroniew MV and Weindl A (1978) Projection from the parvocellular vasopressin and neurophysin-containing neurons of the suprachiasmatic nucleus. Am J Anat 153:361–366

Sorbi S, Amaducci L, Blass JP, Bird ED (1982) Pyruvate-5-dehydrogenase complex and choline-acetyltransferase in aging and dementia. In: Giacobini E, Filogamo G, Giacobini G (eds) The aging brain: Cellular and molecular mechanisms of aging in the nervous system. Aging Vol 20. Raven, New York, pp 153–160

Stegink AJ (1972) The clinical use of piracetam. Arzneim-Forsch 22:975–977

Stoica E, Meyer JS, Kawamura Y, Hiromoto H, Haslik K, Pascu I (1973) Central neurogenic control of cerebral circulation. Neurology 23:687–697

Sulkin NM (1958) The occurrence and duration of senile pigments experimentally induced in the nerve cells of young rats. Anat Res 130:377–378

Sullivan EV, Shedlack KJ, Corkin S, Growdon JH (1982) Physostigmine and lecithin in Alzheimer's disease. In: Corkin S, Davis KL, Growdon E, Usdin E, Wurtman RJ (eds) Alzheimer's disease: A report of progress. Aging Vol 19. Raven, New York, pp 361–367

Symon L, Braunston NM, Strong AJ (1976) Autoregulation in acute focal ischemia: An experimental study. Stroke 7:547–554

Szporny L (1977) Pharmacology of vincamine and its derivatives. Actual Pharmacol (Paris) 23:87–117

Szporny L and Szasz K (1959) Die pharmakologischen Untersuchungen des Vincamins. Arch exp Path Pharmak 236:296–298

Tazaki Y, Omae T, Kuromaru S, Ohtomo E, Hasegawa K, Mori A, Kurihara M, Kutsusawa N et al. (1980) Clinical effect of encephabol (pyritinol) in the treatment of cerebrovascular disorders. J Int Med Res 8:118–126

Terry RD and Davies P (1982) Some morphologic and biochemical aspects of Alzheimer's disease. In: Samuel D, Algeri S, Gershon S, Grimm VE, Toffano G (eds) Aging of the Brain. Aging Vol 22. Raven, New York, pp 47–59

Tesseris J, Roggen G, Caracalos A, Triandafillov D (1975) Effects of vincamin on cerebral metabolism. Europ Neurol 13:195–202

Thal L, Rosen W, Sharpless NS, Crystal H (1981) Choline chlorid fails to improve cognition in Alzheimer's disease. Neurobiol Aging 2:205–208

Tinklenberg JR, Pigache R, Pfefferbaum A, Berger PA (1982) Vasopressin peptides and dementia. In: Corkin S, Davis KL, Growdon JH, Usdin E, Wurtman RJ (eds) Alzheimer's disease: A report of progress. Aging Vol 19. Raven, New York, pp 463–467

Tomlinson BE (1977) The pathology of dementia. In: Wells CE (ed) Dementia. Davis, Philadelphia, pp 113–153

Tomlinson BE, Blessed G, Roth M (1968) Observations on the brains of non-demented old people. J Neurol Sci 7:331–356

Tomlinson BE, Blessed G, Roth M (1970) Observations on the brains of demented old people. J Neurol Sci 11:205–242

Tonelli M, Ferretti PG, Bonifazi C (1974) Results with vincamine in the management of 45 cases of cerebral vasculopathy in aged subjects. (Italian). Gazz med ital 133:146–157

Ulus IH, Hirsch MJ, Wurtman RJ (1977) Transsynaptic induction of adrenomedullary tyrosine hydroxylase activity by choline: Evidence that choline administration increases cholinergic transmission. Proc Nat Acad Sci USA 74:789–800

van Nueten JM and Wollens D (1979) Mechanism of vasodilation and antivasoconstriction. Angiology 30:440–446

Van Nueten JM, van Beek J, Janssen PAJ (1978) Effect of flunarizine on calcium-induced response of peripheral vascular smooth muscle. Arch Int Pharmacodym 232:42–52

Vehrschild T, Beier R, Friemert K (1975) Langzeitbehandlung der Hirnleistungsschwäche in der Involution mit Cerntil: Ein Doppelblindversuch. Dt Gesundh Wesen 30:280–282

Venn RD (1980) Review of clinical studies with ergots in gerontology. In: Goldstein M, Calne RB, Liebermann A, Thorner MO (eds) Ergot compounds and brain function. Raven, New York, pp 363–377

Versteeg DHG, de Kloet ER, van Wimersma Greidanus TB, de Wied D (1979) Vasopressin modulates the activity of catecholamine containing neurons in specific brain regions. Neurosci Lett 11:69–73

van Vlasselaer G and Vanhulle G (1980) Doppelblind-Studie mit Bencyclan versus Placebo bei älteren Patienten mit Symptomen von cerebrovasculärer Insuffizienz. Klinische Auswertung und psychometrische Tests. In: Balas P, Kappert A (Hrsg) Folia Angiologica Supplement, Vol VII. Koska, Berlin Wien, pp 103–109

Walter R, Hoffman PL, Flexner JB, Flexner LB (1975) Neurohypophyseal hormones, analogs, and fragments. Their effect on puromycin-induced amnesia. Proc Nat Acad Sci USA 72:4180–4184

Weber G, Kreisel T, Peter S, Künzel J (1980) A double blind placebo controlled cross-over study in patients with peripheral vascular diseases, using a new capillary viscometer. Angiology 31:1–5

Weil C (1980) In: Berde B, Schild HO (Hrsg) Pharmakologie und klinische Pharmakologie von Hydergin®. Springer, Berlin Heidelberg New York, pp 34–36

Weingartner H, Gold P, Ballenger JC, Smallberg SA, Summers R, Rubinow DR, Post RM, Goodwin FK (1981) Effect of vasopressin on human memory function. Science 211:601–603

Westreich G, Alter M, Lundgren S (1975) Effect of cyclandelate on dementia. Stroke 6:535–538

White BC, Gadzinski DS, Hoehner PJ, Krome C, Hoehner T, White JD, Trombley JH (1982) Effect of flumarizine on canine cerebral cortical blood flow and vascular resistance post cardiac arrest. Ann Emergency Med 11:119–126

White P, Hiley C, Goodhardt M, Carasco LH, Keet JP, Williams JEJ, Bowen DM (1977) Neocortical cholinergic neurons in elderly people. Lancet I:668–670

Whitehouse PJ, Price DL, Clark AW, Coyle JT, Delong MR (1981) Alzheimer's disease: Evidence for selective loss of cholinergic neurons in the Nucleus basalis. Ann Neurol 10:122–126

Whitehouse PJ, Price DL, Struble RG, Clark AW, Coyle JT, de Long MR (1982) Alzheimer's disease and senile dementia: Loss of neurons in the basal forebrain. Science 215:1237–1239

de Wied D (1971) Long term effect of vasopressin on the maintenance of a conditioned avoidance response in rats. Nature 232:58–60 de Wied D (1977) Peptides and behaviour. Life Sci 20:194–204

Wiernsperger N, Gygax P, Danzeisen M (1978) Cortical pO_2 distribution during oligemic hypotension and its pharmacological modifications. Arzneim-Forsch 28:768–770

von Wild K, Dolce G (1976) Pathophysiological aspects concerning the treatment of the apallic syndrome. J Neurol 213:143

Witzmann KH and Blechacz W (1977) On the role of vincamine in the therapy of cerebrovascular diseases and impairment of cerebral function. Arzneim-Forsch 27:1238–1247

Woelk H (1979) Effects of Piracetam on the incorporation of ^{32}P into the phospholipids of neurons and glial cells isolated from rabbit cerebral cortex. Pharmacopsychiat 12:251–256

Wurtman RJ (1983) Choline availability and acetylcholine synthesis: relation to Alzheimer's disease. In: Samuel D, Algeri S, Gershon S, Grimm VE, Toffano G (eds) Aging of the brain. Aging Vol 22. Raven, New York, pp 211–220

Yamaguchi F, Meyer JS, Yamamoto M, Sakai F, Shaw T (1980) Non-invasive regional cerebral blood flow measures in dementia. Arch Neurol 37:410–418

Yates CM, Allison Y, Simpson J, Maloney AJF, Gordon A (1979) Dopamine in Alzheimer's disease and senile dementia. Lancet II:851–852

Yesavage JA, Tinklenberg JR, Hollister LE, Berger PA (1979) Vasodilators in senile dementia. Arch Gen Psychiatry 36:220–223

Yoshida K, Ishijima Y, Matsuda M (1968) Effect of cyclandelate on regional cerebral blood flow measured by mitracarotid injection of Xe^{133}. Arch Jpn Chir (Kyoto) 37:842–853

Zahniser NR, Chou D, Hanin I (1977) Is 2-dimethylamino-ethanol (deanol) indeed a precursor of brain acetylcholine? J Pharmacol Exp Ther 200:545–548

Zimmer R, Teelken AW, Trieling WB, Weber B, Weihmayr T, Lauter H (1984) γ-aminobutyric acid and homovanillic acid concentration in the CSF of patients with senile dementia of Alzheimer's type. Arch Neurol 41:602–604

2. Altersabhängigkeit der Plasmakonzentration von Amitriptylin

H. J. KUSS

In dem Buch „Psychiatrische Pharmakotherapie“ von Benkert u. Hippius (1974) findet man im Kapitel Amitriptylin den Ratschlag, bei älteren Patienten und bei Patienten mit Herz-Kreislaufbeschwerden, nur die halbe Dosis zu wählen. Diese Richtlinie ist auch in der übrigen Literatur zu den trizyklischen Antidepressiva häufig zu finden. Es gibt Untersuchungen (Nies et al. 1977), die eine Veränderung der Pharmakokinetik im Alter dafür als Grund anführen. Ebenso kann aber die Pharmakodynamik, etwa eine geringere Belastbarkeit gegenüber Medikamenten im Alter, eine wichtige Rolle spielen (vgl. Friedel 1978).

Um diese Fragestellung näher zu untersuchen, wurden die Patienten betrachtet, die in der Universitätsnervenklinik München im Jahre 1982 Amitriptylin in der am häufigsten vorkommenden Dosierung von 150 mg täglich erhalten haben und bei denen Blut zur Plasmakonzentrationsbestimmung abgenommen worden war. Nur etwa bei der Hälfte der mit Amitriptylin behandelten Patienten wurde der Plasmaspiegel bestimmt, und dies beinhaltet möglicherweise eine Auswahl problematischer Patienten; die üblichen Ausschlußkriterien bei Studien dürften aber eine viel größere Auswahl von Patienten darstellen. Andererseits wird man bei dieser retrospektiven Studie keine so hohe Compliance

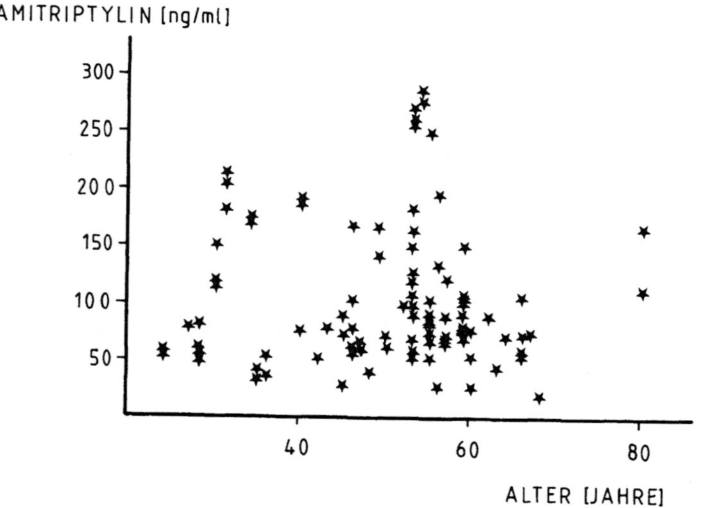

Abb. 1. Alterabhängigkeit der Amitriptylinkonzentration im Plasma von Patienten bei chronischer Dosierung von 150 mg pro Tag

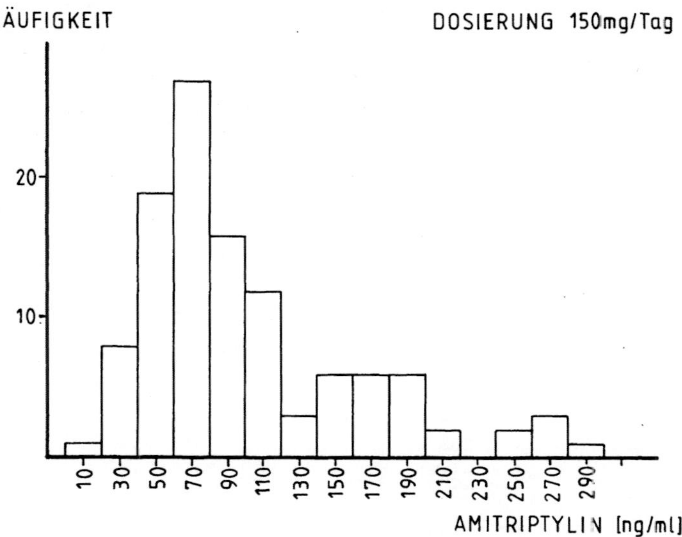

Abb. 2. Verteilung der Amitriptylinkonzentration im Plasma von Patienten bei chronischer Dosierung von 150 mg pro Tag

erwarten können, wie bei einer kontrollierten Studie. Die Konzentration des Amitriptylins und Nortriptylins im Patientenplasma wurde mit einer HPLC-Methode bestimmt.

In insgesamt 112 Fällen bei Patienten mit einer mindestens dreiwöchigen Medikation von 150 mg Amitriptylin pro Tag, ergab sich eine mittlere Amitriptylinkonzentration von 101 ± 59 ng/ml und eine Nortriptylinkonzentration von 91 ± 63 ng/ml. Diese Werte stimmen gut mit den bisher aus eigenen oder fremden Studien bekannten Werten überein (vgl. Jungkunz u. Kuß 1980, Breyer-Pfaff 1982). Die Abhängigkeit der Amitriptylinplasmakonzentration vom Alter ist in Abb. 1 gezeigt. Es ist nicht einmal ein Trend zu höheren Konzentrationen mit zunehmendem Alter erkennbar. Die sehr große Streuung ist über den gesamten betrachteten Altersbereich gleich. Dasselbe gilt für Nortriptylin (Abbildung hier nicht gezeigt). Die Zahl der über 60jährigen Patienten ist aber zu gering, um eine endgültige Schlußfolgerung zu ziehen.

Wenn man sich die Konzentrationsverteilung des Amitriptylins im Plasma der Patienten ansieht (Abb. 2) und im Vergleich dazu das entsprechende Histogramm der Patienten, die an der Psychiatrischen Universitätsklinik München im Jahre 1982 mit 75 mg Amitriptylin behandelt wurden und von denen Plasmaspiegel vorliegen (Abb. 3), so erkennt man, wie sehr sich die Bereiche der Plasmakonzentrationen überschneiden. Einerseits sieht man den großen Bereich der Werte (Faktor 30 bzw. 25), andererseits sieht man auch die starke Abweichung von der Normalverteilung. Eine Annäherung an die Normalverteilung ergibt sich erst durch logarithmische Transformation. Wenn sich diese beiden Patientenpopulationen, die sich in der Dosis um den Faktor 2 unterscheiden, in der Amitriptylinplasmakonzentration so wenig differenzieren lassen, dann wird es wegen der großen Varianz der Werte auch sehr schwer sein, eine

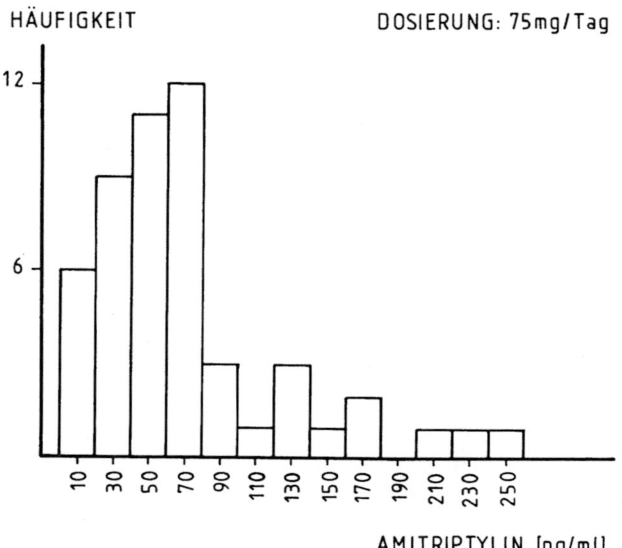

Abb. 3. Verteilung der Amitriptylinkonzentration im Plasma von Patienten bei chronischer Dosierung von 75 mg pro Tag

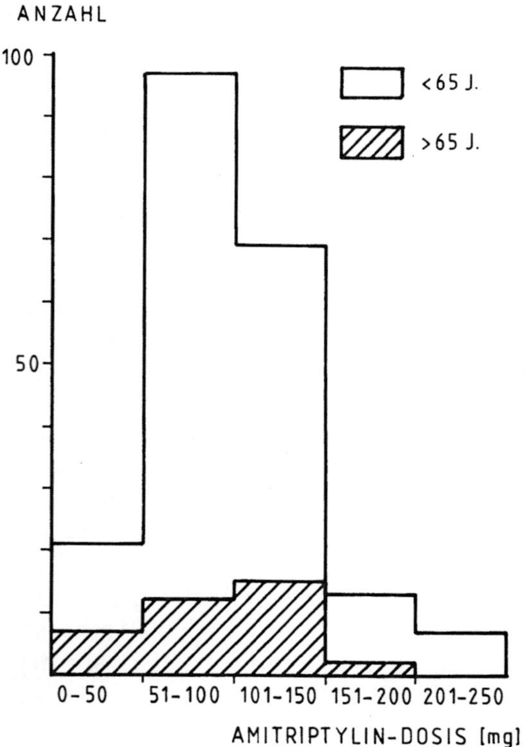

Abb. 4. Häufigkeit verschiedener Dosisgruppen bei einem Alter der Patienten unter und über 65 Jahren

Gruppe von älteren Patienten gegenüber einer Gruppe von jüngeren Patienten in bezug auf ihre Plasmakonzentration abzugrenzen.

Da an der Psychiatrischen Universitätsklinik München ein wissenschaftliches Dokumentationssystem existiert (Leiter: Dr. A. Strauß), lag es nahe zu untersuchen, ob die Dosis des Amitriptylins bei über 65jährigen geringer gewählt wird als bei unter 65jährigen. Hierfür standen allerdings nur die Daten des Jahres 1981 lückenlos zur Verfügung. In diesem Jahr wurden insgesamt 243 Patienten mit Amitriptylin behandelt. 36 dieser Patienten waren über 65 Jahre alt. Aus der Abb. 4 ist zu ersehen, daß sich die Dosierungen nicht wesentlich voneinander unterschieden. Die Mittelwerte beider Gruppen weichen nicht signifikant voneinander ab. Trotzdem ist ein Trend erkennbar, bei über 65jährigen Patienten Dosierungen über 150 mg Amitriptylin am Tag zu vermeiden.

Es ließ sich in einer retrospektiven Betrachtung nicht zeigen, daß für die Richtlinie, Amitriptylin im Alter geringer zu dosieren, der Grund in einem Unterschied der Pharmakokinetik zu suchen ist. Es ließ sich in der gewählten Stichprobe (alle Patienten in unserer Klinik während eines Jahres) nicht bestätigen, daß das am häufigsten verwendete Antidepressivum Amitriptylin bei einem stationären Aufenthalt bei über 65jährigen im Mittel niedriger dosiert wird. Aus Vorsichtsgründen ist wegen der wahrscheinlich geringeren Adaptationsmöglichkeiten eines älteren Menschen die Richtlinie insbesondere bei ambulanter Behandlung trotzdem vernünftig.

Literatur

Breyer-Pfaff U, Gaertner HJ, Kreuter F, Scharek G, Brinkschulte M, Wiatr R (1982) Antidepressive effect and pharmacokinetics of amitriptyline with consideration of unbound drug and 10-hydroxynortriptyline plasma levels. Psychopharmacology 76:240–244

Friedel RO (1978) Pharmacokinetics in the gerontopsychiatric patient. In: Lipton MA, DiMascio A, Killem KF (eds) Psychopharmacology. Raven, New York

Jungkunz G, Kuß, H-J (1980) On the relationship of nortriptyline: amitriptyline ratio to clinical improvement of amitriptyline treated depressive patients. Pharmacopsychiat 13:111–116

Nies A, Robinson D, Friedman M, Green R, Cooper T, Ravaris C, Ives J (1977) Relationship between age and tricyclic antidepressant plasma levels. Am J Psychiatry 134:790–793

3. Rapport der Diskussion

R. Zimmer

Zu Beginn der Sitzung gab Coper folgende kritische Übersicht:

Die Pharmakokinetik von Psychopharmaka im höheren Lebensalter unterscheidet sich sicherlich nicht prinzipiell von anderen Pharmaka. Sie verhält sich bei Patienten im höheren Lebensalter auch nicht grundsätzlich anders als bei jüngeren Personen. Es gibt zahlreiche Hinweise, nach denen ältere Menschen Pharmaka, die unverändert ausgeschieden werden, aufgrund einer mehr oder weniger ausgeprägten Einschränkung der Nierenfunktion langsamer eliminieren. Im Alter werden auch einige Pharmaka mit geringerer Geschwindigkeit verstoffwechselt. Eine strenge Systematik und Gesetzmäßigkeit ist bisher nicht gefunden worden. Ob eine Unter- oder Überdosierung durch veränderte Pharmakokinetik besteht, muß im Einzelfall festgelegt werden. Mit der Aufzählung entsprechender Befunde läßt sich viel Zeit verbringen und Information vermitteln. Mit ihr werden aber keine gedanklich neuen Gesichtspunkte eröffnet, was der Sinn dieser Veranstaltung sein soll. Interessant und diskussionswürdig scheint mir die Frage, wie stark eine Abweichung in der Kinetik eines Arzneimittels sein muß, um für die Therapie bzw. für das Auftreten von unerwünschten Begleiteffekten von Bedeutung zu sein. Schon bei jüngeren Personen ist bei gleicher Dosierung die Variabilität der Serumkonzentrationen vieler Psychopharmaka erheblich. Allein bei Benzodiazepinen kann die im Blut gemessene Menge nach akuter Gabe um den Faktor 20 schwanken, im „steady state“ noch um 5. Dieser enorme Streubereich wird bei alten Menschen sicher nicht kleiner sein. Selbst wenn es statistische Unterschiede in der Kinetik für Psychopharmaka zwischen jungen und alten Patienten geben sollte, lassen sich daraus keine generellen Schlüsse und Konsequenzen für das therapeutische Vorgehen ableiten. Es wäre wünschenswert zu klären, ob und mit welcher Sicherheit die Serumkonzentration eines Psychopharmakons ein Spiegelbild seiner Wirkungen oder sogar seiner therapeutischen Wirksamkeit ist. Die Richtigkeit der Vorstellung vom „therapeutischen“ Fenster ist bisher nicht bewiesen. Wenn ältere Patienten auf Psychopharmaka empfindlicher reagieren oder ihre Symptomatik mit einer geringeren Dosis, als sie für die Therapie Jüngerer notwendig ist, günstig beeinflußt werden kann, so muß dieses Verhalten nicht auf einer veränderten Kinetik der entsprechenden Substanzen beruhen. Viel wesentlicher ist die verminderte Adaptationsfähigkeit des alten Menschen gegenüber exogenen und endogenen Stimuli. Schon während der Kindheit und dem Erwachsenenalter findet ständig eine quantitative Veränderung von Strukturen und auch Funktionen statt. Infolge zahlreicher kompensatorisch wirkender Regulationsmechanismen bleiben selbst bei Belastungen verschiedenster Art im Regelfall die Strukturvarianz wie auch die Funktionsvarianz in diesen Lebensabschnitten im Normbereich. Mit fortschreitendem Alter kann jedoch die Homöostase durch geringeres Ansprechen der Regulationssysteme zumindest unter Belastungsbedingungen immer weniger aufrechterhalten werden, so daß es leicht zu Entgleisungen kommt. In diesem Licht gesehen, gibt die Pharmakokinetik von Psychopharmaka im höheren Lebensalter nicht nur über das Schicksal von Medikamenten in einer bestimmten Situation Auskunft, sondern testet in ihrer Variabilität zugleich die Grenzen der Regulierbarkeit störanfällig gewordener Systeme.

Auf die Frage von Kretschmar, ob für Amitriptylin die gleichen Gesetzmäßigkeiten wie für Maprotilin gelten würden, antwortete Kuß, daß Amitriptylin ein tertiäres Amin sei, wogegen es sich bei Maprotilin um ein sekundäres Amin handele, das dem Desmethylmetaboliten des Amitryptilin, dem Nortriptylin, entspräche. Zentral wirke Amitriptylin vorwiegend serotonerg und Maprotilin und Nortriptylin vorwiegend noradrenerg. Weiter führte Kuß aus, daß die Pharmakokinetik keinen direkten Zusammenhang mit der Wirkung haben müsse, sondern bloß die Vorbedingungen dafür schaffe. Die für Maprotilin gefundene negative Korrelation werfe die Frage auf, ob man nicht mit der Dosis heruntergehen müsse, um eine höhere Besserungswahrscheinlichkeit zu erhalten. In eigenen Arbeiten sei für Amitriptylin keine Korrelation zwischen Plasmaspiegel und prozentualer Besserung beobachtet worden, ebenso nicht für Nortriptylin bzw. für die Summe von Amitriptylin und Nortriptylin. Demgegenüber hätte sich eine lineare Beziehung zwischen prozentualer Besserung und dem Quotienten von Nortriptylin zu Amitriptylin ergeben. Letzteres bedeute, je mehr Amitriptylin zu Nortriptylin umgesetzt sei, desto eher sei eine Besserung zu erwarten. Bezogen auf den Wirkmechanismus bedeutete dies, im Einklang mit Matussek, daß der noradrenerge Effekt wichtiger als der serotonerge für die klinische Besserung sei.

Meyer brachte nochmals die Frage der oralen und intravenösen antidepressiven Therapie ins Gespräch. Aus seiner klinischen Sicht vermutet er eine Überlegenheit der intravenösen Behandlungsform. Coper bemerkte hierzu: Wenn es sich nicht um aktive Transporte handelt, wie z. B. bei Kalzium, ist eine Resorptionsänderung im Alter nicht beschrieben. Es gibt aber insofern Unterschiede, als der Darm auch metabolisierende Enzyme enthält, was z. B. für den Stoffwechsel von Chlorpromazin eine große Rolle spielt. Bei geringerer Darmpassage verbleibt dann das Arzneimittel länger im Organismus und dabei kann es schneller und häufiger abgebaut werden, so daß die Konzentrationen im Serum geringer werden. Was jedoch die Resorptionsgeschwindigkeit betrifft, so sind für Psychopharmaka bisher keine relevanten Unterschiede gefunden worden.

Grossmann erläuterte, daß die Resorption nur ein Faktor für die Endkonzentration im Blut oder Serum darstelle. Z. B. könne die Leberdurchblutung und damit der First-pass-Effekt bei Arzneimitteln im Alter ein völlig anderer sein als in jüngeren Jahren. Dieser Sachverhalt könne eine Überlegenheit der intravenösen gegenüber der oralen antidepressiven Therapie bewirken. Coper bestätigte diese Annahme und wies noch auf weitere Phänomene wie auf die von Klotz experimentell nachgewiesene Bedeutung des Verteilungsmusters zwischen Fett und Wasser unter Benzodiazepinen hin. Die Unterschiede im Plasmaspiegel führt Coper jedoch nicht so sehr auf das Verteilungsmuster oder den First-pass-Effekt zurück, sondern auf die verminderte Elimination. Dem Plasmaspiegel weist er für die therapeutische Wirksamkeit bei Psychopharmaka, wegen ihrer relativ großen therapeutischen Breite, eine untergeordnete Bedeutung zu, im Gegensatz zu anderen Arzneimitteln mit einer geringen therapeutischen Breite, wie den Herzglykosiden oder bestimmten Antibiotika oder Antiepileptika. Kuß bemerkte zu Coper, daß unter kinetischen Gesichtspunkten die Psychopharmaka nicht summarisch betrachtet werden dürften, sondern daß man zwischen Benzodiazepinen auf der einen Seite und den trizyklischen Antidepressiva und den Neuroleptika auf der anderen Seite unterscheiden müsse. Für Antidepressiva und Neuroleptika gelte, daß beim Leberdurchfluß der Totalanteil des Medikaments in der Leber aufgenommen werde, bei Benzodiazepinen jedoch nur der freie Anteil. Wenn bei den Benzodiazepinen eine im Alter verlängerte Halbwertszeit zu finden sei, so sei das auf Antidepressiva und Neuroleptika nicht zu übertragen.

Grossmann verwies noch auf die Bedeutung der Einnahmetechnik im Zusammenhang mit der Leberdurchblutung. Wenn Hydergin, wie jüngste Untersuchungen zeigten, nicht strikt nach dem Essen eingenommen werde, so gelange so gut wie nichts ins Blut bzw. in den großen Kreislauf, weil die Aufnahme im wesentlichen über die Leber erfolge.

Hesse und Kuß sprachen sich abschließend für eine Nichtüberlegenheit der intravenösen gegenüber der oralen Antidepressivatherapie aus. In einer Studie der Universitätsnervenklinik in München sei eher eine Überlegenheit der oralen Therapie herausgekommen. Einen nichtsignifikanten Unterschied erwartete Hesse ebenfalls für eine derzeit in der Rheinischen Landesklinik laufende Infusionsstudie mit Maprotilin.

Teil 3: Neuroradiologische, neurobiochemische und neurophysiologische Untersuchungsmethoden

1. Die Bedeutung neurophysiologischer und neuroradiologischer Verfahren zum Wirkungsnachweis von Nootropika

S. KANOWSKI

Der Begriff Nootropika versucht eine nicht nach einheitlichen und allgemein gültigen Kriterien beschreibbare Gruppe psychotroper Substanzen zusammenzufassen, von denen angenommen wird, daß sie auf verschiedenen Wegen die Funktion neuronaler Strukturen zu aktivieren vermögen. Diesem Aspekt entspricht der synonym benutzte Terminus Neurodynamika. Unter einem biochemischen Teilaspekt können einige der Substanzen mit einigem Recht auch als Antihypoxidantien benannt werden. Vor wenigen Jahren wurde die gesamte, hier gemeinte Stoffgruppe auch der Kategorie der sogenannten Geriatrika subsumiert. Die unter diesen Begriff fallende Substanzgruppe ist aber noch viel weitläufiger und heterogener, denn sie umfaßt alle angeblich geriatriespezifisch anzuwendenden Substanzen und Mischpräparate, die im wesentlichen nach dem Leitgedanken der Substitutionstherapie Hormone, Vitamine und Spurenelemente enthalten. Eine kritische Auseinandersetzung mit dem Konzept angeblicher Geriatrika habe ich gemeinsam mit Coper vor einigen Jahren a.a.O. versucht (Coper u. Kanowski 1976).

Nootropika können theoretisch den Energiestoffwechsel, den Struktur (Eiweiß-)stoffwechsel oder den Funktions-(Transmitter-)stoffwechsel des Hirns leistungssteigernd beeinflussen. Für einige der in Betracht kommenden Substanzen sind dergleichen Effekte tierexperimentell und in Grenzen auch klinisch begründbar. Ein Grundproblem des *Wirksamkeitsnachweises* der Nootropika besteht darin, die regelhafte Verknüpfung von biochemischen und klinischen Wirkungen nachzuweisen, wobei letztere bei psychotropen Substanzen in der Regel auf der Erlebens-, Verhaltens- und kognitiven Leistungsebene ermittelt werden müssen. Zielsyndrome in diesem Zusammenhang stellen das hirnorganische Psychosyndrom, Vigilanzstörungen, das pseudoneurasthenische Syndrom und symptomatisch-depressive Syndrome dar. Das diffuse hirnorganische Psychosyndrom ist als Kernbestand chronisch-symptomatischer oder exogener Psychosen, insbesondere der dementiellen Verläufe anzusehen. Die übrigen der genannten Syndrome können sich ebenfalls zu unterschiedlichen Zeitpunkten im Verlauf chronisch-organischer Psychosen einstellen, sind aber sowohl unter epidemiologischen als auch unter differentialdiagnostischen Gesichtspunkten als noch unspezifischer zu betrachten als das hirnorganische Psychosyndrom selbst. Alle vier Syndrome sind als noxenunspezifisch anzusehen, sagen also nichts in bezug auf eine je spezifische Ätiologie oder Pathogenese aus. Die Tabelle 1 gibt eine Aufstellung der häufigsten, in der Gerontopsychiatrie in Frage kommenden Krankheitsbilder, und das sind, wie man sieht, nicht wenige. Es ist theoretisch und praktisch sinnvoll, primär zerebrale

Tabelle 1. Klassifikation organischer Psychosen im höheren Lebensalter (zit. nach Lauter 1980)

1. Störungen der Hirndurchblutung	Zerebrovasculäre Erkrankungen
2. „Primär degenerative" kortikale Erkrankungen mit argentophilen Gewebsveränderungen	Alzheimersche Krankheit im Senium und Präsenium
3. Subkortikale Dystrophie	Präsenile argyrophile subkortikale Dystrophie (Seitelberger)
4. Systematrophien	Picksche Krankheit M. Parkinson Chorea Huntington u. a.
5. Hirntraumen	Hirnkontusion, subdurales Hämatom
6. Infektionen	Encephalitis Progressive Paralyse Creutzfeldt-Jakobsche Krankheit u. a.
7. Intoxikationen	Alkohol, Medikamente, CO, Schwermetalle
8. Störungen der Liquorzirkulation	Lösungsvermittler
9. Intrakranielle Neoplasmen	Kommunizierender Hydrocephalus, Hirntumoren, Schädelbasistumoren
10. Bronchialkarzinome und andere extrazerebrale Tumoren	Karzinomatöse Meningitis Paraneoplastisches Syndrom
11. Vitaminmangelzustände	Vitamin B_{12} (Perniziosa-Psychosen) Nikotinsäure (Pellagrapsychosen) Folsäure Vitamin B_1
12. Metabolische Enzephalopathien	Eiweißmangelzustände Schilddrüsenerkrankungen Hypoglykämie (z. B. nach Gastrektomie) chron. Lebererkrankungen Niereninsuffizienz Hypo- und Hyperparathyreoidismus Hyperlipidämie M. Addison Porphyrie

von sekundären, vorwiegend extrazerebral verursachten Prozessen zu unterscheiden. Unter den Erstgenannten kommt ohne Zweifel der Alzheimer Demenz und der Multiinfarktdemenz (MID) die größte Bedeutung zu. Aus der Tabelle 1 ist der Schluß abzuleiten, daß dementiellen Prozessen sehr unterschiedliche Ätiologien und wahrscheinlich auch sehr verschiedene pathogenetische Störmuster zugrunde liegen. Daraus folgt wiederum, daß es wahrscheinlich kein einheitliches pharmakotherapeutisches Prinzip für die Behandlung aller Demenzformen geben wird. Das wäre nur dann anders vorstellbar, wenn alle verschiedenen Ätiologien und pathogenetische Störmuster letztlich in eine gemeinsame pathogenetische Endstrecke einmündeten und diese auch pharmakotherapeutisch zu beeinflussen wäre. Abbildung 1 versucht dies zu verdeutlichen und nimmt hypothetisch auf der *neurophysiologischen* Ebene eine Störung vigilanzregulierender Systeme als gemeinsame pathogenetische Endstrecke an. Diese Annahme läßt sich mit einigen klinischen Befunden begründen (Kanowski u.

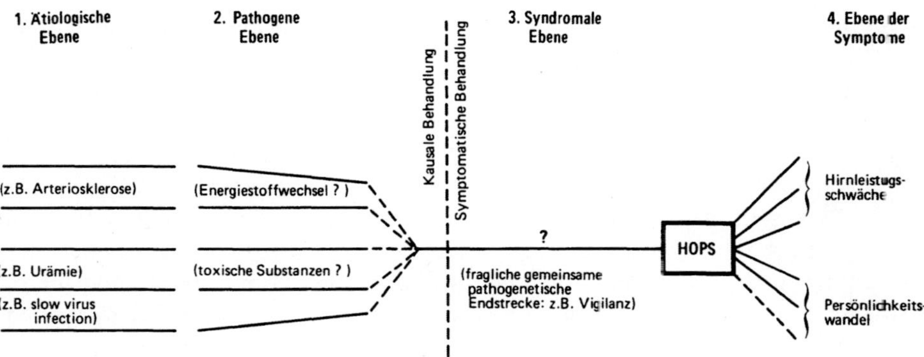

Abb. 1. Multiple Ätiologie und Pathogenese des HOPS

Coper 1978, 1982). Auch die Tatsache, daß sich sowohl neurophysiologisch als auch klinisch die Wirkungen von einigen bisher entwickelten Nootropika im Sinne einer Vigilanzstimulierung interpretieren lassen, verstärkt das Gewicht einer solchen Hypothese. Ich meine, es sei heute hinreichend zu begründen und wäre gleichermaßen reizvoll und praktisch relevant, das Vigilanzmodell sowohl experimentell als auch klinisch zum Testmodell nootroper Wirkung auszubauen. Abbildung 1 läßt aber auch erkennen, daß wir für den klinischen Wirksamkeitsnachweis auf die Ebene der Zielsymptome angewiesen sind – im Sinne einer symptomatischen Behandlung – sofern wir keine zuverlässig erscheinenden ätiologischen oder pathogenetischen Hypothesen haben. Die Zielsymptome müssen dann klar definiert, klinisch operationalisiert werden können und es muß begründet anzunehmen sein, daß eine zu prüfende Substanz auch die Zielsymptome beeinflußt.

Im folgenden will ich nun versuchen, auf diesem Hintergrund den Stellenwert neurophysiologischer und neuroradiologischer Verfahren zum Wirkungsnachweis von Nootropika zu erörtern. Ich will mich dabei auf folgende Verfahren beziehen.

1. Computertomographie
2. Kernspintomographie
3. Regionale Hirndurchblutungsmessung
4. Positronen-Emissionstomographie (PET)
5. Elektroenzephalographie

Alle fünf Verfahren können grundsätzlich zur diagnostischen Identifizierung und Homogenitätsüberprüfung der Patientenpopulation in klinischen Prüfungen herangezogen werden. Computertomographie respektive Kernspintomographie sind als morphologische Verfahren für die diagnostische Identifizierung spezifischer Formen dementieller Prozesse unerläßlich, wobei z.B. eine weitere Differenzierung des computertomographischen Verfahrens in Richtung eines direkten quantitativen Vergleiches der gemessenen Dichtewerte und damit die Abkehr vom bisher üblichen bildbezogenen Befundbewerten zusätzliche Fortschritte für die differentialdiagnostische Abgrenzung erwarten läßt (Hartmann u. von Kummer 1983; Heiss 1983; Hedde 1984). Regionale Hirndurchblutungsmessung, PET und EEG sind funktionsdynamisch orientierte Verfahren, die zwar ebenfalls zur differentialdiagnostischen Abgrenzung von Demenzen verschiedener Ätiologien dienen können, jedoch vorwiegend geeignet sind, auf der jeweiligen Meßebene funktionelle Ausgangssituationen zu bestimmen und damit auch als Indikatoren für therapieinduzierte Veränderungen heranzuziehen sind.

Zur Bestimmung der *Hirndurchblutung* insgesamt und deren regionaler Verteilung stehen heute verschiedene Verfahren unterschiedlicher Wertigkeit zur Verfügung (Stöcklin 1983). Die Bestimmung der Hirndurchblutung unter Aspekten der klinischen Prüfung von Nootropikawirkungen hat bei folgenden Fragestellungen Sinn:

1. Als Nachweis einer therapeutischen Wirkung bei primär vaskulär respektive durchblutungsabhängigen Erkrankungen. Das trifft für die Apoplexie und die Multiinfarktdemenz in ihren Anfangsstadien zu, denn in späteren Stadien scheinen auch bei der MID andere pathogenetische Prozesse gegenüber der primären Durchblutungsstörung in den Vordergrund zu treten (Hoyer 1980).
2. Zur Abklärung von unerwünschten Nebenwirkungen, z.B. der Frage, ob unter einem Nootropikum Verringerungen der Hirndurchblutung oder regionale Umverteilungen im Sinne eines „steal-Effektes" auftreten.
3. Kann die Bestimmung regionaler Hirndurchblutungsgrößen benutzt werden, um leistungsbezogene Aktivierungen umschriebener Hirnareale bzw. das Ausbleiben solcher Aktivierungen unter pathologischen Konditionen und die Reaktivierung unter nootropem Pharmakoneinfluß anzuzeigen.

Die *Positronenemissionstomographie* bietet darüber hinaus erstmals die Möglichkeit, in vivo am Menschen zerebrale metabolische Prozesse direkt zu untersuchen, wobei allerdings einschränkend zuzugeben ist, daß die Entwicklung der Methodik, insbesondere deren biochemischer Anteil, viele Probleme aufwirft. Immerhin ist es mit Hilfe dieses Verfahrens heute schon möglich – allerdings in der Bundesrepublik bisher nur an einem einzigen, entsprechend eingerichteten Zentrum – die Wirkungen von Nootropika auf den Energiestoffwechsel des Hirns (O_2- und Glukoseutilisation) lokalisiert an Probanden und Patienten zu untersuchen. Es steht zu erwarten, daß in Zukunft weitere metabolische Systeme – Neurotransmitter-, Lipid- und Aminosäurestoffwechsel – mit und ohne Pharmakoneinfluß zugänglich werden. Schließlich soll nicht unerwähnt bleiben, daß es mittels dieser Methode auch möglich sein dürfte, die selektive Anreicherung nootroper Substanzen im Hirn, natürlich auch von anderen Psychopharmaka, zu untersuchen, sofern geeignete biochemische Markierungsmöglichkeiten entwickelt werden können.

Die *klinische EEG-Forschung* ist für die klinische Nootropika-Prüfung in mehrfacher Hinsicht von fundamentaler Bedeutung. Die moderne, hochsensible EEG-Analysetechnik eignet sich als primäre Klinikmethode, um überhaupt den zerebralen Wirksamkeitsnachweis für Nootropika zu führen. Darüber hinaus scheint sie bisher das einzige Mittel darzustellen, um Dosiswirkungsbeziehungen und Angaben zur Bioverfügbarkeit von Nootropika zu gewinnen. Schließlich ist mit Hilfe des EEG eine differenzierte Analyse der Ausgangslage und Belastungsfähigkeit der die Vigilanz regulierenden Systeme auch unter

Pharmakonwirkung möglich. Neben der Registrierung der Vigilanzdynamik ist aber auch der Einfluß von Nootropika auf andere funktionelle Parameter, wie z. B. Frequenz und Amplitudenverhalten der Grundaktivität und im Hinblick auf fokale Störungen der Prüfung zugänglich. Auf die Bedeutung der Analyse evozierter Potentiale im Kontext des Alterns, pathologischer Prozesse und des Nootropikaeinflusses kann hier nur anmerkend hingewiesen werden. Sie ist auf einem kürzlich abgehaltenen Workshop gründlicher diskutiert worden (Basar 1983; Grünewald et al. 1983). Die Analyse der evozierten Potentiale bietet jedenfalls ein Paradigma zur Erfassung kortikaler Signal- und Informationsverarbeitung, deren nootrope Beeinflußbarkeit von höchstem Interesse wäre.

Damit wird bereits eine weitere Ebene der Bedeutung neurophysiologischer und neuroradiologischer Verfahren für den Wirkungsnachweis von Nootropika angeschnitten, nämlich die Ebene der Interpretation ihrer Wirkungsweise. EEG und PET haben von den fünf besprochenen Verfahren in diesem Zusammenhang zentralen Stellenwert, jeweils für die neurophysiologische bzw. neurochemische Interpretation der Pharmakodynamik nootroper Substanzen. Für das EEG mag als Beispiel die Interpretation von Nootropikaeffekten als Stimulation und Anhebung des Vigilanzniveaus im Sinne von Bente gelten (Bente 1982). Das PET wird auf dieser Ebene besondere Bedeutung dann erlangen, wenn die metabolische Analyse über den Energiestoffwechsel hinaus im oben erwähnten Sinne entwickelt werden kann.

Abschließend möchte ich darauf hinweisen, daß die fünf diskutierten Verfahren im Zusammenwirken mit klinischer Psychopathologie und Psychopathometrie, gerade auch unter den Bedingungen pharmakoexperimenteller Untersuchungen, Wesentliches zum Verständnis der Hirnfunktionen und ihrer Störungen beizutragen vermögen. Ganz im Sinne einer moderen funktionsdynamischen Betrachtungsweise, wie Poeck (1982) sie fordert, käme es darauf an, unter je spezifischen pathologischen Bedingungen morphologische, hirnfunktionsdynamische und leistungsdynamische Strukturmuster zueinander in Beziehung zu setzen und hieraus sowohl zeitliche Verlaufsmuster als auch individual typische Querschnittprofile abzuleiten, wobei die letztgenannten gleichzeitig die Grundlage für gezielte Therapie und Rehabilitation abgeben könnten.

Jedenfalls scheint die Zeit reif dafür, das hirnorganische Psychosyndrom unter Einbeziehung der Ergebnisse neuropathologischer, neuropsychologischer und psychopathologischer Forschung der letzten Jahrzehnte differenzierter zu betrachten und auf diesem Umwege möglicherweise zu neuen, therapeutisch bedeutsamen subtypologischen Ordnungen zu kommen.

Literatur

Basar E (1985) Evozierte Potentiale und EEG-Dynamik. In: Bente D, Coper H, Kanowski S (Hrsg) Hirnorganische Psychosyndrome im Alter II, S. 83. Springer, Berlin Heidelberg New York Tokyo

Bente D (1982) Vigilanzregulation, hirnorganisches Psychosyndrom und Alterserkrankungen: Ein psychophysiologisches Modell. In: Bente D, Coper H, Kanowski S (Hrsg) Hirnorganische Psychosyndrome im Alter, S. 63. Springer, Berlin Heidelberg New York Tokyo

Coper H, Kanowski S (1976) Geriatrika: Theoretische Grundlagen, Erwartungen, Prüfung, Kritik. Hippokrates 47:303–319

Grünewald G, Grünewald-Zuberbier E (1985) Ereignisbezogene Potentiale, Aufmerksamkeit und motorische Aktion. In: Bente D, Coper H, Kanowski S (Hrsg) Hirnorganische Psychosyndrome im Alter II, S. 99. Springer, Berlin Heidelberg New York Tokyo

Hartmann A, Kummer R v (1983) Die atraumatische Messung der regionalen Gehirndurchblutung: Methodik und Zuverlässigkeitsprüfung. Fortschr. Neurol Psychiat 51:57

Hedde JP, Reischies FM, Fiegler W, Felix R, Helmchen H, Kanowski S (1984) Tomographische nicht-invasive Messung der regionalen Hirndurchblutung. Fortschr Röntgenstr 140:2

Heiss WD (1983) Positronen-Emissionstomographie des Gehirns. Dtsch Med Wschr 108:887

Hoyer S (1981) Pathophysiologische Muster der zerebralen Insuffizienz im Alter. In: Platt D (Hrsg) Funktionsstörungen des Gehörs im Alter, S. 53. Schattauer, Stuttgart New York

Kanowski S, Coper H (1978) Disturbed vigilance regulation as a model of geriatric neuropsychopharmacology. In: Deniker P, Radouco-Thomas C, Villeneuve A (eds) Neuro-Psychopharmacology, S. 1669. Pergamon, Oxford New York

Kanowski S, Coper H (1982) Das hirnorganische Psychosyndrom als Ziel pharmakologischer Beeinflussung. In: Bente D, Coper H, Kanowski S (Hrsg) Hirnorganische Psychosyndrome im Alter, S. 3. Springer, Berlin Heidelberg New York Tokyo

Lauter H (1980) Gerontopsychiatrie – die somatische Dimension. In: Kanowski S (Hrsg) Das ärztliche Gespräch. Tropon Arzneimittel, Köln

Poeck K (Hrsg) (1982) Klinische Neuropsychologie. Thieme, Stuttgart New York

Stöcklin G (1985) Möglichkeiten und Grenzen radiobiologischer Ansätze in der Emissionstomographie. In: Bente D, Coper H, Kanowski S (Hrsg) Hirnorganische Psychosyndrome im Alter II, S. 125. Springer, Berlin Heidelberg New York Tokyo

2. Die Differentialdiagnose zwischen primär degenerativer und vaskulärer Hirnatrophie (Typ Alzheimer/Multiinfarkttyp) durch Computertomographie

K. Kohlmeyer

Seit den neuropathologisch-klinischen Vergleichsuntersuchungen von Tomlinson et al. (1970) ist bekannt, daß klinisch beim Vorliegen einer Demenz im höheren Lebensalter zu häufig eine zerebrale Gefäßkrankheit als Ursache des dementiven Abbaus angenommen wird. Tomlinson et al. (1970) fanden nämlich nur in etwa 20–25% einer größeren Zahl von Fällen, die zu Lebzeiten als arteriosklerotische Demenz diagnostiziert waren, Veränderungen an den Hirngefäßen oder dem Hirngewebe, die die klinische Annahme rechtfertigen konnten, daß zerebrale Durchblutungsstörungen den Abbau von Hirngewebe und damit die zerebrale Funktionsstörung der Demenz herbeigeführt haben könnten. In der weitaus größten Zahl aller Fälle wurden Hirngewebsveränderungen gefunden, die gefäßunabhängig waren und den von Alzheimer bei der später nach ihm benannten Krankheit beschriebenen degenerativen pathologischen Hirngewebsbefunden entsprachen, histologische Befunde, von denen man heute weiß, daß sie der am häufigsten vorkommenden Form der Demenz im hohen Lebensalter entsprechen. Da bei den gefäßabhängigen Hirnabbauprozessen Gehirninfarkte in unterschiedlicher Größe die Grundlage der Hirnatrophie bilden, hat sich heute die pathogenetische Unterscheidung der senilen Demenz vom Alzheimertyp (SDAT) von der Multiinfarktdemenz (MID) eingebürgert, oder, bezogen auf das Substrat, wird der primär-degenerativen Hirnatrophie die vaskuläre Atrophie gegenübergestellt. Es hat nicht an Versuchen gemangelt, diese beiden Demenztypen klinisch oder mittels technischer Zusatzuntersuchungen, vor allem der regionalen Hirndurchblutungsmessung mit ^{133}Xe, zu unterscheiden. Wir selbst haben früher auch einen solchen Ansatz gemacht und die regionale Hirndurchblutung bei 30 dementen Patienten mittels der intrakarotidialen ^{133}Xe Clearance-Methode gemessen. 15 dieser Patienten waren klinisch als vaskulär bedingte, die anderen 15 als primär-degenerative Atrophie klassifiziert. Wir haben dabei keine Korrelation globaler und fokaler Veränderungen der Hirndurchblutung zu der klinischen Artdiagnose gefunden. Vielmehr korrelierte die Verminderung der Hirndurchblutung mit dem Grad der Demenz unabhängig von ihrer Pathogenese. Das bedeutet, daß die Hirndurchblutung in solchen Fällen funktionsabhängig, aber nicht prozeßabhängig ist. Zu ähnlichen Ergebnissen kamen Ingvar u. Gustafson (1970) bei Messungen der regionalen Hirndurchblutung mit derselben Methode, wobei es sich allerdings nicht um Fälle mit SDAT sondern um solche mit charakteristischer präseniler Alzheimerscher Demenz gehandelt hat. Andere Autoren glauben in den durch Messung der regionalen Hirndurchblutung gewonnen Werten zuverlässigere

Parameter für die unterschiedliche Pathogenese einer Demenz zu sehen (Hachinski et al. 1974, 1975; Gustafson u. Risberg 1979; Risberg 1983).

Klinisch mag der von Hachinski et al. eingeführte „ischemic score" für typische und nichtfortgeschrittene Fälle ein brauchbares Instrument für die Differentialdiagnose sein, aber um die Diagnose letztlich zu sichern, kann doch auf die zusätzliche Anwendung anderer, technischer Methoden nicht verzichtet werden. So lag es nahe, mit der als morphologischen Methode in vivo sich anbietenden kranialen Computertomographie dieses Problem anzugehen, was bisher nur in England von Roberts u. Cairds (1976) und Jacoby u. Levy (1980), in den USA von de Leon et al. (1980) und von unserer Arbeitsgruppe (Kohlmeyer 1982, 1983, Kohlmeyer u. Shamena 1982) versucht wurde.

Will man computertomographische Befunde bei dementen Patienten im höheren Lebensalter bewerten, muß zunächst bekannt sein, welchen computertomographisch erfaßbaren Veränderungen das Gehirn von nicht dementen alten Menschen unterworfen ist. Wir haben dazu 150 Menschen ohne und 150 Patienten mit Demenz im Alter von 60–100 Jahren computertomographisch untersucht (Kohlmeyer u. Shamena 1983) und die Weite der Seitenventrikel, des 3. Ventrikels sowie der Hirnfurchen nach einheitlichen Meßmethoden bestimmt, die in Tabelle 1 genannt und deren Werte aufgelistet und zwischen Dementen und Nichtdementen einander gegenübergestellt sind. Der Tabelle 1 ist zu entnehmen, daß die Weite der Hirnfurchen bei Dementen nur in den Altersgruppen von 60–69 Jahren signifikant größer ist als bei Nichtdementen. Im Alter darüber sind keine Unterschiede mehr vorhanden, so daß die Verschmälerung der Hirnwindungen mit konsekutiver Ausweitung der Furchen einem physiologischen Alternsprozeß entspricht.

Physiologisch unterliegen sicherlich auch die inneren Liquorräume im Laufe des Lebens, und am deutlichsten im Alter, einer Größenzunahme, die aber ab dem 60. Lebensjahr bis zum hundertsten deutlich nur den 3. Ventrikel betrifft, während die Seitenventrikel sich in diesem Material von Nichtdementen in dieser Altersspanne nur unbedeutend progredient erweitern. Das ist auch an einigen CT-untersuchten gesunden Hundertjährigen von Nadjmi u. Franke (1979) eindrücklich gezeigt worden. Im Gegensatz zu den Hirnfurchen, so zeigt die Tabelle 1 auch, sind in allen Altersgruppen die inneren Liquorräume bei Dementen hochsignifikant weiter als bei Nichtdementen.

Hatten wir somit gewisse Meßwerte der inneren und äußeren liquorführenden Räume erarbeitet, die dem Vorliegen der klinischen Diagnose Demenz zuzuordnen waren, so hatte unser nächster Schritt das Ziel, mittels Computertomographie darzustellende Hirnbefunde aufzuzeigen, die zumindest mit hoher Wahrscheinlichkeit Patienten mit SDAT und MID klassifizieren können. Wir sind dabei von der Hypothese ausgegangen, daß der MID wiederholte, zunächst kleine, dann evtl. konfluierende Hirninfarkte, die infolge der damit verbundenen Hirnsubstanzminderung zur Atrophie führen, zugrunde liegen, während es sich bei der SDAT um eine diffuse Hirnatrophie ohne wesentliche lokale Akzentuierungen handelt. Die folgenden im Computertomogramm sich darstellenden lokalen Ventrikel- und/oder Hirngewebsveränderungen gelten für uns als Folgen von fokalen zerebralen Zirkulationsstörungen, damit als Indizes abgelaufener zerebro-vaskulärer Attacken und einer MID:

Tabelle 1. Die Weite innerer und äußerer liquorführender Räume im kranialen CT bei je 150 alten Menschen von 60 bis 98 Jahren ohne und mit Demenz

Altersgruppe Klinisch	3. Ventrikel < 8 mm	Huckman Zahl < 52 mm	Ventrikelindex > 1,6	Cella-Media Index > 4,0	Kortikale Furchen mm
60–64					
Φ Demenz (29)	5,44 (0,58)	47,37 (3,41)	1,83 (0,12)	4,78 (0,27)	10,32 (3,30)
Demenz (25)	9,50xxx (3,82)	63,83xxx (4,89)	1,25xxx (0,09)	3,38xxx (0,28)	18,33xx (8,70)
65–69					
Φ Demenz (27)	6,53 (1,38)	49,56 (3,83)	1,85 (0,17)	4,78 (0,86)	14,26 (3,59)
Demenz (26)	9,12xxx (3,06)	64,92xxx (7,20)	1,35xxx (0,13)	3,76xxx (0,40)	18,00x (4,05)
70–74					
Φ Demenz (40)	7,91 (1,40)	49,98 (5,00)	1,81 (0,20)	5,03 (0,75)	15,28 (3,90)
Demenz (39)	11,18xxx (4,15)	69,62xxx (8,10)	1,26xxx (0,13)	3,46xxx (0,33)	17,37 (3,60)
75–79					
Φ Demenz (35)	8,04 (1,96)	51,21 (5,10)	1,76 (0,17)	4,87 (0,90)	16,33 (3,96)
Demenz (41)	11,10xxx (2,98)	68,40xxx (9,90)	1,26xxx (0,13)	3,51xxx (0,41)	17,95 (4,66)
> 80					
Φ Demenz (19)	8,68 (2,03)	52,04 (4,04)	1,78 (0,09)	4,80 (0,07)	17,67 (4,04)
Demenz (19)	11,38x (1,81)	70,47xxx (5,60)	1,22xxx (0,15)	3,36xxx (0,24)	18,05 (5,28)

1. Lokale Ausweitungen eines Seitenventrikelabschnitts, wie sie im Vorderhornbereich als Folge von Ischämien mit oder ohne nachweisbaren Infarkt in der Kapselstammganglienregion oder im Hinterhornabschnitt als Folge einer Durchblutungsstörung im Versorgungsbereich der A. cerebri posterior vorkommen.
2. Nachweis einer solitären hypodensen Zone in einer der Großhirnhemisphären oder im Kleinhirn, bei denen es sich nach Dichtewert, Form, Lokalisation und Verhalten gegenüber Kontrastmittelapplikation nur um Folgen eines Hirninfarkts handeln kann.
3. Nachweis von multiplen der unter 2. als solitär beschriebenen Veränderungen.

Ein weiterer großer Wert der computertomographischen Untersuchung bei Patienten mit Demenz ist natürlich mit der Möglichkeit des Aufzeigens ursächlich behandelbarer Hirnkrankheiten, wie Hirntumoren, subduralen Hämatomen und kommunizierendem Hydrozephalus als Ursache des klinischen Erscheinungsbildes einer Demenz gegeben.

Unter diesen dargestellten computertomographischen Kriterien wurden 400 Patienten mit der Diagnose einer Demenz analysiert, deren klinische Klassifikation und CT-Diagnosen in der Tabelle 2 einander gegenübergestellt sind. Die klinisch getroffene Gruppierung mit 64% SDAT, 23% MID und 13% unklarer Pathogenese entspricht den Zahlenverhältnissen Europas und der USA für Patienten mit Demenz im höheren und hohen Lebensalter (Tomlinson et al. 1970, Terry u. Davis 1980), und die Diagnosen nach computertomographischen Kriterien, soweit sie die Hirnatrophien mit und ohne vaskuläre Zeichen betreffen, d.h. eine wahrscheinlich primär-degenerative bzw. vaskuläre Genese der Atrophie vermuten lassen, sind prozentual von der klinischen Einteilung nicht wesentlich verschieden. Überraschend ist aber der Nachweis von neurochirurgisch behandelbaren Hirnkrankheiten in 7% von Patienten, die von erfahrenen

Tabelle 2. Gegenüberstellung der klinischen und computertomographischen Diagnosen bei 400 Patienten mit Demenz. Mittleres Lebensalter 70,1 Jahre

Klinisch		Computertomographie			
		Atrophie ohne vaskuläre Zeichen	Atrophie mit vaskulären Zeichen	Raumfordernde Prozesse kommuniz. Hydrozephalus	Normal
SDAT	256 64%	171 67%	36 14%	8 3%	41 16%
MID	92 23%	40 44%	39 42%	8 9%	5 5%
Nicht klassifiziert	52 13%	13 24%	16 31%	10 20%	13 25%
Gesamt	400 100%	224 56%	91 23%	26 7%	59 15%

Psychiatern, Neurologen oder Internisten als dement infolge Hirnatrophie diagnostiziert waren. Ähnliche, z. T. noch darüberliegende Zahlen sind von Thomson et al. (1982) angegeben. Erstaunlich erscheint auch, daß in 14% von klinisch sicheren Demenzfällen das Computertomogramm normal war.

Die zahlenmäßige Übereinstimmung zwischen klinischer und computertomographischer Beurteilung in bezug auf SDAT und MID wird aber relativiert, wenn die einzelnen klinischen Gruppen gesondert analysiert werden. In der SDAT-Gruppe wiesen allerdings nur 14% Zeichen einer vaskulär bedingten Hirnschädigung in Verbindung mit Atrophie auf. Hierbei könnte es sich immerhin um Patienten mit einer primär-degenerativen Hirnatrophie handeln, bei denen außerdem eine zerebrale Gefäßkrankheit vorliegt. Diese Mischgruppe wird auch von Tomlinson et al. (1970) mit 15–20% angegeben. In zwei Dritteln des Gesamtmaterials von SDAT ließ auch der computertomographische Befund Zeichen einer vaskulär bedingten Hirnschädigung vermissen. Auf die Problematik des Vorliegens neurochirurgisch behandelbarer Hirnkrankheiten und eines normalen Computertomogramms wird noch zurückzukommen sein.

Anders liegen die Verhältnisse in der klinischen MID-Gruppe. In nicht einmal der Hälfte der Fälle waren mittels Computertomographie Residuen von Hirninfarkten zu finden, und in fast der Hälfte wurden diese im Computertomogramm vermißt, so daß eine primär degenerative Atrophie, also eine SDAT, wahrscheinlicher war als eine MID.

Unter den klinisch nicht klassifizierten Fällen finden sich häufiger vaskuläre Zeichen im Computertomogramm als Atrophien ohne solche. Der Unterschied ist allerdings nicht erheblich, so daß in Fällen von Demenz, die dem Kliniker pathogenetisch nicht klassifizierbar erscheinen, mit einer etwa gleichartigen Verteilung zwischen SDAT und MID zu rechnen ist.

Einer gesonderten kritischen Würdigung bedürfen jene Fälle mit den unerwarteten computertomographischen Befunden von raumfordernden Prozessen, also Tumoren und subduralen Hämatomen, mit kommunizierendem Hydrozephalus und einem normalen computertomographischen Bild. Klinisch scheint die SDAT-Gruppe die diagnostisch klarste zu sein. Denn außer der Tatsache, daß Patienten mit den Zeichen einer zerebrovaskulären Krankheit im Computertomogramm hier am geringsten vertreten sind, liegt auch der Anteil von unerwarteten raumfordernden Prozessen und kommunizierendem Hydrozephalus deutlich unter der entsprechenden Zahl des Gesamtmaterials. Dagegen ist der Anteil der normalen computertomographischen Befunde mit 16% doch relativ hoch. Man wird offenlassen müssen, ob es sich dabei um noch frühe SDAT-Fälle handelt, die frei von atrophischen Zeichen im Computertomogramm sind und deren Hirnveränderungen im feingeweblichen Bereich bleiben.

Unter den als MID eingestuften Fällen steigt der Anteil der neurochirurgisch behandelbaren Hirnkrankheiten im Vergleich zur SDAT-Gruppe um das Dreifache an. Der Grund dafür muß offenbleiben. Es läßt sich nur hypothetisieren, daß in solchen Fällen evtl. doch vorhandene diskrete oder verdächtige zerebrale Herdsymptome, die bei der Überweisung zur computertomographischen Untersuchung nicht ausdrücklich vermerkt worden sind, eher an eine zerebrovaskuläre Krankheit als an eine Atrophie vom Alzheimertyp denken ließen. Unter derselben Hypothese ließe sich erklären, daß normale computertomographische Befunde so selten vorkamen. Unter den klinisch nicht klassifizierten Demenzfällen schließlich liegen das Vorkommen von raumfordernden Prozessen und kommunizierendem Hydrozephalus fast dreimal und die normalen computertomographischen Befunde fast doppelt so hoch wie im Gesamtmaterial. Auch hier läßt sich von neuroradiologischer Seite nur wieder spekulieren, daß es in der Beurteilung des Klinikers doch das eine oder andere Symptom neben der Demenz gegeben haben muß, das die Zuordnung zu einer der beiden Hauptgruppen SDAT oder MID zweifelhaft erscheinen und darum eine pathogenetische Klassifikation unterbleiben ließ, wenn auch der raumfordernde Prozeß oder kommunizierende Hydrocephalus nicht ausdrücklich in Erwägung gezogen wurde. Im Hinblick auf die normalen computertomographischen Befunde – und das würde für das gesamte Material gelten – in besonderem Maße aber für die hohe Zahl in der klinisch-pathogenetisch unklaren Gruppe, muß zunächst gesagt werden, daß uns in kaum einem Fall katamnestische Daten bekannt geworden sind. Damit muß die Frage unbeantwortet bleiben, ob es sich bei einem Teil dieser Kranken um Pseudodemenzen, z. B. beim Vorliegen einer Altersdepression, gehandelt haben könnte, denn im allgemeinen wurden uns die Patienten schon sehr früh nach ihrer Krankenhausaufnahme zur Computertomographie überwiesen, und die evtl. korrigierte Schlußdiagnose haben wir nicht erfahren. Auch im Material von Jacoby u. Levy (1980), das unter der Diagnose einer Demenz im Alter computertomographisch untersucht wurde, fanden sich in 25% normale computertomographische Befunde.

Ein besonderer computertomographischer Befund bei Patienten mit Demenz, der aus der Tabelle 2 nicht hervorgeht, muß noch gesondert erwähnt werden. In insgesamt 61 Fällen, das sind 15%, fanden wir symmetrische, im Marklager frontal, temporo-parietal und im Centrum semiovale lokalisierte, im Vergleich zum Liquor zerebrospinalis nur schwach hypodense Zonen, die wir als fokale Marklagerdemyelinisierungen im Sinne einer Encephalopathia subcorticalis hypertensiva Binswanger (Zeumer et al. 1980) auffassen. Diese Veränderungen wurden sowohl beim Vorhandensein von Infarktresiduen als auch ohne solche beobachtet. Die angegebenen 15% bestehen jedoch nur aus solchen ohne Zeichen abgelaufener Hirninfarkte. Die klinische Diagnose dieser 61 Patienten war so gut wie nie die einer vaskulären Demenz, sondern sie waren in der weitaus größten Zahl als SDAT eingestuft. Nach einer persönlichen Mitteilung von Terry (1983) findet dieser in dem von ihm hirnpathologisch untersuchten Material von Demenzfällen im höheren Lebensalter etwa 12% mit „Binswanger's Disease", die überwiegend klinisch als SDAT diagnostiziert worden sind.

Zusammenfassung und Schlußfolgerungen

Auch für den noch so erfahrenen neurologischen, psychiatrischen und internistischen Kliniker gibt es im Einzelfall offensichtlich keine sicheren Kriterien, die Pathogenese eines klinisch als Demenz sich darstellenden Syndroms sicher und als für eine differentielle Therapie geeignet zu erkennen.

Darum sollte jeder Patient mit dem Krankheitsbild einer Demenz wenigstens einmal, bei Unklarheiten wiederholt, computertomographischen Untersuchungen unterzogen werden. Denn die Computertomographie vermag nicht nur neurochirurgisch behandelbare Hirnkrankheiten als Ursache einer Demenz nachzuweisen, deren Anteil sich auf 3%–20% beläuft, wie auch von Thomson et al. (1982) nachgewiesen, sondern sie vermag einen Beitrag dazu zu leisten, eine Demenz als Folge einer vaskulären oder einer primär-degenerativen Hirnatrophie mit hoher Wahrscheinlichkeit zu erklären.

Ein bisher ungeklärtes Problem bilden ca. 15%–20% von Patienten mit dem Syndrom einer Demenz und einem normalen CT-Befund. Für einige Fälle werden hier moderne diagnostische Technologien, wie Positronen-Emissions-Tomographie (Frackowiak et al. 1982, Bustany et al. 1983; Ilsen u. Heiß 1983) sowie die Kernspin-Resonanz (Besson et al. 1983) in der Differentialdiagnose weiterhelfen können.

Klinisch stellt sich mit den dargestellten Ergebnissen von computertomographischen Untersuchungen auch erneut das Problem der „reversiblen Demenz" (Weitbrecht 1973).

Literatur

Besson JAO, Corrigan FM, Foreman EI, Ashcroft GW, Eastwood LM, Smith FW (1983) Differentiating senile dementia of Alzheimer type and multi-infarct dementia by proton NMR imaging. Lancet: 789

Bustany P, Henry IF, Sargent T, Zarafian E, Cabanis E, Collard P, Comar D (1983) Local brain protein metabolism in dementia and schizophrenia: In vivo studies with 11-C-L-methionine and positron emission tomography. In: Heiss WD, Phelps ME (eds) Positron emission tomography of the brain. Springer, Berlin Heidelberg New York, pp 208–211

Frackowiak RSI, Pozzilli C, Legg NI, Marshall J, du Boulay G, Lenzi GL, Jones T (1982) Cerebral energy relationships in dementia: A prospective study with positron emission tomography. In: Hoyer S (ed) The aging brain. Springer, Berlin Heidelberg New York, pp 177–181

Gustafson L, Risberg J (1979) Regional cerebral blood flow measurements by the ^{133}Xe inhalation technique in differential diagnosis of dementia. Acta Neurol Scand 60, Suppl 72:546–547

Hachinski VC, Lassen NA, Marshall J (1974) Multi-infarct dementia. A cause of mental deterioration in the elderly. Lancet 2:207–210

Hachinski VC, Iliff LD, Zilkha E, McAllister VL, du Boulay GH, Marshall J, Ross Russel RW et al. (1975) Cerebral blood flow in dementia. Arch Neurol 23:632–637

Ilsen HW, Heiss WD (1983) Nuclear diagnostic methods for measuring regional cerebral blood flow and metabolism in man. In: Gispen WH, Traber J (eds) Aging of the brain. Elsevier, Amsterdam New York Oxford, pp 167–184

Ingvar DH, Gustafson L (1970) Regional cerebral blood flow in organic dementia with early onset. Acta Neurol Scand 46, Suppl 43:42–73

Jacoby RJ, Levy R (1980) Computed tomography in the elderly. 2. Senile dementia: Diagnosis and functional impairment. Brit J Psychiat 136:265–269

Kohlmeyer K (1982) Vascular (multi-infarct) dementia versus primarily degenerative (Alzheimer's) dementia: A study of rCBF and computed tomography. In: Hoyer S (ed) The aging brain. Springer, Berlin Heidelberg New York, pp 201–207

Kohlmeyer K (1982) Computertomographischer Beitrag zur Differentialdiagnose vaskulär bedingte Demenz (Multiinfarkt-Typ) and primär degenerative Demenz (Alzheimer-Typ). Z Gerontol 15:321–324

Kohlmeyer K (1983a) Computertomographische Untersuchungen bei Demenz. Therapiewoche 33:1221 – 1235

Kohlmeyer K (1983b) The aging brain: Normal and pathological aspects in computed tomography. In: Gispen H, Traber J (eds) Aging of the brain. Elsevier, Amsterdam New York Oxford, pp 9 – 21

Kohlmeyer K, Shamena AR (1982) Zerebrale Computertomographie als differentialdiagnostisches Instrumentarium bei gerontopsychiatrischen Erkrankungen. In: Fischer B, Lehrl S (Hrsg) Differentialdiagnose Depression – beginnende sowie chronische zerebrovaskuläre Insuffizienz. Pharmazeutische Verlagsgesellschaft, München, S 89 – 104

Kohlmeyer K, Shamena AR (1983) CT assessment of CSF spaces in the brain in demented and nondemented patients over 60 years of age. AJNR 4:706 – 707

de Leon MI, Ferris SH, George AE, Reisberg B, Kricheff AE, Gershon S (1980) Computed tomography evaluations of brain–behaviour relationships in senile dementia of Alzheimer's type. Neurobiol Aging 1:69 – 79

Nadjmi M, Franke H (1979) CT-Befunde bei Hundertjährigen. 15. Jahrestagung Dtsch Ges Neurorad Mannheim, 10. 5. – 12. 5. 1979

Risberg J (1985) Application of the non-traumatic Xenon 133-method in neuropsychiatry. Measurement of cerebral blood flow and cerebral metabolism in man. In: Hartmann A, Hoyer S (eds) Cerebral blood flow and metabolism. Springer-Verlag, Berlin Heidelberg New York Tokyo, pp 72 – 80

Roberts MA, Cairds FI (1976) Computerized tomography and intellectual impairment in the elderly. J Neurol Neurosurg Psychiat 39:986 – 989

Terry RD, Davis P (1980) Dementia of the Alzheimer's type. Ann Rev Neuroscience 3:77 – 95

Thomson ILG, Bradshaw IR, Campell MI (1982) A CT-study of dementia. XIIth Symposium Neuroradiologicum, 10. 10. – 16. 10. 1982, Washington, D.C.

Tomlinson BE, Blessed G, Roth M (1970) Observations of the brains of demented old peoples. J Neurol Sci 7:331 – 357

Weitbrecht HJ (1973) Psychiatrie im Grundriß. Springer, Berlin Heidelberg New York

Zeumer H, Schonsky B, Sturm KW (1980) Predominant white matter involvement in subcortical arteriosclerotic encephalopathy (Binswanger's Disease). J Comp Tomogr 4:14 – 19

3. Pharmakoelektroenzephalographie und gerontopsychiatrische Forschung

W. M. HERRMANN und E. SCHÄRER

1 Einleitung

Eine zentrale Aufgabe in der Gerontopsychiatrie ist die Behandlung von Hirnleistungsstörungen, die sich auf der Symptomebene als
- Störungen des körperlichen Befindens
- Störungen der kognitiven Leistungsfähigkeit, Fähigkeit zur Informationsaufnahme und -verarbeitung
- Störungen der emotionalen Befindlichkeit
- Störungen der Aktivität und der Motivation zur Aktivität
- Störungen der körperlichen und psychischen Reagibilität und Anpassungsfähigkeit und körperlichen, seelischen und geistigen Belastungsbedingungen

manifestieren können.

Sie können Folge organischer Grunderkrankungen (z. B. Diabetes, Herzinsuffizienz, Leberinsuffizienz), psychiatrischer Erkrankungen (z. B. endogene Depression, Angstneurose) oder degenerativer Erkrankungen (z. B. Morbus Alzheimer) oder vaskulärer Prozesse (z. B. Multiinfarktdemenz) sein.

Die Therapie umfaßt sowohl psychologische, soziale und physiotherapeutische Maßnahmen als auch den Einsatz von Pharmaka. Aufgrund der in den letzten Jahrzehnten angestiegenen durchschnittlichen Lebenserwartung sowie der daraus folgenden absoluten Häufigkeitszunahme degenerativer und zerebrovaskulärer Demenzformen hat vor allem die Pharmakotherapie mit sog. Nootropika* steigendes Interesse sowohl im wissenschaftlichen als auch im gesundheitspolitischen Bereich gefunden.

Die Erfassung und Beurteilung der pharmakologischen Beeinflußbarkeit von Hirnleistungsstörungen im Alter durch Nootropika erfolgt auf verschiedenen Meß- und Beurteilungsebenen (Abb. 1). Neben Methoden zur Messung der Hirndurchblutung und des Hirnstoffwechsels sowie psychologischen Tests und Fragebögen zur Darstellung von Leistung und Befindlichkeit wird im besonderen Maße die quantitative Pharmakoelektroenzephalographie als empfindlichste Methode zur Verlaufsbeobachtung der Hirnfunktionen eingesetzt.

Die folgenden Ausführungen geben einen Überblick über den derzeitigen Entwicklungsstand der Pharmakoelektroenzephalographie und ihrer Anwendungen im Bereich der Gerontopsychiatrie und beleuchten die Frage, inwieweit diese Methode zum Wirksamkeitsnachweis von Nootropika geeignet scheint.

---

* Medikamente, die Hirnleistungsfunktionen verbessern

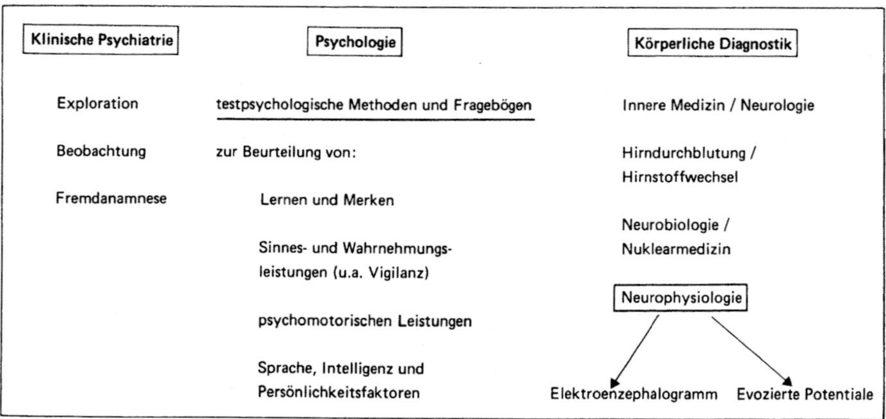

Abb. 1. Meß- und Beurteilungsebenen zur Objektivierung von Nootropikawirkungen

2 Vigilanzkonzept als Grundlage zur Objektivierung von Hirnleistungsfunktionen

Zur Beschreibung der elektrophysiologischen Zustände des Zentralnervensystems (ZNS) und seiner Veränderungen nach therapeutischen Interventionen ist in den letzten Jahren in der gerontopsychiatrischen Forschung bevorzugt ein differentiell neurophysiologisches Vigilanzmodell angewendet worden. Dieses Konzept besagt, daß vielen Altersbeschwerden und Defiziten im Befindlichkeits- und Leistungsbereich eine Vigilanzstörung zugrunde liegt.

Vigilanz wird dabei als eine systemdynamische Größe betrachtet, die sich in der Organisationsform der hirnelektrischen Aktivität manifestiert. Sie beinhaltet den Grad der Bereitschaft des neuronalen Systems, auf ein inneres oder äußeres Reizmuster mit einem adäquaten, d. h. präzise auf das Funktionsziel ausgerichteten, inneren oder äußeren Verhalten zu reagieren (Bente 1982). Dabei kann jedes einzelne System des ZNS in unterschiedlicher Weise involviert sein. In einem System kann Exzitation oder Stimulierung zu einer Verbesserung der Vigilanz führen, in einem anderen System hingegen Inhibition oder Sedierung (Bente 1982).

Das Vigilanzkonzept ist abgeleitet aus den Ergebnissen der modernen Vigilanzforschung, deren Ziel es ist, Erklärungen zu finden über das Zustandekommen von Verhaltensdefiziten, deren Entwicklungsverlauf zu beschreiben und die Voraussetzungen zur Minimierung der „Lücken" aufzudecken (Matejcek 1982).

Die Begründung der modernen Vigilanzforschung wird Mackworth (1948) zugeschrieben, der die ersten kontrollierten Laborexperimente zur Aufklärung der Zusammenhänge zwischen Fehlverhalten und den Diskontinuitäten der Aufmerksamkeit durchführte. In der Folgezeit wurde eine Vielzahl weiterer kontrollierter Prüfungsanordnungen entworfen, in denen der Einfluß verschiedener Faktoren auf das klassische Vigilanzverhalten untersucht werden konnte.

Beispiele für derartige Einflußfaktoren sind Regularität bzw. Irregularität des Signalauftrittes (Baker u. McCormack 1958; Deese 1955), Signalfrequenz (Deese u. Ormond 1953; Jenkins 1953), Signalintensität (Adams 1965; Mackworth 1950), Komplexität der Aufgabe (Baker 1961; Faulkner 1962; Whittenburg et al. 1956) sowie Persönlichkeitsmerkmale (Bakan 1959; Eysenck u. Eysenck 1968 a, b; Halcomb u. Kirk 1965).

Aus der Systematisierung und Interpretation der Untersuchungsergebnisse sind eine Reihe von anfänglich rivalisierenden, heute sich eher ergänzenden Vigilanztheorien entstanden, wie z.B. die Inhibitionstheorie (Mackworth 1948; 1950), die Reinforcement-Theorie (Holland 1958; Jerison u. Picket 1964), die Filtertheorie (Broadbent 1953 a, b; 1954; 1957 a, b, c; 1958), die Erwartungstheorie (Baker 1959; 1963; Deese 1955), die Aktivierungs- bzw. Arousaltheorie (Hebb 1955; Loeb u. Jeantheau 1958; Scott 1957 u. a.) und die Signalentdeckungstheorie (Swets 1977; Swets et al. 1961; Tanner u. Swets 1954). Eine zusammenfassende Beschreibung der genannten Theorien findet sich bei Matejcek (1982).

Für eine optimale Vigilanzlage und damit optimale Leistung auf der Verhaltensebene müssen verschiedene neuronale Subsysteme ein ganz bestimmtes Aktivierungs-, Reaktivitäts- und Adaptabilitätsniveau aufweisen, wodurch spezifische, funktionelle Verbindungen ermöglicht werden. In der Regel wird dieses Optimum nicht permanent aufrechterhalten, vielmehr schwankt die Vigilanzlage innerhalb eines physiologischen Toleranzraumes. Vigilanzstörungen und damit Fehlverhalten treten dann auf, wenn dieser Toleranzraum verlassen wird, d. h. die funktionellen Verbindungen der neuronalen Subsysteme und deren Zusammenspiel starke Abweichungen vom Optimum erkennen lassen (Bente 1982).

Es zeigt sich, daß der physiologische Toleranzraum mit zunehmendem Alter leichter verlassen wird, und von daher vigilanzkorrelierte Störungen im Verhaltensbereich häufiger vorkommen.

Zur Beschreibung des Vigilanzverhaltens werden neben Verhaltensdaten auch physiologische und biochemische Parameter einbezogen. Bei den biochemischen Parametern sind zwar bereits mehrere Ansätze vorhanden (Koella 1977), jedoch sind die Meßmethoden für die Routinebedürfnisse zu aufwendig und erlauben selten eine kontinuierliche Überwachung. Dagegen bietet sich unter den physiologischen Parametern neben dem EKG (vor allem der Herzfrequenz), dem galvanischen Hautwiderstand etc. hauptsächlich das Elektroenzephalogramm (EEG) an.

3 Elektroenzephalographische Korrelate der Vigilanz

Bereits 1960 wurden von Lindsley verschiedene Vigilanzstadien – vom Koma bis zu Hypererregung, Panik und heftigsten Emotionen – auf eine neurophysiologische Ebene projiziert, d. h. zu den Vigilanzstadien entsprechende EEG-Korrelate formuliert (Tabelle 1). Aufbauend auf diesem Konzept wurden in der Folgezeit von verschiedenen Autoren weitere elektroenzephalographische Skalen zur Beschreibung der Vigilanzstufen vorgeschlagen. Besondere Beachtung fanden dabei die intermediären Stadien des Wach-Schlaf-Überganges. Zwischen dem ruhigen Wachen – charakterisiert durch einen mehr oder weniger stabilen und kontinuierlichen Alpha-Rhythmus in den okzipitalen Regionen – und dem Schlafen, lassen sich die elektroenzephalographischen Stadien A und B unterscheiden (Bente 1977). Das Stadium A wird durch Spannungsanstieg, verstärkte Synchronisation und Frequenzverlangsamung der Alpha-Aktivität mit anteriorer Ausbreitung und Verlagerung des Alphafokus charakterisiert. In der Spätphase des A-Stadiums überschreitet dieser Verlangsamungsprozeß den Alphabereich und kann zum Auftreten von Subalphaformationen führen.

Tabelle 1. Charakterisierung verschiedener Vigilanzstadien durch EEG-, Bewußtseins- und Verhaltenskorrelate (aus: Lindsley 1960)

Vigilitätstonus	Elektroenzephalogramm	Bewußtseinsgrad	Leistungsfähigkeit
Starke bewegte Gefühlsregung; Furcht, Wut, Angst	Desynchronisiert: kleine bis mäßige Amplitude; schnelle gemischte Frequenzen	Eingeschränkter Wachheitsgrad; geteilte Aufmerksamkeit; zerstreut, unklar; „Verwirrung"	schlecht: mangelnde Kontrolle Erstarrung, desorganisiert
Wachsame Aufmerksamkeit	Teilweise synchronisiert: hauptsächlich schnelle Wellen mit niedriger Amplitude	Selektive Aufmerksamkeit, die schwankend sein kann; „Konzentration", Voraussicht; „gezielt"	gut: effiziente, selektive u. schnelle Reaktionen, fähig zu laufend fortgesetzten Reaktionen
Entspannter Wachheitsgrad	Synchronisiert: optimaler alpha-Rhythmus	Schweifende Aufmerksamkeit – nicht zielgerichtet; vor allem freies Assoziieren	gut: Routinereaktionen und kreatives Denken
Schläfrigkeit	Reduzierte alpha-Aktivität und gelegentlich langsame Wellen mit niedriger Amplitude	Leicht eingeschränktes Bewußtsein; Bilder und Phantasie; „traumhaft"	schlecht: unkoordinierte, sporadische, fehlende kontinuierliche Steuerung
Leichter Schlaf	Auftauchen von Schlafspindeln und langsamen (größeren) Wellen; Verlust der alpha-Aktivität	Deutlich verringertes Bewußtsein (Verlust des Bewußtseins); Traumzustand	Nicht vorhanden
Tiefschlaf	Große und sehr langsame Wellen (synchron, aber auf langsamer Zeitbasis); zufälliges unregelmäßiges Muster	Vollständiger Verlust des Bewußtseins (kein Erinnerungsvermögen für Reize oder Träume)	Nicht vorhanden
Koma	Isoelektrische bis unregelmäßige langsame Wellen	Kompletter Verlust des Bewußtseins; geringfügige oder fehlende Reaktionen auf Reizung; Amnesie	Nicht vorhanden
Tod	Null-Linien-EEG: allmählich einsetzendes und fortdauerndes Verschwinden jeglicher elektrischer Aktivität	Vollständiger Verlust des Bewußtseins und darauffolgender Tod	Nicht vorhanden

Die initiale Phase des meist im mittleren Lebensalter vorherrschenden B-Stadiums ist durch einen diskontinuierlichen Zerfall der Grundaktivität mit Tendenz zur Spannungsreduktion, Synchronisationsminderung des Grundrhythmus und eine erhöhte Frequenzvariation gekennzeichnet. Der Synchronisationsverlust in den Stadien B2 und B3 mündet in einem polyrhythmischen Frequenzzerfall mit alternierendem oder auch überlagertem Auftreten langsamer Theta-Delta-Schwankungen und schneller Beta-Wellen und Beta-Rhythmen.

Bente (1977) unterscheidet aufgrund verlaufsdynamischer Beobachtungen zwischen dem „episodisch-intermittierenden Auftreten subvigiler Aktivitätsformen" und dem „persistenten Auftreten von A- oder B-Stadien". Während die erstgenannte Form als temporäre Minderung der den Vigilitätstonus gewährleistenden Funktionen angesehen werden kann, ist die zweite Form eher Ausdruck einer pathologisch reduzierten Koordination der am Aufbau subvigiler Organisationsformen beteiligten Prozesse. Sie ist relativ häufig in der psychiatrischen Pharmakotherapie, insbesondere aber auch bei psychiatrischen Alterspatienten zu finden und tritt dann anstelle bzw. zusätzlich zu den sich normalerweise manifestierenden altersbedingten EEG-Veränderungen auf.

Diese EEG-Veränderungen sind vor allem durch eine Verlangsamung der dominanten Frequenz sowie eine Zunahme von diffusen langsamen Aktivitäten, schnellen Frequenzen über 30 Hz und Herdzeichen gekennzeichnet (Busse u. Obrist 1965; Busse u. Wang 1965; Gschwend u. Karbowski 1970; Maggs u. Turton 1956; Matousek u. Petersen 1973; Matousek et al. 1967; Müller u. Grad 1974; Obrist 1971; Obrist u. Busse, 1962; Obrist et al. 1962; Roubicek et al. 1974; Survillo 1963, 1968). Darüber hinaus sind von Karbowski (1977) weitere Merkmale beschrieben worden, die besonders häufig bei Patienten nach dem 60. Lebensjahr zu beobachten sind. Es handelt sich hierbei in erster Linie um temporale, linksseitig betonte Gruppen von langsamen Wellen. Obrist u. Bissel (1955) beschrieben, daß alte Personen mit einer verlangsamten Grundaktivität häufiger Abnormalitäten des EKG zeigten und eine kürzere Lebenserwartung hatten als diejenigen mit „normaler" Alpha-Aktivität. Matejcek (1980) sowie Ingvar und Mitarbeiter (1976) stellten aufgrund ihrer Ergebnisse direkt proportionale Beziehungen zwischen der Sauerstoffversorgung des Gehirns und der Frequenz des Grundrhythmus fest. Es liegt die Überlegung nahe, daß ein normaler EEG-Befund ohne Verlangsamung der Grundak-

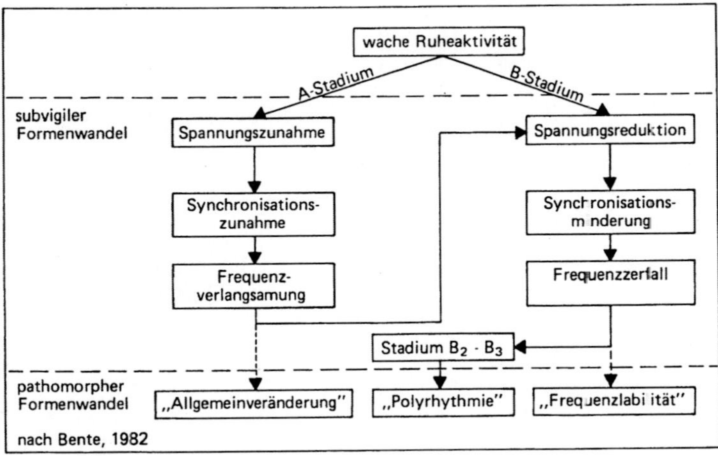

Abb. 2. Subvigile und pathomorphe Vigilanzmuster im EEG

tivität bzw. ohne temporale Thetaherde für eine noch intakte Sauerstoffversorgung des Gehirns sprechen könnte.

In der Praxis läßt sich eine Minderung der Vigilanz bzw. Störung der Vigilanzregulierung über die Bestimmung des Anteils subvigiler Phasen während einer 15minütigen EEG-Ruheableitung erfassen und quantifizieren. Diese Verfahrensweise erlaubt darüber hinaus auch die Darstellung der Wirksamkeit therapeutischer Maßnahmen zur Behandlung von Vigilanzstörungen.

In der Regel werden – abgeleitet aus den oben beschriebenen Charakteristika der Vigilanzstadien A und B – die folgenden EEG-Parameter zur Beschreibung des Vigilanzniveaus herangezogen:

- Poweranteil und Amplitude des Alpha-Rhythmus
- Poweranteil und Frequenzen der langsamen Wellen
- Poweranteil und Frequenzen der überlagerten Beta-Aktivitäten
- Verschiebungen innerhalb der dominanten Alpha-Frequenz
- Änderungen in der Synchronisation
- Änderungen in der Frequenz- und Amplitudenverteilung des Grundrhythmus
- subvigile frontale Beta-Bursts

In den letzten Jahren sind darüber hinaus eine Reihe von komplexeren EEG-Zielvariablen vorgeschlagen worden, die bevorzugt zur Beurteilung der Wirksamkeit nootroper Substanzen bei der Behandlung von Hirnleistungsstörungen im Alter herangezogen werden:

ASI: Der *Alpha-Slow-Wave-Index* erfaßt nach Matejcek (1982) das Verhältnis der Summe der Alpha_{1+2}-Anteile zur Summe der Delta- und Theta-Anteile.

IAA: Der *Index of Alpha Anteriorization* erfaßt das Verhältnis der absoluten Alpha-Power frontal zu okzipital.

V.I./V.S.: Der *Vigilance-Index* und der *Vigilance-Score* gründen sich auf ein von Herrmann et al. (1986a) entwickeltes automatisches Klassifikationssystem, das auf der Basis absoluter Powerwerte die Registrierung des Vigilanzniveaus mit Hilfe der folgenden Parameter erlaubt:

- Poweranteil des okzipitalen Grundrhythmus
- Poweranteil des okzipitalen Alpharhythmus
- Poweranteil des okzipitalen Thetarhythmus
- Poweranteil der Alpha-Anteriorization
- Breite des okzipitalen Alphafrequenzbandes
- subvigile frontale Beta-Bursts

Unter Zugrundelegung der aufgeführten Parameter erfolgt mit Hilfe einer 5-Klassen-Diskriminanzanalyse eine Unterscheidung der folgenden 5 Vigilanzstufen:

I angespannte Wachheit
II entspannte Wachheit
III etwas müde
IV deutlich müde
V sehr müde oder Schlaf

Tabelle 2. Gewichte der Diskriminanzfunktion der 5 Vigilanzstadien (Klassen) des automatischen Klassifikationssystems nach Herrmann et al. (1986a) Erläuterungen s. Text

	Vigilitätsstufen	Gewichte der Diskriminanzfunktion				Hypothetische verbale Interpretation der Vigilitätsstufen
		Delta + Theta	Alpha 1 + 2	Beta 1	Beta 3	
vigil	1	16,0	7,9	14,6	7,5	angespannte Wachheit
	2	16,7	24,8	5,2	4,3	entspannte Wachheit
subvigil	3	20,9	10,3	11,2	8,0	Etwas müde
	4	27,8	10,5	1,9	9,0	Deutlich müde
	5	35,1	3,4	0,0	9,2	Sehr müde oder Schlaf

Die Gewichte der Diskriminanzfunktion je Variable und Vigilitätsstufe (Klasse) sind in Tabelle 2 aufgeführt. Die hypothetische verbale Interpretation der Klassen läßt sich aus den Gewichten der Diskriminanzfunktion plausibel begründen.

Während in der Klasse „angespannte Wachheit" Beta 1 das höchste Gewicht hat, kommt in der Klasse „entspannte Wachheit" der Alpha-Power die größte Bedeutung zu. Für die Klassen „etwas müde" bis „sehr müde" gewinnen dann die Delta- und Theta-Power zunehmend an Gewicht. Hervorzuheben ist, daß in diesen beiden Klassen das Gewicht der Beta-1-Power abnimmt, das der Beta-3 (20–30 Hz)-Power hingegen wieder zunimmt (subvigile Betawellen).

Der Vigilance-Index (V.I.) ergibt sich aus dem Verhältnis des Anteils der Stadien I und II zu dem Anteil der Stadien III–V.

Der Vigilance-Score (V.S.) ist der Median der empirischen Klassen (alle 4 sec) über 15 Minuten.

Da die Änderungen der vigilanzindikativen EEG-Parameter nach Pharmakaapplikation sehr stark vom Ausgangs-EEG, d. h. vom Patienten-/Probanden-Typus abhängig sind und der V.I. dies durch die Möglichkeit des Einschlusses sowohl von Personen mit Alpha- als auch mit Beta- und Thetarhythmen zu berücksichtigen vermag, scheint er derzeit das zuverlässigste Maß für den neurophysiologisch bestimmbaren Vigilitätstonus zu sein.

Um intra- und interindividuelle Vergleiche von EEG-Daten und damit Verlaufskontrollen zu gewährleisten, müssen jene Faktoren, die die Funktionen des ZNS beeinflussen (Umgebung, Situation des Untersuchten, personenbezogene Bedingungen) konstant gehalten und weitestgehend kontrolliert werden. Zur Gewährleistung der Vergleichbarkeit von Ergebnissen verschiedener Untersuchungen sollte die Technik der EEG-Ableitung und -Auswertung weitestgehend internationalen Gepflogenheiten und Normen angepaßt werden. Für pharmakoelektroenzephalographische Untersuchungen am Menschen liegen dazu Empfehlungen von einer Expertengruppe beim Bundesgesundheitsamt vor (Bundesgesundheitsblatt 1983).

4 Wirkungen von Nootropika auf das EEG

In den letzten Jahren ist die Wirkung verschiedener Nootropika bzw. „Geriatrika" auf das Vigilanzverhalten mit Hilfe der Pharmakoelektroenzephalographie in einer Reihe von Studien untersucht worden. Danach können für einige Substanzen mit dem Indikationsanspruch „Zur Behandlung von Hirnleistungsstörungen im Alter" entsprechende pharmakodynamische Effekte, die im Sinne einer vigilanzfördernden Wirkung bzw. korrektiver Effekte auf vorhandene Vigilanzdefizite interpretierbar sind (Bente 1981), als gesichert angenommen werden.

So konnte z.B. nach Medikation des Ergotalkaloids Codergocrinmesilat (Hydergin) an geriatrischen Patienten mit hirnorganisch bedingten mentalen Störungen – in Abhängigkeit von der Ausgangslage der Patienten und den Untersuchungsbedingungen – eine Beschleunigung pathologisch erniedrigter dominanter Alphafrequenz (Frequenzverschiebung nach 9–11 Hz) bzw. eine Amplitudenerhöhung in diesem Frequenzbereich, ferner eine Erniedrigung pathologischer Delta- und Thetawellen und eine Verringerung der Variabilität der Frequenzen außerhalb des Alphabereichs nachgewiesen werden (Biel et al. 1976; Herzfeld et al. 1972; Kugler et al. 1978; Matejcek et al. 1979; Roubicek et al. 1972; Saletu u. Grünberger 1980).

Bente und Mitarbeiter postulierten 1978 eine vigilanzfördernde bzw. stabilisierende Wirkung von Piracetam, wobei sich unter den Patienten zwei verschiedene Reaktionstypen zeigten. Die Gruppe mit einer ausgeprägten und verlangsamten 8-Hz-Alpha-Aktivität im Ausgangs-EEG zeigte nach Piracetam-Medikation eine Beschleunigung dieser Aktivität auf 9 Hz. Der zweite Typus, charakterisiert durch einen geringeren Alphaanteil mit einer Frequenz von 10 Hz sowie vermehrten Deltaanteilen, zeigte unter Piracetam eine Abnahme der Deltaaktivität sowie eine deutliche Zunahme der Alphaaktivität im Bereich 10–11 Hz.

Ebenso ergab die Behandlung von Alterspatienten, die über Hirnleistungsstörungen klagten und deswegen auch behandelt werden wollten („symptomatic volunteers"), mit Bencyclan eine gegenüber Plazebo signifikante Anhebung des Vigilanzniveaus gemessen mit den vigilanzindikativen Variablen absolute Power in Delta-Band der Ableitung O_zT_6, Alpha-Slow-Wave-Index sowie Vigilance-Index (Herrmann u. Kern 1984).

Die Patienten waren vorwiegend sog. Alphaträger, mit unterschiedlich stark ausgeprägtem Alphaindex. Die als Einschlußkriterium geforderten, auf der elektrophysiologischen Ebene nachweisbaren Vigilanzstörungen stellten sich im Ausgangs-EEG als vier Grundtypen dar:

Typ A: 1. Abnahmen des Grundrhythmusindex (okzipital)
2. Zunahme des Thetaindex (okzipital)
außerdem: – keine (bzw. fast keine) subvigilen Beta-Bursts (präzentral)
– keine Anteriorisierung des Grundrhythmus

Typ B: 1. Anteriorisierung des Grundrhythmus
2. Abnahme des Grundrhythmusindex (okzipital)
3. Zunahme des Thetaindex (okzipital)
außerdem: – keine (bzw. fast keine) subvigilen Beta-Bursts (präzentral)

Typ C: 1. subvigile, präzentrale Beta-Bursts
2. Abnahme des Grundrhythmusindex (okzipital)
3. Zunahme des Thetaindex (okzipital)
außerdem: – keine Anteriorisierung

Typ D: 1. allgemeine Frequenzverlangsamung des Grundrhythmus

Abbildung 3 zeigt die Änderungen der absoluten Delta-Power, des Alpha-Slow-Wave-Index sowie des Vigilance-Index nach 8 Wochen Medikation mit 400 mg Bencyclan/die in Form von Box-Whisker-Plots, in denen neben Median- und Mittelwerten auch die Daten der Verteilung dargestellt sind.

Die Ergebnisse – Abnahme der Power im Deltabereich, Zunahme des Alpha-Slow-Wave-Index und des Vigilance-Index – legen den Schluß einer vigilanzanhebenden bzw. -stabilisierenden Wirkung nahe. Die darüber hinaus ermittelte deutliche Zunahme der Power im schnellen Betabereich (21–30 Hz) kann als ZNS-Stimulierung interpretiert werden. Die Abnahme des Vigilance-Index unter Plazebo wird hier nicht im Sinne einer Vigilanzminderung als Trait angesehen, sondern ist auf zunehmende Adaptation der Patienten an die Laborsituation zurückzuführen.

Untersuchungen zum Wirkungsnachweis des Nootropikums Pyritinol auf das EEG erbrachten bei geriatrischen Patienten relativ heterogene Ergebnisse. Während z. B. Haskovec et al. (1973) sowie Misurec et al. (1976) nach Pyritinol-Gabe keine signifikanten EEG-Veränderungen gegenüber Plazebo nachweisen konnten, fanden Tazaki et al. (1980) sowie Herrmann et al. (1986b)

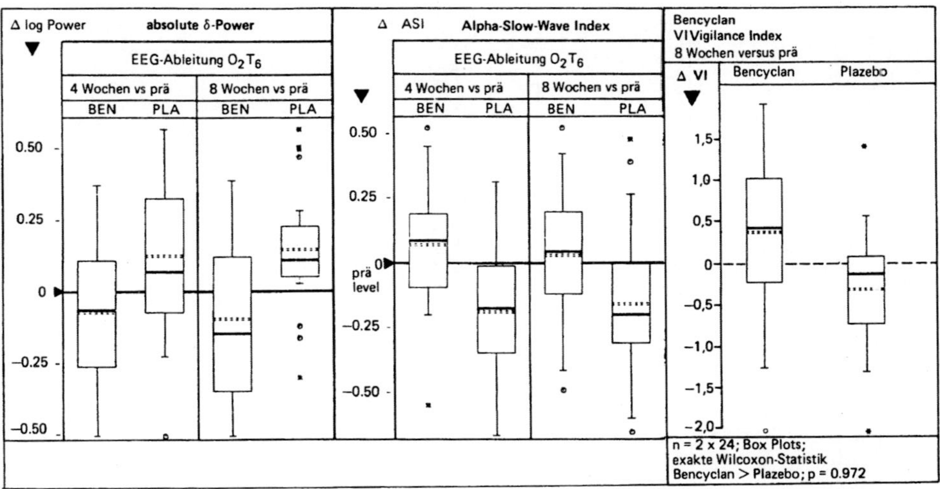

Abb. 3. Wirkungen von Bencyclan auf vigilanzindikative EEG-Variable: Box-Whisker-Plots der absoluten Delta-Power, des Alpha-Slow-Wave-Index und des Vigilance-Index. Die gestrichelte Linie in der Box zeigt den Mittelwert an, die durchgezogene Linie den Median. Die Box ist begrenzt durch das 1. und 3. Quartil. Die Balken über und unter den Boxen zeigen die Interquartilsabstände an. Die Punkte und Symbole sind Werte innerhalb oder außerhalb definierter Quartilsabstände und repräsentieren im wesentlichen Ausreißer. In die Darstellung fanden die Wertedifferenzen 4 Wochen minus prä (PT3 – PT2) und 8 Wochen minus prä (PT4 – PT2) Eingang. In der Ordinate sind für Delta die Differenzen des Logarithmus der absoluten Power dargestellt, für ASI und V.I. die Differenzen der Indexwerte

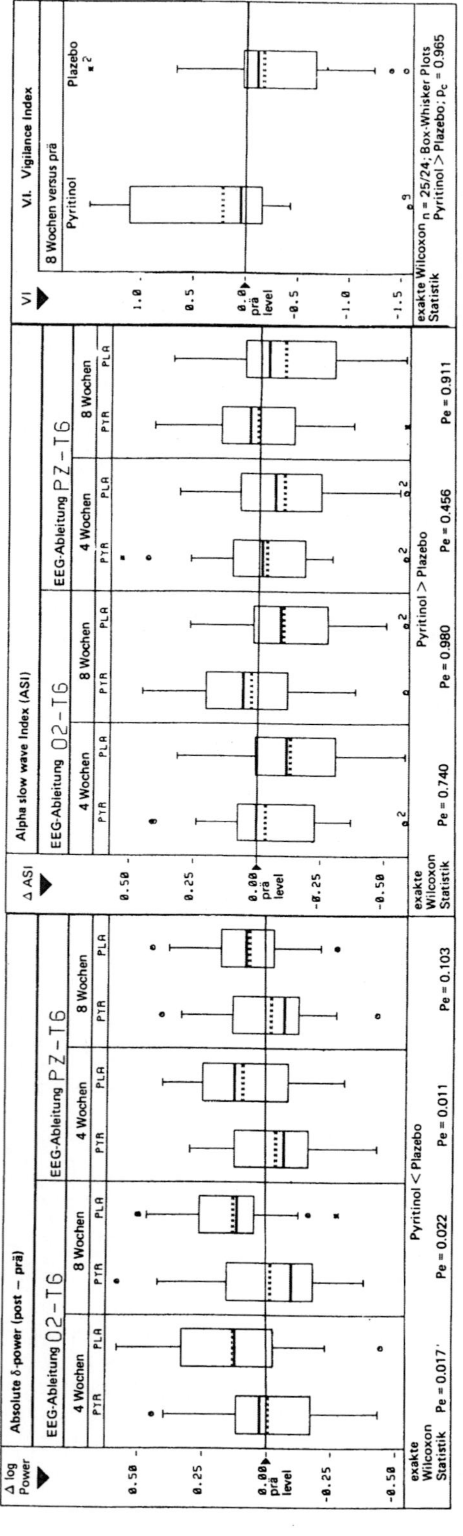

Abb. 4. Wirkungen von Pyritinol auf vigilanzindikative EEG-Variable: Box-Whisker-Plots der absoluten Delta-Power, des Alpha-Slow-Wave-Index und des Vigilance-Index. Weitere Erläuterungen s. Legende zu Abb. 3

EEG-Besserungen, die sich als Vigilanzsteigerung interpretieren lassen. In der plazebokontrollierten Doppelblindstudie von Herrmann et al. (1986b) wurden Alterspatienten mit der klinischen Diagnose eines beginnenden hirnorganischen Syndroms 8 Wochen mit 600 mg Pyritinol/die bzw. Plazebo behandelt. Nach Beendigung der Therapie zeigte – wie in Abb. 4 dargestellt – die Verum-Gruppe eine im Vergleich zur Plazebo-Gruppe signifikant erniedrigte Delta-Power. Der Alpha-Slow-Wave-Index sowie der Vigilance-Index waren damit konform gehend gegenüber Plazebo signifikant erhöht.

5 Indikatorfunktion von EEG-Änderungen für die klinisch-therapeutische Wirksamkeit von Nootropika

Die Relevanz der Pharmakoelektroenzephalographie bei der Beurteilung der Wirksamkeit von Nootropika ist vor allem davon abhängig, ob EEG-Befunde valide Indikatoren für eine therapeutische Wirksamkeit sind, oder ob die Methodik lediglich pharmakodynamische Wirkungen nachzuweisen vermag. Unter therapeutischer Wirksamkeit wird dabei nicht nur das Verschwinden eines Symptoms, sondern die Besserung des Gesamtzustandes eines Patienten in der Heilung, in der Rehabilitation oder in der Resozialisierung verstanden. Wenn man die Wirksamkeit in diesem echten therapeutischen Sinne faßt, so kann die Aussagefähigkeit des EEG in der gerontopsychiatrischen Forschung noch nicht abschließend bewertet werden.

Neuere Untersuchungen mit den Nootropika Pyritinol und Bencyclan ergaben deutliche Evidenzen dafür, daß die mit dem EEG objektivierbaren Vigilanzparameter indikativ für die therapeutische Wirksamkeit nootroper Substanzen sein können.

Ausgehend von der Hypothese der mit Hilfe von vigilanzindikativen EEG-Parametern ermittelten, oben bereits dargestellten vigilanzverbessernden Eigenschaften von Pyritinol (Herrmann et al. 1986b) wurden in einer Prüfung der klinischen Phase III die Veränderungen der funktionellen Defizite von Patienten mit organischen psychischen Störungen nach einer 16wöchigen Pyritinolmedikation erfaßt (Herrmann et al. 1986c). Die Beurteilung erfolgte mit Hilfe objektiver psychologischer Skalen (Clinical Assessment Geriatric Scale, SCAG; Beurteilungsskala für geriatrische Patienten, BGP), einem ärztlichen Globalurteil sowie zweier Leistungstests (Zahlen-Verbindungstest, ZVT-G; Syndrom-Kurztest, SKT). Die Verum-Gruppe zeigte im Vergleich zur Plazebogruppe signifikante Verbesserungen sowohl hinsichtlich der Leistungen als auch hinsichtlich der klinischen Symptomatologie.

Analog konnte auch für Bencyclan neben der mit dem EEG erfaßten, ebenfalls bereits dargestellten Anhebung des Vigilanzniveaus (Herrmann u. Kern 1984) eine im Vergleich zu Plazebo signifikante Verbesserung sowohl in der klinischen Symptomatik (erfaßt mit Hilfe von SCAG und BGP) als auch in der Leistung (erfaßt mit Hilfe der Leistungstests ZVT-G und Flimmerverschmelzungsfrequenz, FVF) bei ambulanten Patienten mit Funktionsdefiziten im Rahmen des organischen Psychosyndroms nachgewiesen werden (Kern et al. 1986).

Da in den genannten Studien sowohl signifikante Anhebungen des Vigilanzniveaus als auch klinische Effekte aufgezeigt werden konnten, die als valide Indikatoren für die therapeutische Wirksamkeit von Nootropika angesehen werden können, scheinen die Vigilanz und die entsprechenden EEG-Korrelate selbst valide Indikatoren für die therapeutische Wirksamkeit nootroper Substanzen zu sein.

Für eine abschließende Bewertung sind jedoch noch einige Fragen zu klären. Diese betreffen in der Hauptsache Aspekte des Alters-EEG hinsichtlich ihrer funktionalen Relevanz.

So weiß man z. B. nicht, ob die im Alter zunehmenden Thetaherde, die vorwiegend über dem anterioren Temporallappen und linksseitig beobachtet werden, eine tatsächliche Bedeutung für den Alterungsprozeß haben. Auch ist nicht mit Sicherheit bekannt, ob die im Alter abnehmende dominante Alphafrequenz ein Indikator für zunehmende funktionelle Störungen im Alter ist. Ungeklärt ist auch die Frage, ob die verlangsamte Alphafrequenz Indikator für eine Hirnfunktionsstörung ist (Thompson 1976), die ihre Ursache in Änderungen der Morphologie des Gehirns hat, oder ob sie Folge extrazerebraler Einflüsse, wie z. B. einer Herzinsuffizienz ist. Befunde über eine langsamere dominante Alpha-Frequenz bei Patienten mit Herzinsuffizienz gegenüber vergleichbaren Kontrollen sollten kritisch stimmen (Obrist u. Bissel 1955). Die Zunahme der dominanten Alpha-Frequenz unter Anwendung eines Geriatrikums könnte in Einzelfällen somit auch Folge einer Besserung der kardialen Leistung sein.

Literatur

Adams JA (1965) Vigilance in the detection of low-intensity visual stimuli. J Exp Psychol 52:204–208

Bakan P (1959) Extroversion, introversion, and improvement in an auditory vigilance task. Brit J Psychol 50:325–332

Baker CH (1959) Towards a theory of vigilance. Canad J Psychol 13:35–42

Baker CH (1961) Maintaining the level of vigilance by means of knowledge of results about a secondary vigilance task. Ergonomics 4:311–316

Baker CH (1963) Further toward a theory of vigilance. In: Buckner DN et al. (eds) Vigilance. A Symposium. McGraw-Hill, London, pp 127–154

Baker CH, McCormack PD (1958) Vigilance: Two tentative-theoretical approaches. Memorandum by the Canadian Delegation, CACDS

Bente D (1977) Vigilanz. Psychophysiologische Aspekte. Verhandlg Dtsch Gesellsch Inn Med 83:945–952

Bente D (1981) Möglichkeiten und Grenzen der Elektroenzephalographie in der geriatrisch-pharmakotherapeutischen Forschung. In: Platt D (Hrsg) Funktionsstörung des Gehirns im Alter. Schattauer, Stuttgart

Bente D (1982) Vigilanzregulation, hirnorganisches Psychosyndrom und Alterserkrankungen: Ein psychophysiologisches Modell. In: Bente D, Coper H, Kanowski S (Hrsg) Hirnorganische Psychosyndrome im Alter. Springer, Berlin Heidelberg New York

Bente D, Glatthaar G, Ulrich G, Lewinski M (1978) Piracetam und Vigilanz. Elektroenzephalographische und klinische Ergebnisse einer Langzeitmedikation bei gerontopsychiatrischen Patienten. Arzneim-Forsch (Drug Res) 28:1529–1530

Biel ML, Seus R, Struppler A (1976) Medikamentöse Therapie des hirnorganischen Psychosyndroms im Alter. Med Klin 71:2177–2184

Broadbent DE (1953a) Classical conditioning and human watchkeeping. Psychol Rev 60:331–339

Broadbent DE (1953b) Noise, paced performance and vigilance tasks. Brit J Psychol 44:295–303

Broadbent DE (1954) Some effects of noise on visual performance. Quart J Exp Psychol 6:1–5
Broadbent DE (1957a) A mechanical model for human attention and immediate memory. Psychol Rev 64:205–215
Broadbent DE (1957b) Effects of noise of high and low frequency on behaviour. Ergonomics 1:21–29
Broadbent DE (1957c) Immediate memory and simultaneous stimuli. Quart J Exp Psychol 9:1–11
Broadbent DE (1958) Effects of noise on an intellectual task. J As Soc Am 30:824–827
Busse EW, Obrist WD (1965) Pre-senescent electroencephalographic changes in normal subjects. J Geront 20:315–320
Busse EW, Wang HS (1965) The value of electroencephalography in geriatrics. Geriatrics 20:906–924
Deese J (1955) Some problems in the theory of vigilance. Psychol Rev 62:359–368
Deese J, Ormond E (1953) Studies of detectability during continuous visual search (WADC-TR-53-8). Wright-Patterson AFB, Ohio: Wright Air Development Center, USAF
Eysenck HJ, Eysenck SBG (1968a) A factorial study of psychoticism as a dimension of personality. In: Multivariable Behav Res, All-Clinical Special Issue, pp 15–31
Eysenck SBG, Eysenck HJ (1968b) The measurement of psychoticism: A study of factor stability and reliability. Brit J Soc Clin Psychol 7:286–294
Faulkner TW (1962) Variability of performance in a vigilance task. J Appl Psychol 46:325–328
Gschwend J, Karbowski K (1970) Der Normbereich des Alters-Elektroenzephalogramms. Schweizer Arch Neurol Neurochir Psychiat 106:269–281
Halcomb CB, Kirk RE (1965) Organismic variables as predictors of vigilance behaviour. Percept Mot Skills 21:547–552
Haskovec L, Hynek K, Jirak R, Srutova K (1973) The action of pyrithioxine in patients with organic encephalopathies. Activ Nerv Sup (Praha) 15:121–122
Hebb DO (1955) Drives and the conceptual nervous system. Psychol Rev 62:243–253
Herrmann WM, Kern U (1984) Darstellungen von Bencyclanwirkungen in einem klinisch-pharmakologischen Vigilanzmodell. Z Gerontol 17:261–270
Herrmann WM, Kubicki S, Röhmel J (1986a) On the concept of vigilance and the search for vigilance indicative EEG variables. Neuropsychobiology, in Vorbereitung
Herrmann WM, Kern U, Röhmel J (1986b) Contribution to the search for vigilance-indicative EEG variables. Results of a controlled, double-blind study with pyritinol in elderly patients with symptoms of mental dysfunction. Pharmacopsychiat, in Vorbereitung
Herrmann WM, Kern U, Röhmel J (1986c) The effects of pyritinol on the functional deficits of patients with organic mental disorders. Pharmakopsychiat, in Vorbereitung
Herzfeld U, Christian W, Oswald WD, Ronge J, Wittgen M (1972) Zur Wirkungsanalyse von Hydergin im Langzeitversuch. Eine interdisziplinäre Studie. Med Klin 67:1118–1125
Holland JG (1958) Human vigilance. Science 128:61–67
Ingvar DH, Sjölund B, Ardö A (1976) Correlation between dominant EEG frequency, cerebral oxygen uptake and blood flow. Electroenceph Clin Neurophysiol 41:268–276
Jenkins HM (1953) Performance on a visual monitoring task as a function of the rate at which signals occur. In: Buckner DN et al. (eds) Vigilance. A Symposium. McGraw-Hill, London
Jerison HJ, Picket RM (1964) Vigilance: The importance of the elicited observing rate. Science 143:970–971
Karbowski K (1977) Das Alters-EEG. Schweiz Med Wschr 107:1241–1247
Kern U, Garweg G, Herrmann WM, Röhmel J (1986) Über die Wirkung von Bencyclan auf Hirnleistungsstörungen im Alter (HLSA). Z Gerontol, in Vorbereitung
Koella WP (1977) Neurophysiologische und biochemische Aspekte der Vigilanz. Verh Dtsch Ges Inn Med 83:933–945
Kugler J, Oswald WD, Herzfeld U, Seus R, Pingel J, Welzel D (1978) Langzeittherapie altersbedingter Insuffizienzerscheinungen des Gehirns. Dtsch Med Wschr 103:456–462
Lindsley DB (1960) Attention, consciousness, sleep and wakefulness. In: Field J et al. (eds) Handbook of Physiology-Neurophysiology. American Physiological Society, Washington D.C. 3:1553–1593
Loeb M, Jeantheau G (1958) The influence of noxious environmental stimuli on vigilance. J Psychol 42:47–49

Mackworth NH (1948) The breakdown of vigilance during prolonged visual search. Quart J Exp Psychol 1:6–21

Mackworth NH (1950) Researches on the measurement of human performance. Med Res Council, Special Report Series 268, Cambridge

Maggs R, Turton EC (1956) Some EEG findings in old age and their relationship to affective disorder. J Ment Sci 102:812–818

Matejcek M (1980) Cortical correlates of vigilance regulation and their use in evaluating the effects of treatment. In: Goldstein M, Calne DB, Lieberman A, Thorner MO (eds) Ergot Compounds and Brain Function. Raven, New York

Matejcek M (1982) Vigilance and the EEG: Psychological, physiological and pharmacological aspects. In: Herrmann WM (Hrsg) EEG in Drug Research. Fischer, Stuttgart

Matejcek M, Knor K, Piguet PV, Weil C (1979) Electroencephalographic and clinical changes as correlates in geriatric patients treated three months with an ergot alkaloid preparation. J Am Geriatr Soc 27:198–202

Matousek M, Petersen I (1973) Automatic evaluation of EEG background activity by means of age-dependent EEG quotients. Electroenceph Clin Neurophysiol 35:603–612

Matousek M, Volavka J, Roubicek J, Roth Z (1967) EEG frequency analysis related to age in normal adults. Electroenceph Clin Neurophysiol 23:162–167

Misurec J, Slama B, Nahunek K (1976) Pyrithioxin/Encephabol bei der Behandlung von Patienten mit organischem Psychosyndrom in der Involution. Klinische, elektroenzephalographische und experimentell-psychologische Studie. CS Psychiatrie 72:14–23

Müller HS, Grad B (1974) Clinical-psychological, electroencephalographic and adrenocortical relationships in elderly psychiatric patients. J Geront 29:28–38

Obrist WD (1971) The electroencephalogram of healthy aged males. Human aging biology (1971) 79–93

Obrist WD, Bissel LF (1955) The electroencephalogram of aged patients with cardiac and cerebral vascular disease. J Geront 10:315–330

Obrist WD, Busse EW (1962) The electroencephalogram in old age. In: Wilson V (ed) Applications of electroencephalography in psychiatry. Duke University Press, Durham

Obrist WD, Busse EW, Eisdorfer C, Kleemeier RW (1962) Relation of the electroencephalogram to intellectual function in senescence. J Geront 17:197–206

Roubicek J, Geiger CH, Abt K (1972) An ergot alkaloid preparation (Hydergine) in geriatric therapy. J Am Geriatr Soc 20:222–229

Roubicek J, Matejcek M, Montague S (1974) EEG in old age. Electroenceph Clin Neurophysiol 36:93

Saletu B, Grünberger J (1980) Antihypoxidotic and nootropic drugs: Proof of their encephalotropic and pharmacodynamic properties by quantitative EEG investigations. Prg Neuropsychopharmacol 4:469–489

Scott TH (1957) Literature review of the intellectual effects of perceptual isolation. In: Buckner DN et al. (eds) Vigilance. A Symposium. McGraw-Hill, New-York, pp 127–154

Survillo WW (1963) The relation of simple response time to brain-wave frequency and the effects of age. Electroenceph Clin Neurophysiol 15:105–114

Survillo WW (1968) Timing of behavior in senescence and the role of the central nervous system. In: Talland GA (ed) Human aging and behavior. Academic Press, New York

Swets JA (1977) Signal detection theory applied to vigilance. In: Mackie RR (ed) Vigilance. Theory, operational performance and physiological correlates. Plenum, New York London, pp 705–718

Swets JA, Tanner WP, Birdsall TG (1961) Decision processes in perception. Psychol Rev 68:301–340

Tanner WP, Swets JA (1954) A decision making theory of visual detection. Psychol Rev 61:401–409

Tazaki Y, Omae T, Kuromaru S et al. (1980) Clinical effects of Encephabol (Pyritinol) in the treatment of cerebrovascular disorders. J Int Med Res 8:118–126

Thompson LW (1976) Cerebral blood flow. EEG, and behavior in aging. In: Terry RD, Gershon S (eds) Neurobiology of aging. Raven, New York

Whittenburg JA, Ross S, Andrews TG (1956) Sustained perceptual efficiency as measured by the Mackworth "clock" test. Percept Mot Skills 6:109–116

4. Untersuchungen des Hirnstoffwechsels mit Positronenemissionstomographie

W.-D. HEISS

Im Gehirn sind unter normalen Bedingungen und während der meisten pathologischen Veränderungen Funktion und Stoffwechsel des Gewebes gekoppelt, die Blutzufuhr wird entsprechend den Stoffwechselbedürfnissen geregelt. Chronische Funktionsstörungen können einerseits durch pathologisch verminderten Stoffwechsel oder mangelhafte Blutzufuhr verursacht sein, sie führen aber auch selbst zu Reduktion von Stoffwechsel und Durchblutung. Regionale Verminderungen der Hirndurchblutung, die selbst Ursache oder Folge verminderter Leistungsfähigkeit des Gehirns sein können, wurden mit der Xenonclearancemethode (Lassen u. Ingvar 1963) beobachtet (Übersicht bei Heiss 1982), wobei mit dieser zweidimensionalen Isotopentechnik übereinanderprojizierte, unterschiedlich perfundierte Gewebsvolumina nicht differenziert und regionale Störungen in der Tiefe des Gehirns nicht erfaßt werden können. Mit der Entwicklung der Positronenemissionstomographie (PET) (Phelps 1981 a, b 1982; Ter-Pogossian et al. 1975) konnten in Analogie zur Entwicklung der Röntgentechnik – zweidimensionales Röntgennegativbild und dreidimensionale Darstellung morphologischer Verhältnisse durch Errechnen der Röntgenabsorption im Schnittbild mittels Röntgencomputertomographie – diese Unzulänglichkeiten überwunden werden. Bei Verwendung geeigneter, mit positronenemittierenden Radionukliden markierten Verbindungen sind regionale Untersuchungen verschiedener Stoffwechselvorgänge und der Durchblutung im Gehirn möglich.

1 Methodik

1.1 Prinzip der Positronenemissionstomographie (PET)

Das Prinzip der PET beruht darauf, daß beim Zerfall entsprechender Radionuklide ein positiv geladenes Teilchen mit der Masse des Elektrons, d. h. ein Positron, abgegeben wird. Nach einer Strahlungsdistanz von 1 bis 6 mm wird dieses Teilchen soweit abgebremst, daß es mit einem Elektron in Reaktion treten kann. Beim Aufeinandertreffen der positiven und negativen Masse kommt es zu deren Vernichtung, und als deren Resultat strahlen 2 Gammaquanten mit einer Energie von 511 keV in entgegengesetzter Richtung (Winkel von 180 °) voneinander ab. Ohne weitere Kollimation können diese 2 Gammaquanten über Koinzidenzzähler registriert werden. Zur Verbesserung der Ausbeute und für die räumliche Darstellung sind die in Ringen oder Vielecken angeordneten Detektoren fächerförmig über Koinzidenzzähler miteinander verbunden. Im Computer wird aus den vielen, in verschiedenen Richtungen registrierten Einzelvorgängen mit Algorithmen, die den in der Röntgencomputertomographie verwendeten ähnlich sind, ein Schnittbild der Aktivitätsverteilung in der untersuchten Struktur rekonstruiert, dessen Dicke 10 bis 15 mm bei einem Auflösungsvermögen von 7 bis 10 mm beträgt. Die Geräte der letzten Entwicklungsstufe bestehen aus mehreren Ringen, so daß in einem Untersuchungsgang mehrere Schnittbilder durchs Gehirn angefertigt werden können.

Die Vielzahl der heute möglichen Untersuchungen (Übersicht bei Phelps 1982) und der dabei verwendeten Radionuklide und damit markierten Verbindungen sind in Tabelle 1 zusammengefaßt. Besondere Bedeutung erlangte die Glucosestoffwechseluntersuchung mit ^{18}Fluor-Deoxyglukose (FDG) (Übersicht bei Phelps 1981 b), die eine direkte Übertragung der ^{14}C-Deoxyglukose-Autoradiographie von Sokoloff et al. (1977) darstellt. Da der Energiebedarf des Gehirns fast ausschließlich aus Glukose und Sauerstoff gedeckt wird, kann der Stoffwechsel des Gewebes aus der Glukoseaufnahme errechnet werden. Das

Tabelle 1. Positronenemissionstomographie: Radionuklide und Anwendungen

Isotop	Halbwertzeit (min)	Verbindung	Anwendung
^{15}O	2,05	O_2	Sauerstoffverbrauch
		H_2O	Durchblutung
		CO_2	Durchblutung
		CO	Blutvolumen
^{11}C	20,4	Glucose	Glukosestoffwechsel
		2-Deoxyglucose	Glucosestoffwechsel
		3-Methylglucose	Glukosetransport + Perfusion
		Iodoantipyrin	Durchblutung
		Butanol	Durchblutung
		Methionin	Proteinsynthese
		Valin, Leucin	Proteinsynthese
		Aminozyklohexankarbonsäure	Aminosäurentransport
		Spiroperidol, Pimozide	Dopaminrezeptor
		Benzylmethyläther	Demyelinisierungsnachweis
		Aminoisobuttersäure	Tumordarstellung
		Aminozyklopentankarbonsäure	Tumordarstellung
		Aminozyklobutankarbonsäure	Tumordarstellung
		Etorphin	Opiatrezeptor
^{18}F	110	2-Fluor-2-Deoxyglucose	Glukosestoffwechsel
		Fluormethan	Durchblutung
		Fluorodopa	Dopaminstoffwechsel
		Haloperidol, Spiroperidol	Rezeptordarstellung
		Fluorbenzene	Demyelinisierungsnachweis
^{75}Br	98	Flunitrazepam	Benzodiazepinrezeptor
^{13}N	9,98	NH_3	Durchblutung
		N_2O	Durchblutung
^{77}Kr	73	Kr_2	Durchblutung
^{68}Ga	68,3	Ga-EDTA	Blut-Hirn-Schranken-Störung

von Sokoloff entwickelte Modell kann direkt angewandt werden, da sich die an Stelle 2 markierte Fluor-Deoxyglukose (FDG) gleich wie die Deoxyglukose verhält: Sie wird wie Glukose in die Zelle transportiert und mit Hilfe der Hexokinase zu ^{18}Fluor-Deoxyglukose-6-Phosphat phosphoryliert. Deoxyglukose-6-Phosphat kann aber nicht weiter zu Fruktose-6-Phosphat umgewandelt werden und wird in der Zelle angereichert, da die Phosphatasereaktion zu Deoxyglukose mit viel langsamerer Kinetik erfolgt bzw. das DG-Phosphat die Zellmembran nur in geringer Menge durchdringen kann. Die Kinetik der Anreicherung von DG-6-Phosphat kann aus den Transport- und Enzymkonstanten eines 3-Compartment-Modells beschrieben und bei Anwendung der Gleichungen für dieses Modell die zerebrale Stoffwechselrate für Glukose errechnet werden.

Die von Sokoloff et al. (1977) und Phelps (1982) abgeleitete komplexe Formel für die Berechnung der lokalen zerebralen Glukosestoffwechselrate von Glukose (LCMRGl) kann für den Meßvorgang vereinfacht folgendermaßen dargestellt werden:

$$\mathrm{LCMRGl} = \frac{(\mathrm{Gl})}{\mathrm{LC}} \cdot \frac{\mathrm{C}(^{18}\mathrm{F}) - \mathrm{C}(\mathrm{FDG})}{\mathrm{A_b}}$$

Dabei entspricht C (^{18}F) der gesamten im Gewebe gemessenen ^{18}Fluor-Aktivität, die direkt im PET bestimmt wird. C (FDG) entspricht der Konzentration von freiem FDG im Gewebe, berechnet aus der Plasmakonzentration zu einem Zeitpunkt T mit Hilfe der Konstanten des Modells. Die Differenz dieser beiden Werte gibt die lokale Gewebskonzentration von FDG-6-Phosphat an. A_b repräsentiert die Gesamtmenge von FDG, die ins Gewebe abgegeben wurde, und errechnet sich aus der Fläche unter der FDG-Konzentrationskurve von Zeit 0 bis T unter Einbeziehung der gemessenen FDG-Werte im Plasma und der entsprechenden Modellkonstanten. Der Ausdruck über und unter dem Bruchstrich rechts stellt somit die anteilige Phosphorylierungsrate für FDG dar. Die Multiplikation mit der Plasmakonzentration von Glukose (Gl) ergäbe die Rate der Glukosephosphorylierung, wenn sich diese wie FDG verhielte. Da das erfahrungsgemäß nicht der Fall ist, wird der Wert durch die experimentell bestimmte „lumped constant" (LC) korrigiert.

Für die Messungen des regionalen Glukoseverbrauches im Gehirn müssen somit nach intravenöser Gabe von 3 bis 10 mCi ^{18}FDG die Plasmakurve von ^{18}FDG von Injektions- bis Meßzeitpunkt, der Glukosewert im Plasma und die regionale ^{18}F-Aktivität im Gehirn nach Erreichen eines Gleichgewichts von FDG zwischen Blut und Gewebe bestimmt werden. Die ^{18}F-Verteilung im Gehirn wird mittels Positronenemissionstomographie untersucht, wobei ECAT II (Phelps 1981a) mit einem räumlichen Auflösungsvermögen von 16 mm bei einer 18-mm-Schichtdicke bisher meistens verwendet wurde. Die in den letzten Jahren entwickelten Mehrring-Geräte mit Wismut-Germanat-Kristallen (Eriksson et al. 1982; Hoffman et al. 1981) ergeben bei einem Meßvorgang mehrere Transversalschnitte durchs Gehirn mit einem räumlichen Auflösungsvermögen von 7 bis 8 mm und einer Schichtdicke von 10 bis 15 mm.

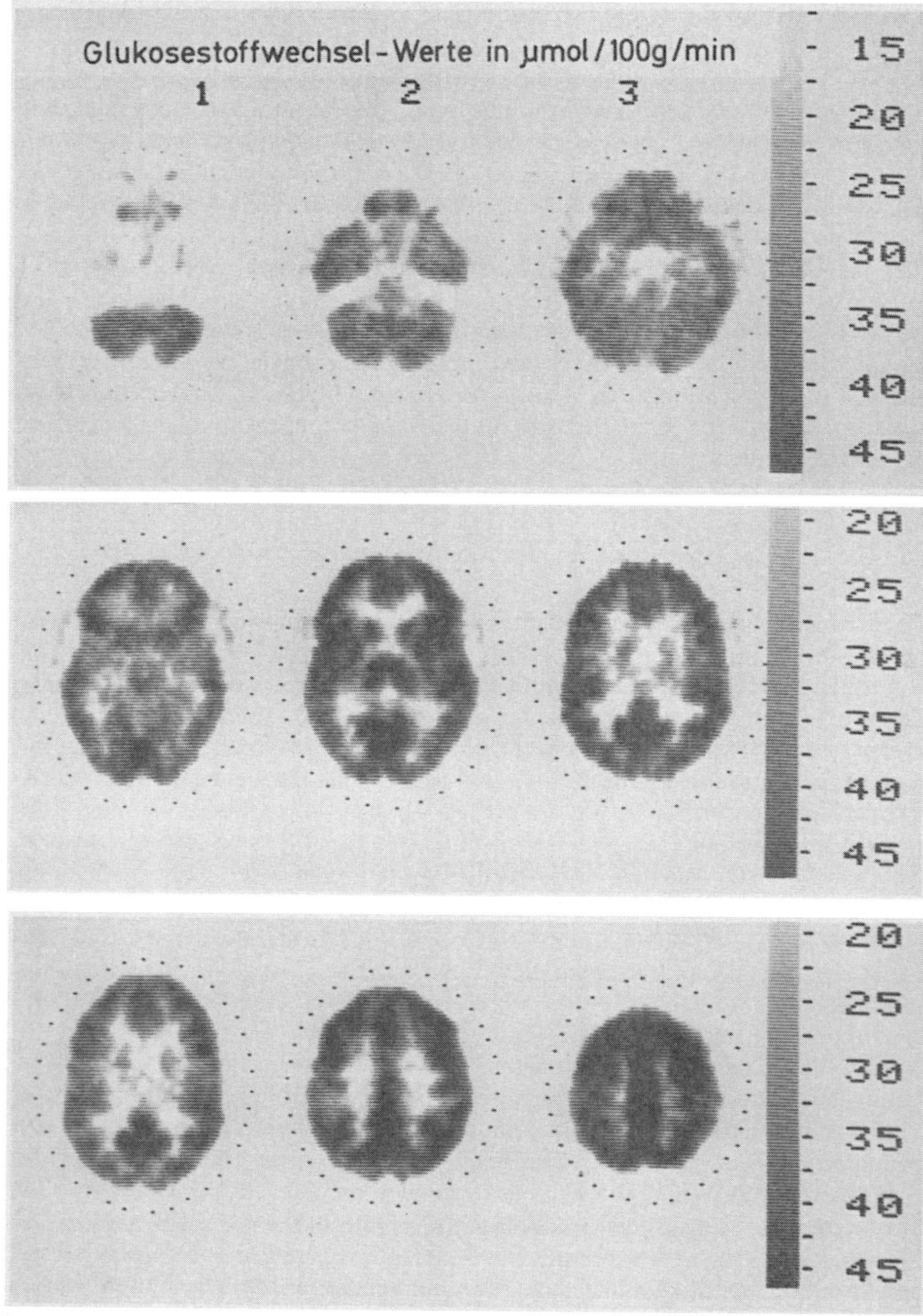

1a

Abb. 1a, b. Positronenemissionstomographie (PET)-Schnittbilder (**a**) des regionalen Glukosestoffwechsels im Gehirn im Vergleich zur Röntgen-Computertomographie (CT) (**b**) bei gesundem Probanden. Die anatomischen Strukturen des Gehirns können in den PET-Bildern eindeutig zugeordnet werden. Werte der regionalen Stoffwechselrate in µmol/100 g/min

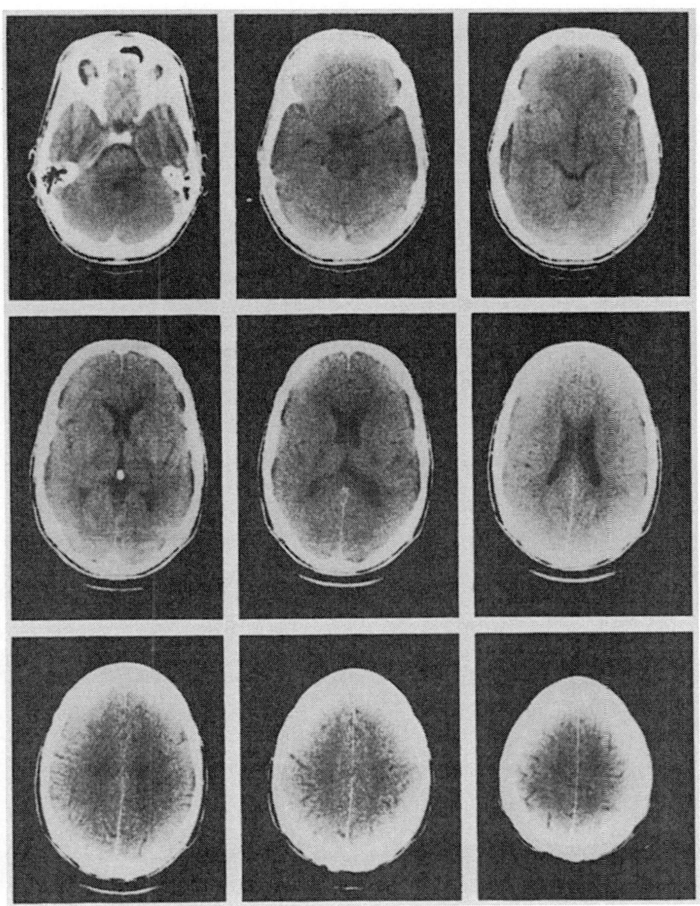

1b

2 Regionaler Glukosestoffwechsel im Gehirn von Normalpersonen

Der regionale Glukosestoffwechsel einer gesunden Versuchsperson ist in Abb. 1 dargestellt. Die Untersuchung erfolgte unter standardisierten Laborbedingungen (mäßige Beleuchtung, Geräusche der Tätigkeit im Laboratorium, keine sensorische Deprivation), die Schnittbilder wurden in der Transversalebene parallel zur kanthomeatalen Linie aufgenommen. Die metabolischen Raten von Glukose (LCMRGl) können direkt in µmol/100 g/min abgelesen werden, indem die Helligkeit (oder Farbe) einer Region mit der Referenzskala (Grauwerte oder Farbe) verglichen wird. Für die einzelnen im Schnittbild eindeutig abgrenzbaren Hirnstrukturen (Rindenanteile verschiedener Aktivität, Mark, Nucleus caudatus, Linsenkern, äußere und innere Kapsel mit vorderem und hinterem Schenkel, Thalamus, Hirnstamm, Kleinhirn) ergeben sich Werte, die den von anderen Autoren berichteten entsprechen (Kuhl et al. 1980; Mazziotta et al. 1981; Reivich et al. 1979). Die höchsten Werte wurden im visuellen Kortex (55 µmol/100 g/min, leichte Aktivierung durch Raumbeleuchtung) und im

Nucleus caudatus und Thalamus (etwa 50 μmol/100 g/min) beobachtet. Die Werte in anderen Rindenanteilen und im Linsenkern waren im Mittel bei 45 μmol/100 g/min, die LCMRGl im Kleinhirn lag bei 35 μmol/100 g/min und im Großhirnmark bei etwa 20 μmol/100 g/min.

Die *funktionelle Aktivierung* des Stoffwechsels streng umschriebener Hirnstrukturen durch sensorische Reizung ist an den gesteigerten Stoffwechselraten mit PET nachweisbar: Es besteht ein deutlicher Unterschied der Glukoseaufnahme des visuellen Kortex in Abhängigkeit von Reizart und -stärke. Bei geschlossenen Augen ist der Stoffwechsel in den entsprechenden okzipitalen Rindenanteilen niedrig, die Glukoseaufnahme steigt bei Beleuchtung einer Hälfte des Gesichtsfeldes beidseits an. Bei Stimulation durch komplexe Reize (z.B. Darbietung von Bildern) steigt die LCMRGl auf etwa das Doppelte des Ausgangswertes an, die vermehrte Glukoseaufnahme ist dann auch in den visuellen Assoziationsarealen nachweisbar. Ähnliche Befunde waren auch bei auditiver Reizung zu beobachten (Phelps 1982): Bilaterale Stimulation bewirkte eine ausgeprägte Zunahme der LCMRGl in den hinteren Temporallappen beidseits. Reine verbale Stimulation führte zu einer Aktivitätszunahme in Zentren der linken, Darbietung von Musik in Zentren der rechten Hemisphäre. Sollte eine dargebotene Geschichte nacherzählt werden, so nahm zusätzlich die LCMRGl im Hippokampus zu; dieser Befund demonstriert die Wichtigkeit des Hippokampus für Merkfähigkeit und Gedächtnis. Auch bei somatosensibler Reizung kam es zu einer Steigerung der Glukoseaufnahme im kontralateralen Gyrus postcentralis (Greenberg et al. 1982).

3 Regionaler Glukosestoffwechsel bei ischämischem Insult

Ischämische zerebrale Insulte werden durch fokale Durchblutungsstörungen verursacht, wobei Lokalisation, Schweregrad und Dauer der regionalen Mangeldurchblutung die Ausprägung der klinischen Symptome – reversible funktionelle Ausfälle oder irreversible Störungen der Gewebsstrukturen – bedingen. Die regionale Durchblutungsstörung ist die Ursache des ischämischen Insults, die dadurch ausgelöste regionale Stoffwechselstörung kann in Ausdehnung und Dauer die Durchblutungsstörung übertreffen und hat damit direkten Einfluß auf die Ausgestaltung des neurologischen Syndroms, den Schweregrad der über die lokalisierbaren Symptome hinausgehenden Hirnleistungsschwäche, den klinischen Verlauf und die Rückbildungsfähigkeit der Ausfälle.

Mittels PET konnte bei Anwendung von 2 Tracern – ^{13}N-markierter Ammoniak zur Darstellung des Blutvolumens, FDG für Glukosestoffwechsel (Kuhl et al. 1980), ^{15}O für die Untersuchung des regionalen Sauerstoffverbrauchs und ^{15}O-markiertes Kohlendioxyd als Indikator der Durchblutung (Ackerman et al. 1981; Baron et al. 1983; Lenzi et al. 1981) – oder durch Verwendung von ^{11}C-markierter 3-Methyl-D-Glukose, mit der Aussagen über Perfusion und Glukosetransport möglich sind (Heiss et al. 1981), nachgewiesen werden, daß regionale Durchblutung und Stoffwechsel im ischämischen Gewebe entkoppelt sein können. Diese Entkopplung findet sich vor allem in der akuten Phase nach der ischämischen Attacke: In den ersten Tagen ist die regionale Durchblutung hochgradig, der regionale Stoffwechsel nur mäßig vermindert. Nach etwa 1 Woche tritt eine lokale Hyperperfusion bei weiterer Abnahme des Stoffwechsels auf, die Durchblutung ist über den metabolischen Bedarf des Gewebes gesteigert (Luxusperfusion nach Lassen 1966). Nach mehreren Wochen bis Monaten ist der Endzustand der Gewebszerstörung ohne Reparationsmöglichkeit mit ausgeprägter Verminderung von Perfusion und Stoffwechsel erreicht.

Wie in Abb. 2 deutlich zu sehen ist, sind in den FDG-Studien die gestörten Bezirke immer größer als die Läsionen im Computertomogramm. Bei 10 Patienten, bei denen der Glukosestoffwechsel im postakuten bis chronischen Zustand nach dem ischämischen Insult gemessen wurde (Heiss et al. 1982), war in den Regionen, die im CT als Infarkt zu definieren waren, die LCMRGl stark vermindert (8,1 ± 7,03 µmol/100 g/min, Werte zwischen 0 und 20 µmol/100 g/min). Diese hochgradige Verminderung ist auf die Zerstörung des Hirngewebes zurückzuführen.

Morphologisch intakte Hirnstrukturen mit vermindertem Glukosestoffwechsel wurden durch Vergleich von CT- mit PET-Bildern gefunden: Hypometabolische Gewebsanteile reichen über die Infarktregionen im CT weit hinaus und fanden sich auch in weit entfernten Hirnregionen. Der Zuckerstoffwechsel war sowohl in homolateralen kortikalen und subkortikalen Arealen außerhalb des Infarktes als auch in zum Infarkt korrespondierenden kontralateralen Rindenanteilen und in der kontralateralen Kleinhirnhemisphäre vermindert: LCMRGl in morphologisch intakten Rindenarealen in der vom Infarkt betroffenen Hemisphäre lagen 18 bis 20% unter den Werten kontralateral, im Thalamus war die LCMRGl um 21%, im Striatum um 27% vermindert. Die Verminderung des Stoffwechsels der kontralateralen Kleinhirnhemisphäre betrug 22%. Im Vergleich zu den übrigen kontralateralen Rindenanteilen war die LCMRGl der Region, die zum Infarkt korrespondierte, nur etwa 7% vermindert. Durch Pirazetam (Nootrop) konnte der Stoffwechsel in den Arealen mit verminderter Glukoseaufnahme gesteigert werden.

Diese Befunde zeigen, daß mit PET auch CT-intakte Regionen mit gestörtem Stoffwechsel entdeckt werden können. Diese Stoffwechselverminderungen werden durch die funktionelle Inaktivierung aufgrund der Unterbrechung von Fasersystemen verursacht. Sie betreffen primäre sensorische Zentren (z. B. Unterbrechung der Sehbahn bei intaktem visuellem Kortex (Hoyer 1982; Phelps 1982), aber auch andere Rindenanteile durch Zerstörung aktivierender Afferenzen, die Basalganglien und den Thalamus (Unterbrechung der kortikothalamischen Bahnen, Kuhl et al. 1980), den kontralateralen Kortex (Diaschisis nach von Monakow 1914) und das kontralaterale Kleinhirn durch Unterbrechung der kortikopontozerebellaren Bahnen (Baron et al. 1981). Durch die Ergebnisse wird die Beeinträchtigung des Hirnstoffwechsels in Arealen nachgewiesen, die primär nicht von der Durchblutungsstörung betroffen worden sind. Diese Störungen können Beeinträchtigungen der Hirnleistung erklären, die über die lokalisierbare Störung durch den Infarkt hinausgehen. Die medikamentöse Steigerung des Stoffwechsels dieser primär nicht betroffenen Hirnanteile könnte zur Verbesserung der Rehabilitationsfähigkeit von Patienten nach Schlaganfall beitragen und therapeutisch sinnvoll sein.

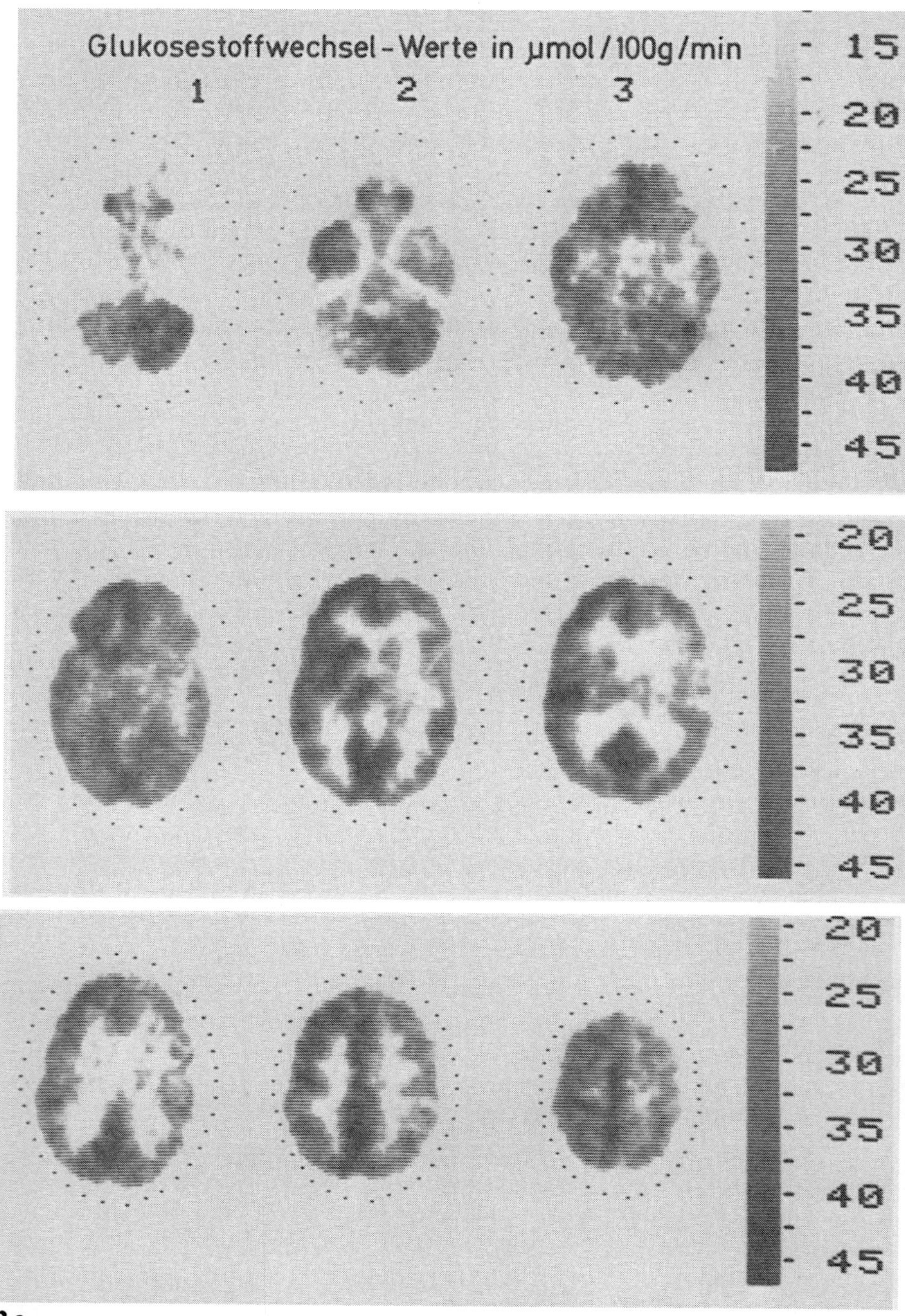

2 a

Abb. 2 a – c. PET-Schnittbilder des regionalen Glukosestoffwechsels im Gehirn (**a**), CT (**b**) und regionale Hirndurchblutung in ml/100 g/min, gemessen mit ^{133}Xe, in linker seitlicher Projektion (**c**) bei Patienten mit ischämischem Insult durch Verschluß der A. cerebri media links. Die Störung des Stoffwechsels reicht weit über die im CT sichtbaren Läsionen hinaus

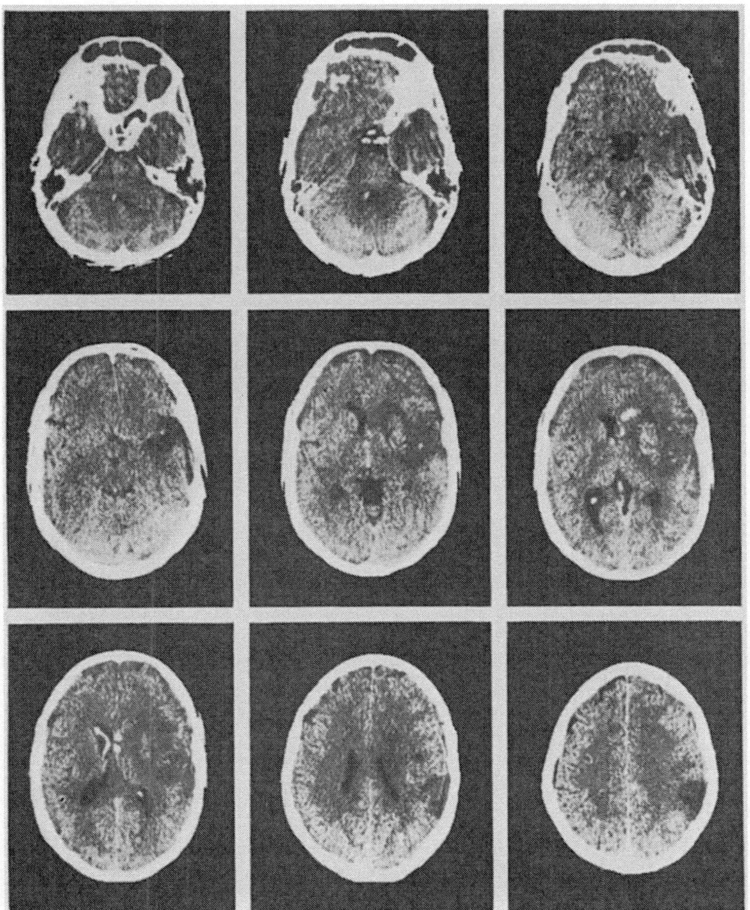

2b

F_B = 37 ML/100 G/MIN

36 38 43 42 46 38 37

36 42 47 47 42 44 42 43 46

40 45 46 43 38 36 33 37 40 43 43

41 48 43 35 34 33 32 32 32 36 42 44

45 43 36 28 34 31 31 33 31 32 40 39 36

46 41 35 37 41 36 30 29 28 33 42 45 42

36 40 39 42 41 29 29 31 36 39 43 40 41

29 25 30 36 31 37 34 37 39 58 46 39

FRONT 36 35 32 33 35 37 43 41

2c

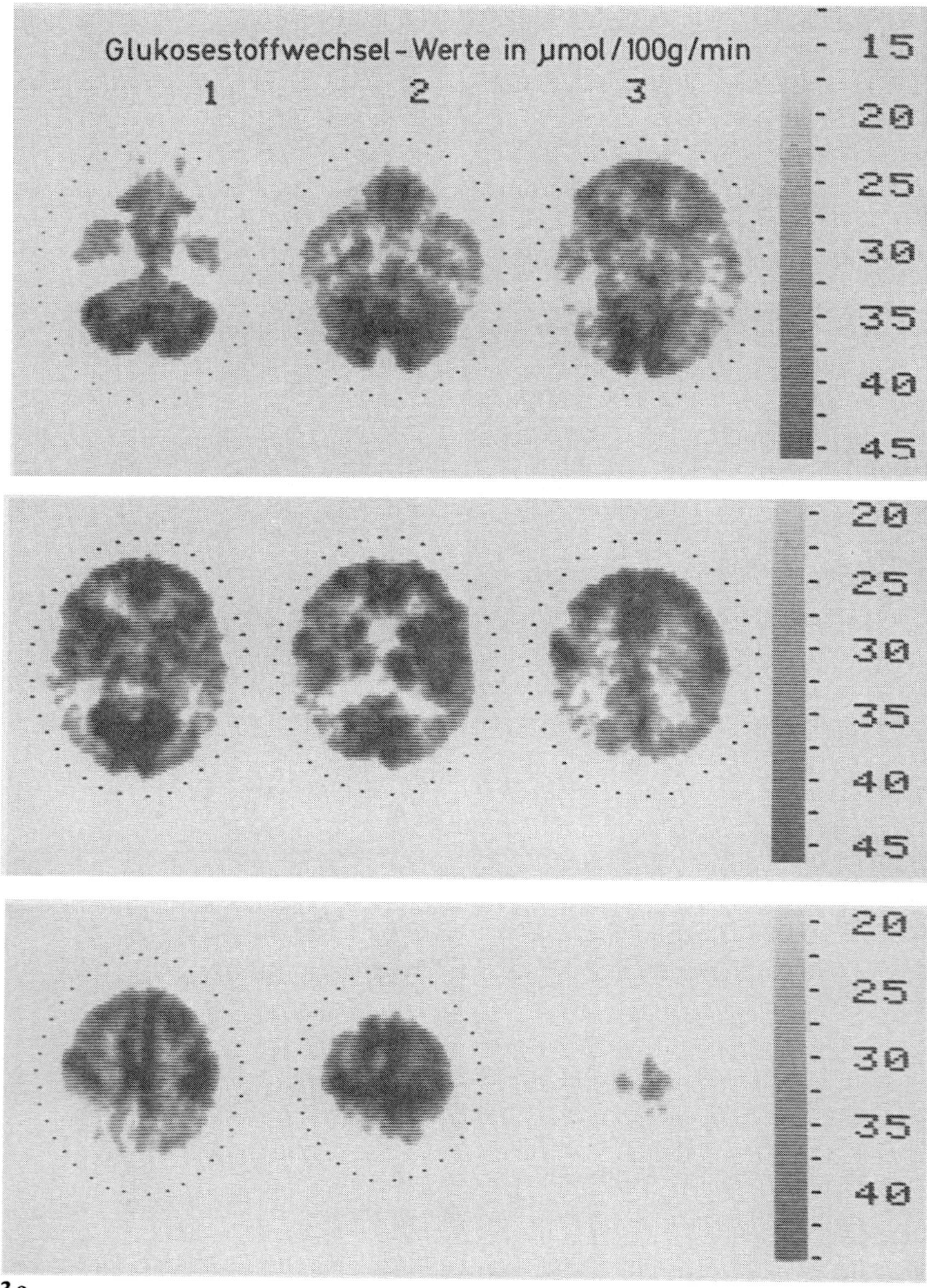

Abb. 3a–c. PET-Schnittbilder des regionalen Glukosestoffwechsels im Gehirn (**a**), CT (**b**) und regionale Hirndurchblutung (**c**) bei Patienten mit primär degenerativer Demenz vom Alzheimer-Typ

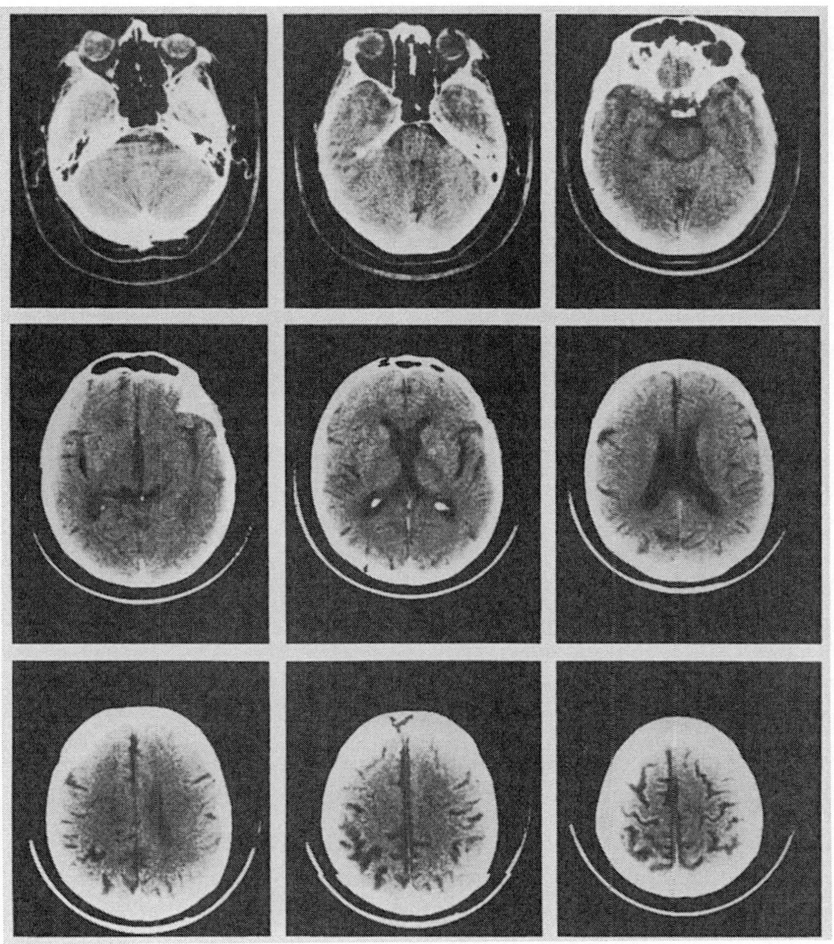

3b

F_B = 25 ML/loo G/MIN

24 26 21 25
27 25 24 24 26 27 25
28 27 25 24 23 26 27 28 27
18 22 27 24 21 23 22 25 27 3o 24
16 17 19 21 24 24 26 27 23 24 29 25
25 22 2o 17 23 3o 32 34 35 31 27 22 2o
22 24 24 22 25 28 29 29 31 31 2o 19 2o
25 28 27 26 24 24 27 25 26 29 22 18
3o 29 27 27 27 29 3o 29 23 22
37 34 29 24 28 25
FRONT

3c

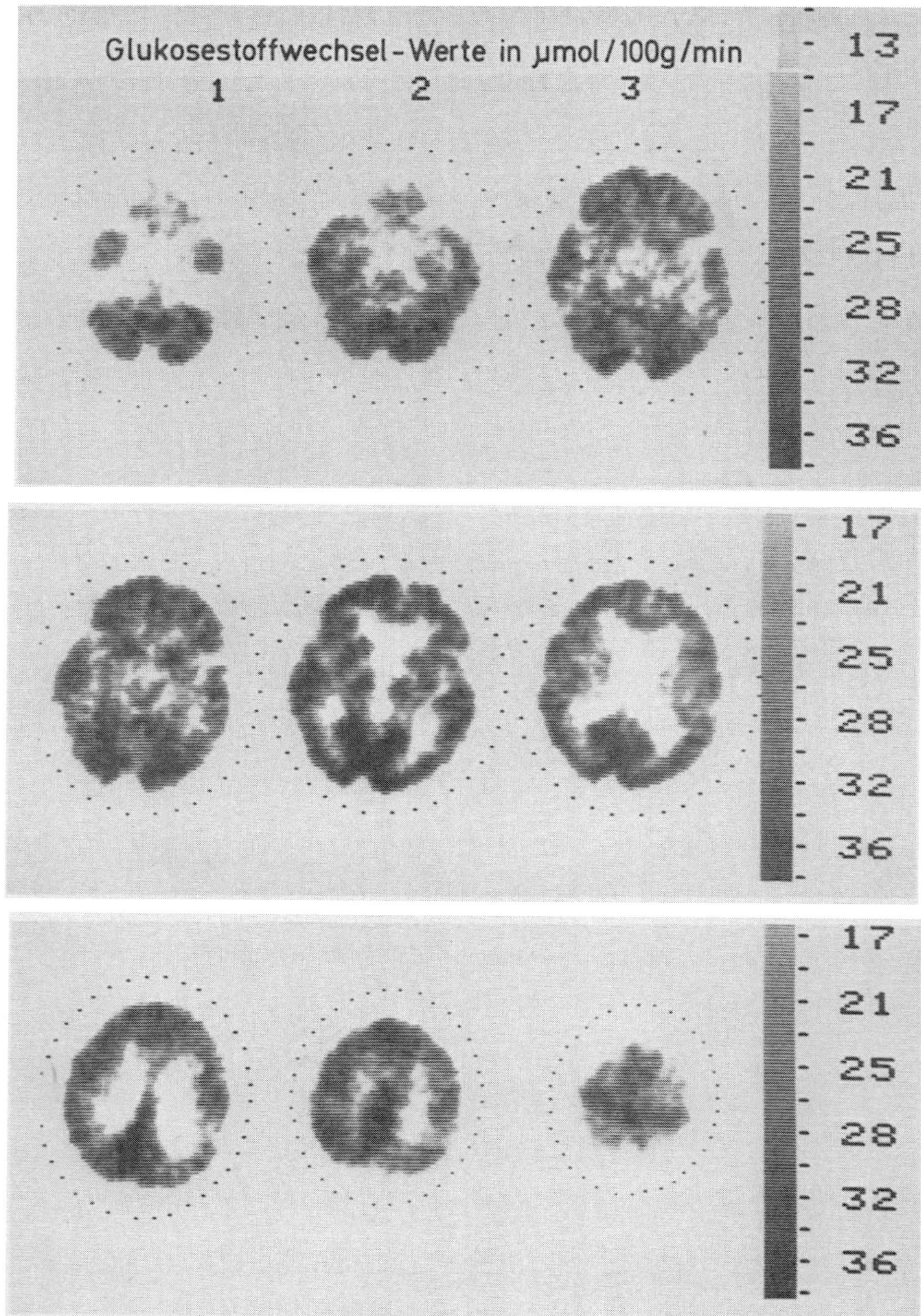

Abb. 4a–c. PET-Schnittbilder des regionalen Glukosestoffwechsels im Gehirn (**a**), CT (**b**) und regionale Hirndurchblutung (**c**) bei Patienten mit Multiinfarktdemenz

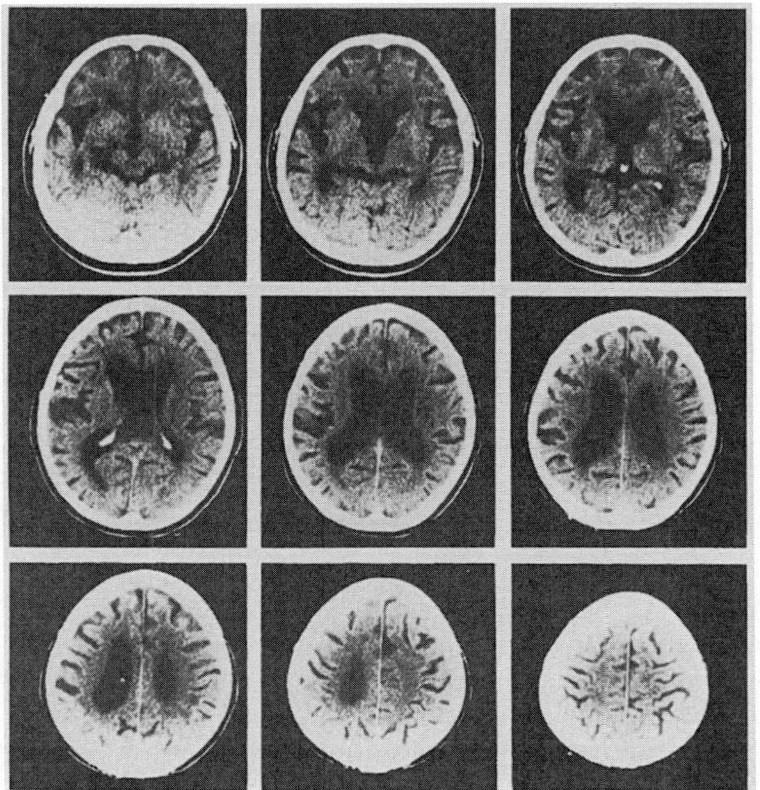

4b

F_B = 29 ML/1oo G/MIN

28 22 24 27 23

26 28 26 29 31 3o 26

27 26 28 27 3o 3o 26 27 3o

28 28 27 26 29 27 29 24 24 28 29

24 28 28 26 26 3o 28 3o 32 28 33 36 3o

22 31 29 27 31 32 32 37 36 36 36 41 4o

27 28 26 33 31 34 36 38 38 33 44

25 28 32 32 33 32 3o 34 38

FRONT 27 28 3o 31 32

4c

4 Stoffwechselstörungen bei Demenzen

Demenzen, die vor allem als nichtlokalisierbare Störungen der Hirnleistung klinisch manifest werden, können durch konventionelle neurologische Untersuchungsmethoden nur schwer dargestellt werden. Erst bei ausgeprägter Hirnatrophie sind CT-Veränderungen nachweisbar. Die meisten Demenzformen gehen zwar mit Durchblutungsstörungen einher, doch konnten mit den zweidimensionalen Meßmethoden keine für einzelne Demenzformen spezifischen Veränderungen nachgewiesen werden (Übersicht bei Heiss 1982; Hoyer 1982).

Die primäre Störung der Durchblutung bei den Demenzen vom Multiinfarkttyp (MID) und die primäre Störung des Stoffwechsels bei den degenerativen Demenzformen vom Alzheimer-Typ (PDD), wie sie von Hoyer et al. (1975) beschrieben wurden, konnten in neueren Untersuchungen mit PET nicht bestätigt werden (Frackowiak et al. 1981): Regionale Durchblutung und Sauerstoffverbrauch waren bei 9 Patienten mit Multiinfarktdemenz und 13 Patienten mit Alzheimer-Demenz im gleichen Ausmaß vermindert, so daß keine Unterschiede der Sauerstoffextraktion auftraten; die Verminderung stand in Beziehung zu Dauer und Schweregrad der Demenz, nicht aber zur Demenzform (Tabelle 2).

Der Glukoseverbrauch nimmt im Alter bei Probanden ohne Zeichen einer Demenz mehr ab als die Sauerstoffaufnahme (Kuhl et al. 1982). Da diese Abnahme auch nicht von einer entsprechenden Verminderung der geistigen Leistungsfähigkeit begleitet ist, ist anzunehmen, daß im alternden Gehirn zur Energiegewinnung andere Stoffwechselwege für Glukose oder vermehrte Oxydation von anderen Substraten, z.B. von Ketonkörpern, genutzt werden. FDG-Studien bei seniler Demenz (Alavi et al. 1982) ergaben eine zusätzliche Verminderung des Glukosestoffwechsels (jüngere Probanden: 36,1 ± 16,10; alte Probanden: 26,6 ± 5,55; senil demente Patienten: 20,5 ± 5,00 μmol/100 g/min), die besonders im frontalen Kortex ausgeprägt war (16,1 ± 4,44 μmol/100 g/min). Wie in Abb. 3 dargestellt, ist auch bei präseniler Demenz vom Alzheimer-Typ der Glukoseverbrauch stark vermindert. Die Störung ist hier besonders im parietalen Kortex ausgeprägt, betrifft verstärkt auch den frontalen Assoziationskortex, während die Glukoserate in primären sensorischen, motorischen und visuellen Arealen relativ wenig beeinträchtigt ist (Benson et al. 1981). Bei Multiinfarktdemenzen ist die Glukoseaufnahme auch hochgradig

Tabelle 2. Regionale Durchblutung (rCBF), regionale Sauerstoffextraktionsrate (rOER) und regionaler Sauerstoffverbrauch ($rCMRO_2$) der grauen Substanz bei verschiedenen Schweregraden und Typen von Demenz (aus Frackowiak et al. 1981)

		rCBF ml/100 g/min	rOER ml/100 g/min	$rCMRO_2$ ml/100 g/min
Normal	$n=14$	50.1 ± 8,7	0,53 ± 0,07	4,69 ± 0,64
Leichte Demenz	$n=11$	40,2 ± 9,9*	0,51 ± 0,06	3,60 ± 0,35**
Schwere Demenz	$n=11$	31,1 ± 5,0**	0,57 ± 0,08	3,02 ± 0,40**
Degenerativ	$n=13$	35,0 ± 6,9*	0,54 ± 0,06	3,32 ± 0,43*
Vaskulär	$n=9$	36,5 ± 11,8**	0,53 ± 0,11	3,29 ± 0,56*

Signifikante Unterschiede zu Kontrollgruppe $*P<0{,}0$, $**P<0{,}001$

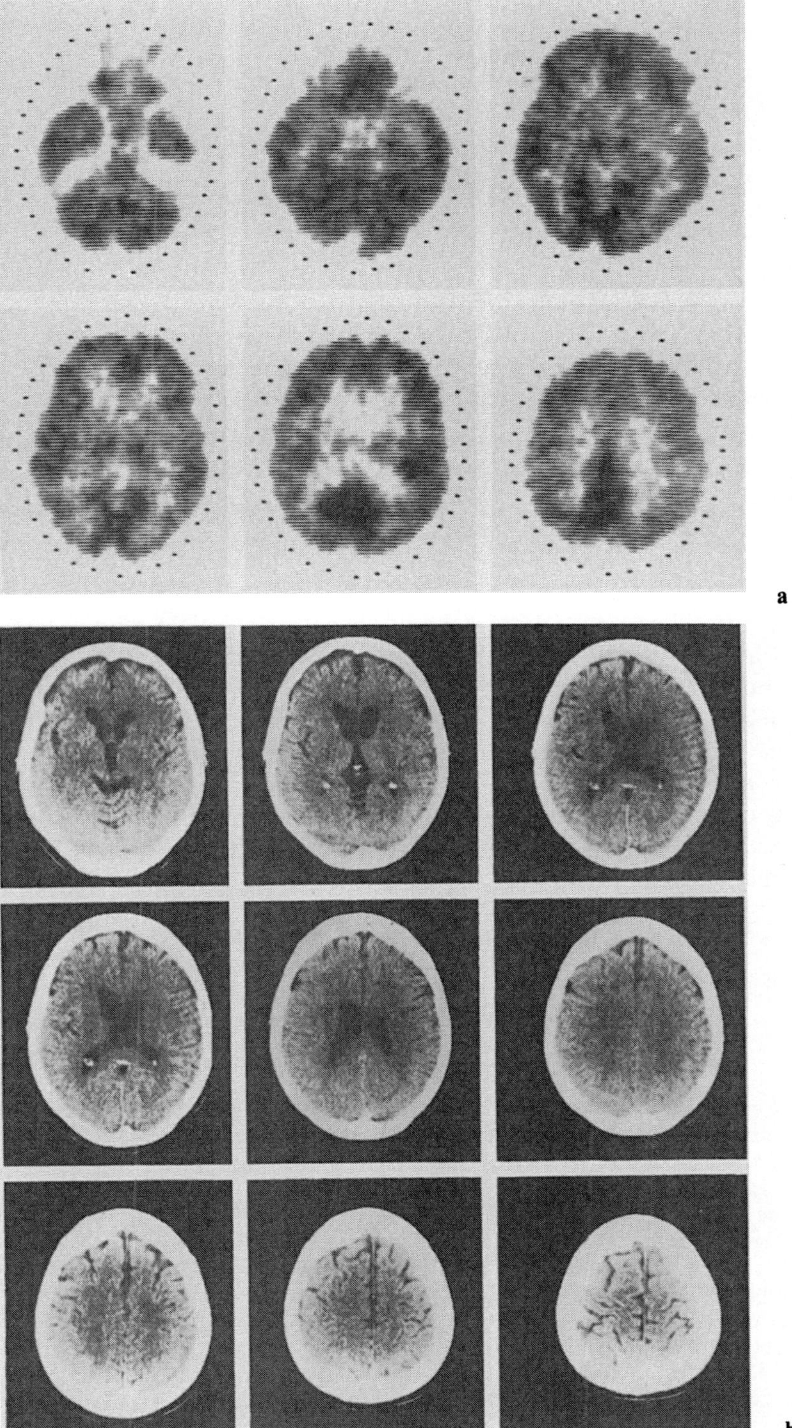

Abb. 5a, b. PET-Schnittbilder der regionalen FDG-Verteilung im Gehirn (**a**) und CT (**b**) bei Patienten mit Chorea Huntington. Im PET ist besonders die Aufnahme von FDG im Nucleus caudatus und Putamen vermindert, im CT zeigt sich nur eine leichte Atrophie des Nucleus caudatus beeinträchtigt, doch betrifft hier die Störung vor allem die Regionen mit fokalen Infarkten (Abb. 4).

Im Gegensatz dazu betreffen die primären Stoffwechselstörungen bei Chorea Huntington die Basalganglien, besonders den Nucleus caudatus (Kuhl et al. 1981). Der Glukosestoffwechsel dieser Struktur ist in Abhängigkeit vom Schweregrad der klinischen Ausfälle vermindert, wobei in leichten Fällen ein ausgeprägter Hypometabolismus ohne CT-Nachweis von Atrophie des Nucleus caudatus besteht. In schweren Fällen und bei längerem Bestehen der klinischen Ausfälle geht die hochgradige regionale Stoffwechselstörung mit einer im CT nachweisbaren Atrophie des Nucleus caudatus einher (Abb. 5). Bei im späteren Stadium auftretender Demenz ist auch die LCMRGl im Kortex vermindert, eine zusätzliche Atrophie der Rinde kann im CT nachgewiesen werden. Bei Angehörigen von Choreafamilien, die noch nicht manifest erkrankt sind, kann aus der Verminderung der Glukoseaufnahme im CT-intakten Corpus striatum evtl. der Ausbruch der Krankheit vorausgesagt werden. Der PET kommt somit hier eine große Bedeutung für die Prognosenerstellung und Familienberatung zu.

Die Stoffwechselstörungen bei Demenzen stehen meist in Beziehung zur Hirnleistungsschwäche. Sie können als kausaler Faktor in Frage kommen, aber auch nur eine Folge der verminderten Funktion und Aktivität des Nervengewebes sein. Im Gegensatz zum Sauerstoff- und Glukoseverbrauch ist die Proteinsynthese, die nach Gabe von ^{11}C-L-Methionin bestimmt werden kann (Bustany et al. 1983), nicht direkt an die Funktion des Nervensystems gekoppelt. Der Verminderung der Proteinsynthese auf 60% bei leichter und auf 38% bei schwerer Demenz vom Alzheimer-Typ, die wiederum besonders frontale und parietale und nicht primär sensorische Areale betrifft, könnte somit pathogenetische Bedeutung zukommen.

Literatur

Ackerman RH, Correia JA, Alpert NM et al. (1981) Positron imaging in ischemic stroke disease using compounds labeled with oxygen 15. Archs Neurol Chicago 38:537–543

Alavi A, Reivich M, Ferris S et al. (1982) Regional cerebral glucose metabolism in aging and senile dementia as determined by 18F-deoxyglucose and positron emission tomography. In: Hoyer S (ed) The Aging Brain. Springer, Berlin Heidelberg New York

Baron JC, Bousser MG, Comar D et al. (1981) Crossed cerebellar diaschisis: A remote functional depression secondary to supratentorial infarction in man. J Cereb Blood Flow Metabol 1, Suppl 1:500–501

Baron JC, Rougemont D, Lebrun-Grandié P et al. (1983) Local cerebral blood flow (lCBF) and oxygen consumption (lCMRO$_2$) in evolving irreversible ischemic infarction. In: Heiss WD, Phelps ME (eds) Positron Emission Tomography of the Brain. Springer, Berlin Heidelberg New York

Benson DF, Cummings JL, Kuhl DE (1981) Dementia: Cortical-subcortical. Neurology 31:101

Bustany P, Henry JF, Sargent T et al. (1983) Local brain metabolism in dementia and schizophrenia: In vivo studies with ^{11}C-L-methionine and PET. In: Heiss WD, Phelps ME (eds) Positron Emission Tomography of the Brain. Springer, Berlin Heidelberg New York

Eriksson L, Bohm C, Kesselberg M et al. (1982) A four ring positron camera system for emission tomography of the brain. IEEE Trans Nucl Sci 29:539–543

Frackowiak RSJ, Pozzilli C, Legg NJ et al. (1981) A prospective study of regional cerebral blood flow and oxygen utilization in dementia using positron emission tomography and oxygen-15. J Cereb Blood Flow Metabol 1, Suppl 1:453–454

Greenberg JH, Reivich M, Alavi A et al. (1982) Metabolic mapping of functional activity in human subjects with the (^{18}F) fluorodeoxyglucose technique. Science 212:678–680

Heiss W-D (1982) Hirndurchblutung und Hirnstoffwechsel im Alter und beim hirnorganischen Psychosyndrom. In: Bente D, Coper H, Kanowski S (Hrsg) Hirnorganische Psychosyndrome im Alter. Springer, Berlin Heidelberg New York

Heiss W-D, Kloster G, Vyska K et al. (1981) Regional cerebral distribution of ^{11}C-methyl-D-glucose compared with CT perfusion patterns in stroke. J Cereb Blood Flow Metabol 1, Suppl 1:506–507

Heiss W-D, Ilsen HW, Wagner R et al. (1982a) Remote functional depression of glucose metabolism in stroke and its alteration by activating drugs. In: Heiss W-D, Phelps ME (eds) Positron Emission Tomography of the Brain. Springer, Berlin Heidelberg New York

Heiss W-D, Vyska K, Kloster G et al. (1982b) Demonstration of decreased functional activity of visual cortex by (^{11}C) methylglucose and positron emission tomography. Neuradiology 23:45–47

Hoffman EJ, Phelps ME, Huang SC et al. (1981) A new tomograph for quantitative positron emission tomography of the brain. IEEE Trans Nucl Sci 28:99–103

Hoyer S (1982) Cerebral blood flow, EEG, behavior. Handbook of Gerontology I. Springer, Berlin Heidelberg New York

Hoyer S, Oesterreich K, Weinhardt F et al. (1975) Veränderungen von Durchblutung und oxydativem Stoffwechsel des Gehirns bei Patienten mit einer Demenz. J Neurol 210:227–237

Kuhl DE, Phelps ME, Kowell AP et al. (1980) Effects of stroke on local cerebral metabolism and perfusion: Mapping by emission computed tomography of ^{18}FDG and $^{13}NH_3$. Ann Neurol 8:47–60

Kuhl DE, Phelps ME, Markham C et al. (1981) Local cerebral glucose metabolism in Huntington's disease determined by emission computed tomography of ^{18}F-fluorodeoxyglucose. J Cereb Blood Flow Metabol 1, Suppl 1:459–460

Kuhl DE, Metter EJ, Riege WH et al. (1982) Effects of human aging on patterns of local cerebral glucose utilization determined by the (^{18}F) fluorodeoxyglucose method. J Cereb Blood Flow Metabol 2:163–171

Lassen NA (1966) The luxury-perfusion syndrome and its possible relation to acute metabolic acidosis localized within the brain. Lancet II:1113–1115

Lassen NA, Ingvar DH (1963) Regional cerebral blood flow measurement in man. Archs Neurol Chicago 9:615–622

Lenzi GL, Frackowiak RSJ, Jones T (1981) Regional cerebral blood flow (CBF), oxygen utilization ($CMRO_2$) and oxygen extraction ratio (OER) in acute hemispheric stroke. J Cereb Blood Flow Metabol 1, Suppl 1:504–505

Mazziotta JC, Phelps ME, Miller J et al. (1981) Tomographic mapping of human cerebral metabolism: Normal unstimulated state. Neurology 31:503–505

Monakow C von (1914) Die Lokalisation im Großhirn und der Abbau der Funktion durch kortikale Herde. Bergmann, Wiesbaden

Phelps ME (1981) Positron computed tomography studies of cerebral glucose metabolism in man: Theory and application in nuclear medicine. Semin nucl Med 11:32–49

Phelps ME, Kuhl DE, Mazziotta JC (1981) Metabolic mapping of the brain's response to visual stimulation: Studies in humans. Science 211:1445–1448

Phelps ME, Mazziotta JC, Huang SC (1982) Study of cerebral function with positron computed tomography. J Cereb Blood Flow Metabol 2:113–162

Reivich M, Kuhl D, Wolf A et al. (1979) The (^{18}F) fluorodeoxyglucose method for the measurement of local cerebral glucose utilization in man. Circ Res 44:127–137

Sokoloff L, Reivich M, Kennedy C et al. (1977) The (^{14}C)-deoxyglucose method for the measurement of local cerebral glucose utilization: Theory, procedure, and normal values in the conscious and anesthetized albino rat. J Neurochem 28:897–916

Ter-Pogossian MM, Phelps ME, Hoffman EJ et al. (1975) A positron emission transaxial tomograph for nuclear medicine imaging (PETT). Radiology 114:89–98

5. Neurophysiologische Aspekte des normalen und pathologischen Alterns und der Gerontopsychopharmakologie

B. SALETU

Einleitung

In der Pharmakotherapie psychopathologischer Phänomene im Alter stehen uns neben den klassischen Psychopharmaka wie Anxiolytika, Neuroleptika, Antidepressiva und Hypnotika eine Gruppe von Medikamenten zur Verfügung, die häufig als Gerontopsychopharmaka im engeren Sinn des Wortes bezeichnet werden. Im allgemeinen kann man darunter jene Medikamente subsumieren, die einen spezifischen Effekt auf das zentrale Nervensystem (ZNS) insofern ausüben, als sie in der Behandlung abnormer Verhaltensweisen und psychischer Symptome alter Leute von besonderem Wert erscheinen. Aus der Liste der Synonyma wie Nootropika, Neurodynamika, „cerebral insufficiency improver", zerebrale Protektoren, Antihypoxidotika werden einige öfters als andere gebraucht, weil sie eine spezifische Wirkung treffend ausdrücken. So zum Beispiel impliziert der Begriff Nootropikum, daß das Medikament eher die Noopsyche als die Thymopsyche beeinflussen sollte. Der etwas umfassendere Begriff Antihypoxidotika hingegen subsumiert alle jene Medikamente, die gegen die zerebrale Hypoxidose im Sinne von Strughold (1944) eine Schutzwirkung ausüben. Strughold verstand ja unter „Hypoxydose" eine gestörte zerebrale biologische Oxydation, die auf hypoxische aber auch nutritive, histotoxische, ischämische und metabolische Ursachen zurückgeführt werden kann. Tatsächlich haben ja auch die meisten gerontopsychopharmakologischen Substanzen ihren Eingang in die Gerontopsychiatrie über gewisse Wirkungen, wie z. B. Vasodilatation, metabolische Aktivität, rheologische Aktivität, antithrombotische Eigenschaft etc. gefunden, wobei bei einigen Medikamenten erst mit zunehmender Forschung die therapeutischen Wirkungsmechanismen offenkundig wurden.

Mit der allgemeinen Zugänglichkeit computerisierter quantitativer Analysemethoden des Skal-abgeleiteten Elektroenzephalogramms (EEG) wurde es auch möglich die neuropsychologische Wirkungsweise dieser Medikamente am Zielorgan – dem menschlichen Gehirn – zu objektivieren, so wie dies bei klassischen Psychopharmaka bereits von verschiedenen Autoren publiziert worden ist (Fink 1969; Itil 1974; Saletu 1976; Herrmann 1982), aber auch ZNS-Veränderungen bei normalen und pathologischen Alterungsprozessen objektiv und quantitativ zu erfassen. Vorliegende Arbeit wird demnach neurophysiologische Befunde bei normalem Altern, bei Demenz und Gerontopsychopharmakotherapie erörtern sowie auf das therapeutische Prinzip der Vigilanzförderung und auf Modelle für den Wirksamkeitsnachweis von Antihypoxidotika beim Menschen eingehen.

1 Neurophysiologische Befunde bei normalem Altern

Mit fortschreitendem Alter zeigt das menschliche EEG eine zunehmende Verlangsamung der Hintergrundsaktivität. Obwohl dies bereits mit dem Auge erkennbar ist, kann dieses Phänomen viel besser mittels einer computerassistierten quantitativen Analyse des EEG objektiviert werden. So fanden wir in eigenen Untersuchungen anhand von 3minütigen spektralanalysierten V-EEG-Abschnitten von 102 älteren Probanden im Alter von 56 bis 96 Jahren (Durchschnittsalter 76 Jahre) signifikante Korrelationen zwischen Alter und verschiedenen quantitativ analysierten EEG-Variablen: Je höher das Alter, desto langsamer die dominante Frequenz der Alphaaktivität und desto größer die relative Power im Delta- und Thetafrequenzbereich (Abb. 1). Dies stimmt mit den Daten von Surwillo (1968), van der Drift et al. (1972), Matejcek u. Devos (1976) und Obrist (1980) überein, wobei letzterer den Ausprägungsgrad der Verlangsamung der dominanten Alphaaktivität zum Gesundheitszustand, zur Langlebigkeit und zur intellektuellen Funktion in Beziehung brachte. Während jüngere Erwachsene eine durchschnittliche dominante Frequenz zwischen 10 bis 10,5 Hz zeigten, war sie bei älteren Leuten um die 70 signifikant langsamer (9–9,5 Hz) und bei Menschen über 80 noch langsamer (8,5–9,0 Hz). Bezüglich der Alphaaktivität konnten wir in unseren eigenen Untersuchungen einen Trend zu einer Abnahme der relativen Power im rascheren Alphabereich (10,5–13 Hz) beobachten, wie das auch der Fall war in bezug auf die gesamte Betaaktivität (13–40 Hz). Unsere Befunde stimmen mit jenen von Matejcek und Devos (1976) überein, die eine Alphaaktivitätsabnahme bei einer größeren Population statistisch signifikant fanden, während die gesamte Betaaktivität (12–40 Hz) einen Trend zu einer geringen Abnahme zeigte. Interessanterweise resultierte eine Unterteilung der gesamten Betaaktivität in einen langsamen und raschen Frequenzbereich in oppositionellen Befunden: Während die langsame Betaaktivität (12–25 Hz) abnahm zeigte die rasche Betaaktivität (25–40 Hz) eine Zunahme mit steigendem Alter.

Fokale Veränderungen (Theta- und Deltawellen), Amplitudenasymmetrien, scharfe Wellen und Spitzen treten ja zum ersten Mal in einem signifikanten Maß ab dem 40. Lebensjahr auf – meistens über dem vorderen Temporallappen mit einer Prävalenz über der linken Seite. Busse u. Obrist (1965) fanden temporale langsame Wellen bei 20% von Normalen im Alter zwischen 40 und 60 Jahren, im Gegensatz zu nur 5% bei Personen unter 40 Jahren, während die Inzidenz zu 35% nach dem 60. Lebensjahr anstieg. Obwohl temporale Foci häufig bei zerebrovaskulär erkrankten Patienten beobachtet werden können (bei über 60% von akuten Schlaganfallpatienten), so können sie doch nicht als pathognomonisch für ein neurologisches oder psychisches Defizit beim Alternden angesehen werden. Es scheint vielmehr so zu sein, daß der vordere Temporallappen frühe pathologische Veränderungen zeigt. So beschrieben Tomlinson u. Henderson (1976) eine relativ hohe Inzidenz von Neuronenverlust, Gliose und Plaques im vorderen Temporallappen, wobei diese Befunde bei Demenzen im allgemeinen weiter verbreitet und ausgeprägter waren.

Mit zunehmendem Alter zeigen weniger Menschen die Alphablockierung (Otomo u. Tsubaki 1966), wobei auch die Latenz der Antwort prolongiert ist

BEZIEHUNGEN ZWISCHEN ALTER UND QUANTITATIVEN EEG VARIABLEN

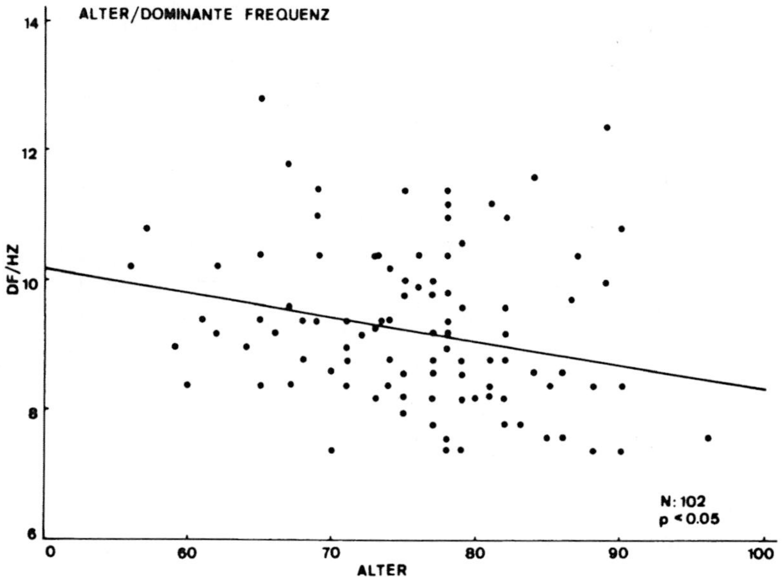

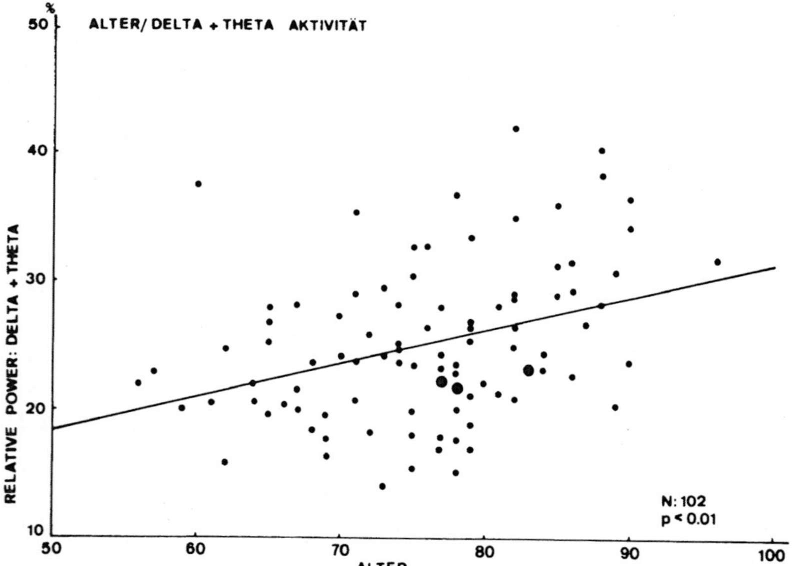

Abb. 1. Spektralanalysierte EEG-Veränderungen in Abhängigkeit vom Alter. In der Abszisse ist Alter, in den Ordinaten die dominante Frequenz der Alphaaktivität (in Hz) bzw. die relative Power im Delta- und Thetabereich dargestellt. Mit steigendem Alter zeigt sich eine Zunahme der Delta- und Thetaaktivität sowie eine Verlangsamung der dominanten Frequenz

Tabelle 1. Altersunterschiede in objektiven Schlafvariablen (N: 2 × 10)

Schlafvariable	Junge Schl. (x̄ 25 a)	Ältere Schl. (x̄ 62 a)	Signifikante Unterschiede (U-Test)
Latenz S 1 (min)	12 (14)	7 (6)	
Latenz S 2 (min)	16 (15)	11 (6)	
Gesamtschlafzeit (min)	416 (23)	348 (62)	
Effizienz-Index	93 (4)	86 (14)	
Aufwachanzahl (f)	2,7 (2,4)	8,4 (3,1)	***
Wachstadium/TSP (min)	8 (8)	37 (52)	*
Stadium 1%	6 (4)	8 (6)	
Stadium 2%	49 (12)	62 (10)	*
Stadium 3%	10 (5)	7 (4)	
Stadium 4%	9 (7)	4 (6)	*
Rem %	24 (7)	17 (3)	**
Rem (f)	4,0 (1,0)	3,6 (0,8)	
Rem Invervall (min)	78 (24)	75 (21)	
Rem-Latenz (min)	83 (47)	113 (72)	
Stadienwechsel (f)	92 (31)	88 (27)	
Bewegungsstadium (min)	9 (3)	6 (3)	*
Weckschwelle (dB)	56 (19)	47 (11)	

* $P<0.05$; ** $P<0.01$; *** $P<0.001$

(Mankovsky u. Belonog 1971). Die Latenzen der evozierten Potentiale nehmen ebenfalls zu. So beschreiben Squires et al. (1980) in bezug auf die P 300 Komponente des akustisch evozierten Potentials eine Latenzzunahme von 1,69 msec pro Jahr, ausgehend von 310 msec im Alter von 15 Jahren bis zu einer Latenz von über 400 msec im 8. Lebensjahrzehnt. Flackerlichtsteuerung und Aktivierung langsamer Wellen durch Hyperventilation erscheinen im Alter signifikant reduziert (Mankovsky u. Belonog 1971; Otomo u. Tsubaki 1966).

Nicht nur das Wach-EEG sondern auch das Schlaf-EEG ändert sich signifikant mit zunehmendem Alter (Tabelle 1). So nehmen Wachstadien in Frequenz und Länge zu, der Schlaf erscheint fragmentierter, die Schlafstadien 4 und (etwas weniger ausgeprägt) REM nehmen ab, während das Stadium 2 zunimmt. Die bekannteste Veränderung hingegen ist die Verkürzung der gesamten Schlafzeit (TST), die sowohl basierend auf polygraphischen als auch auf nichtpolygraphischen Studien gut dokumentiert ist, wobei in letzteren die Schlafzeit geschätzt wurde (Freemon 1972; Tune 1969). Im Schlaflabor konnte auch eine signifikante Abnahme der 12 bis 14 Hertz-Schlafspindeln beobachtet werden, die durch niederfrequente spindelähnliche Rhythmen ersetzt werden (Feinberg et al. 1967).

2 Neurophysiologische Befunde bei Demenz

2.1 Demenz vom Alzheimer-Typ (DAT)

Generell kann gesagt werden, daß die im Alter beschriebenen EEG-Veränderungen bei der senilen Demenz akzentuiert vorkommen, während die präseni-

Tabelle 2. Neurophysiologische Befunde bei Demenz/Alzheimer-Typ

Senium < Senile Demenz < Präsenile Demenz	
Alpha – A ↓; DF (Hz) ↓; % ↓ Diffuse langsame (Delta u. Theta) Aktivität ↑ Unterschiede zwischen Hirnregionen ↓ Gesamtamplitude ↓ Steile Potentiale, Spitzen, fokale Entladungen selten K-Komplexe, Schlafspindeln ↓	Mundy-Castle et al. 1954, Lairy 1956 Letemendia u. Pampiglione 1956 Passouant et al. 1956 Gordon u. Sim 1967 Constantinidis et al. 1969 Müller u. Schwartz 1978 Obrist 1980
Grund für Verlangsamung: Atrophie Alzheimer-Fibrillen Senile Plaques	Gordon u. Sim 1967 Constantinidis et al. 1969 Müller u. Schwartz 1978
Asymmetrie langsamer Aktivitäten (Nevin 1967) Alpha-Blockierungseffekt ↓ (Otomo u. Tsubaki 1966) Flackerlicht-Steuerung ↓ (Mankovsky u. Belonog 1971) AEP-Latenz ↑ (Squires et al. 1980) Schlaf S2, S4, Rem ↓, W ↑ (Feinberg et al. 1967)	

len DAT-Fälle die meisten Abnormitäten aufweisen (Tabelle 2). Es ist ja generell akzeptiert, daß sich die Alzheimersche Erkrankung und die senile Demenz nur in bezug auf den Zeitpunkt des Auftretens unterscheiden, so daß der Terminus „senile Demenz" zunehmend obsolet wird.

Verschiedene Autoren wie Mundy-Castle et al. (1954), Lairy (1956), Letemendia u. Pampiglione (1958), Passouant et al. (1956), Gordon u. Sim (1967), Constantinidis et al. (1969), Müller u. Schwartz (1978) und Obrist (1980) beschrieben, daß Alphaaktivität stark abnimmt sowohl in bezug auf das Auftreten als auch auf die Amplitude, die Persistenz (Prozentzeit) und die dominante Frequenz. Diffuse langsame niedergespannte Delta- und Thetaaktivitäten werden prominenter, so daß das Erscheinungsbild des EEG ein polymorphes wird. Unterschiede zwischen den Regionen verschwinden, obwohl Asymmetrien in bezug auf langsame Aktivitäten nicht ungewöhnlich sind (Nevin 1967). Nach Kiloh et al. (1981) steht die Alphareduktion und die Vermehrung langsamer Aktivitäten nur in einem approximativen Verhältnis zum Grad der Demenz, doch können in fortgeschrittenen Fällen Alpha- oder raschere Aktivitäten fehlen. In diesem Zusammenhang ist es von Interesse, daß wir in eigenen Studien mittels computerassistierter Spektralanalyse des EEG eine signifikante positive Korrelation zwischen der relativen Power in den Delta- und Thetabändern und dem SCAG-Score sowie eine signifikant negative Korrelation zwischen langsamer Aktivität und mnestischer Leistung (gemessen anhand des Grünberger verbalen Gedächtnistests bei 102 alternden Untersuchten mit einem Durchschnittsalter von 76 Jahren) zeigen konnten (Abb. 2). Unsere mittels computerisierter Power-Spektralanalyse gewonnenen Resultate stimmen mit den mittels einer manuellen Analyse gewonnenen Ergebnissen von Obrist (1976) überein, der bei Patienten mit einem organischen Psychosyndrom mehr Delta- und Theta- und weniger Alphaaktivitäten als bei normalen Kontrollen fand.

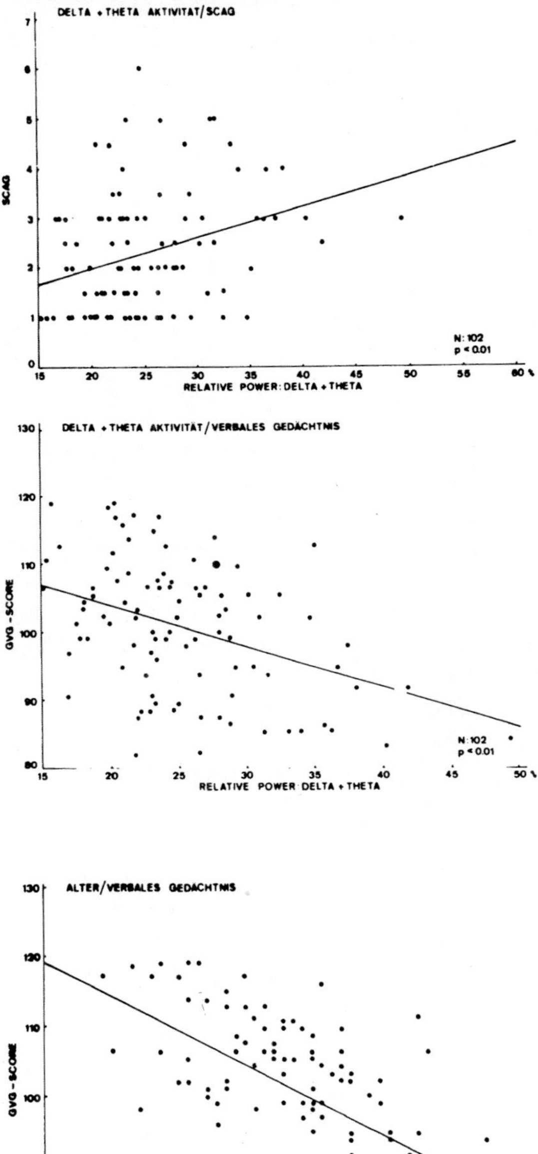

Abb. 2. Regressionen zwischen langsamer EEG-Aktivität, SCAG-Score, Gedächtnisleistung und Alter. Je ausgeprägter die relative Power im Delta- und Thetabereich, desto höher ist der SCAG-Score und desto schlechter ist die Gedächtnisleistung, gemessen anhand des verbalen Gedächtnistests nach Grünberger. Allerdings nimmt letztere auch mit steigendem Alter ab

Das Vorkommen von EEG-Abnormalitäten in präsenilen Fällen von Alzheimerscher Erkrankung ist groß. In verschiedenen Studien von Letemendia u. Pampiglione (1958), Liddell (1958), Swain (1959) und Gordon u. Sim (1967) zeigten alle Patienten abnorme EEGs. Die Befunde von Gordon u. Sim (1967) sind insofern von Interesse, als sie alle durch zerebrale Biopsien bestätigt wurden. Liddell (1958) glaubte das Charakteristische von 18 Morbus Alzheimer im Wechsel zwischen Theta- und langsamen Alpharhythmen und hochgespannten bilateralen oft rhythmischen langsamen Wellen zu sehen. Da diese Veränderungen auf Stimulation hin auftraten und an Schlafveränderungen erinnerten, hypothetisierte Liddell, daß sie eher zu der reduzierten Wachheit (die ja diese Patienten klinisch zeigen) in Beziehung gebracht werden sollten, als daß sie eine spezifisch-pathologische Eigenschaft der Erkrankung darstellten. Andererseits brachte Nevin (1967) solche randomisierten Deltaaktivitäten mit der amyloiden Degeneration von kleinen Gefäßen in Verbindung.

Es erhebt sich die Frage, warum einige Fälle von Alzheimerscher Erkrankung normale EEG zeigen, während andere wieder ganz offensichtliche abnorme EEG aufweisen. Einige dieser normalen EEG könnten auf die Tatsache zurückgeführt werden, daß prämorbide Ableitungen hauptsächlich raschere Rhythmen beinhalten, so daß die Verlangsamung nicht zur Unterschreitung der normalen Frequenzgrenzen führt. Johannesson et al. (1977) postulierten, daß die frontale Deltaaktivität auf degenerative Vorgänge im Gehirnstamm zurückzuführen sei, die sie durch Autopsie verifizieren konnten; Patienten ohne Gehirnstammabnormalitäten zeigten normale oder nur gerinfügige abnorme EEGs, obwohl sie eine ausgeprägte Atrophie des frontalen Kortex hatten. Stefoski et al. (1976) beobachteten wiederum, daß EEG-Abnormalitäten mit mittels Computertomographie gemessenen Ventrikelweiten nur wenig zusammenhingen.

Bezüglich der EEG-Reaktivität zeigt sich eine Abnahme bzw. ein Verlust der Alphablockierung. Demente Patienten zeigen auch eine ausgeprägte Verlängerung der AEP-Latenz (P 300), wobei der Mittelwert normal alternder Kontrollen bei 3,61 Standardabweichungen überschritten wird (Squires et al. 1980).

Das Schlafprofil dementer Patienten weist ähnliche, wenngleich weitaus ausgeprägtere Veränderungen wie das normal Alternder auf. So beschrieben Feinberg et al. (1967) längere und frequentere Wachstadien, stärkere Abnahmen von Stadium 4 und Spindelschlaf und eine äußerst ausgeprägte Abnahme des REM-Schlafes. Die Abnahme des REM-Schlafes ist von besonderem Interesse, da sie mit einer Verschlechterung der Intelligenz- und Gedächtnisleistung korreliert war (Feinberg 1976; Prinz 1977).

2.2 Befunde bei Pickscher Demenz

Passouant et al. (1956) machten keine Unterschiede zwischen Pickscher und Alzheimerscher Demenz und Lairy (1956) meinte, daß sie elektrophysiologisch identisch seien. Andererseits fanden Gordon u. Sim (1967) und Nevin (1967) die EEGs von Patienten mit einer Pickschen Erkrankung meistens im Normbereich. Selbst wenn sie abnormal waren, konnte nach wie vor Alphaaktivität gesehen werden. Kiloh et al. (1981) beschrieben Veränderungen ähnlich denen nach Alzheimerscher Erkrankung, doch weniger ausgeprägt, während fokale Veränderungen kein Charakteristikum der Pickschen Erkrankung sind.

2.3 Multiinfarktdemenz (MID)

Nach Gordon u. Sim (1967), Constantinidis et al. (1969) und Müller u. Schwartz (1978) zeigen MID-Patienten zumeist einen gut erhaltenen Alpharhythmus zwischen 7 und 8 Hz. Dieser Befund steht ganz im Gegensatz zur Alzheimerschen Erkrankung. Die höhere Inzidenz fokaler Delta- und Thetagruppen bei MID-Patienten ist auf zerebrale Infarkte zurückzuführen. Bei MID-Patienten mit deliranten Episoden können regelmäßige bifrontale Deltaaktivitäten aufscheinen. Van der Drift (1961) führt letztere auf Ischämie der vorderen Regionen des Dienzephalons zurück.

3 Vigilanzkonzept und klinische Korrelate

Die sowohl bei normalem als auch bei pathologischem Altern beobachtete Zunahme von Delta- und Thetaaktivität sowie Abnahme der Alphaaktivität könnten Defizite in den vigilanzregulierenden Systemen darstellen. Nach Head (1923) ist ja die Vigilanz der dynamische Zustand der neuralen Gesamtaktivität, von dem die Verfügbarkeit und der Organisationsgrad unseres adaptiven Verhaltens abhängt. Nach Bente (1977) ist das EEG unmittelbarer Ausdruck der neuralen Massenaktivität und seine Muster spiegeln deren dynamische Ordnungszustände wider.

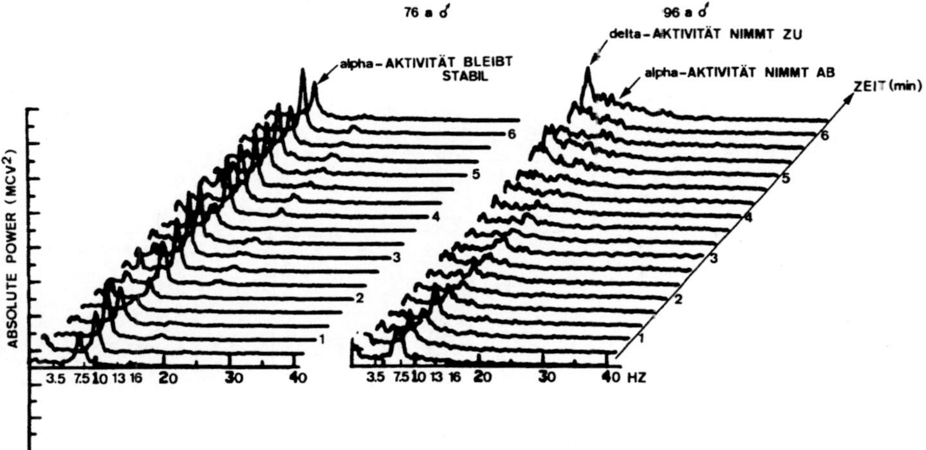

Abb. 3. Veränderungen in den Power-Spektra eines 76jährigen bzw. 96jährigen alten Mannes während einer 6minütigen EEG-Aufnahme. Während der 76jährige während der gesamten Aufnahmezeit eine konstante Alphaaktivität aufweist, zeigt der 96jährige mit zunehmender Aufnahmedauer eine Abnahme der Alphaaktivität und Zunahme der Deltaaktivität, was eine Vigilanzabnahme anzeigt

Defizite in vigilanzregulierenden Systemen können selbst in nur wenige Minuten dauernden EEG-Aufnahmen aufscheinen. So z.B. ist in Abb. 3 ersichtlich, daß ein 76jähriger alter Mann durchaus imstande ist, seine Vigilanz aufrechtzuerhalten, was durch ein Persistieren der Alphaaktivität durch 6 Minuten hindurch widergespiegelt ist, während ein 96jähriger alter Mann im Vergleich dazu eine Vigilanzabnahme zeigt, die in einer Vermehrung von Power in der Delta- und Thetafrequenz sowie in einer Abnahme der Alphaaktivität reflektiert ist. Tatsächlich ist ja eine reduzierte Adaptationsfähigkeit (an verschiedene neue Situationen) im fortgeschrittenen Alter dem Kliniker hinlänglich bekannt.

Einen weiteren Beweis für unsere Hypothese kann man in der signifikanten Korrelation zwischen dem Ausmaß langsamer Aktivitäten im EEG und der Gedächtnisleistung sehen (s. Abb. 2): Je höher die Delta- und Thetaaktivität, desto schlechter die Gedächtnisleistung. Allerdings ist natürlich hier das Alter ebenfalls ein zu berücksichtigender Faktor. Wenn das Vigilanzkonzept aber richtig ist, so sollten neurophysiologische Unterschiede zwischen Probanden mit guter und mit schlechter Gedächtnisleistung selbst dann noch nachzuweisen sein, wenn deren Alter gematcht ist. Diese Hypothese versuchten wir zu verifizieren

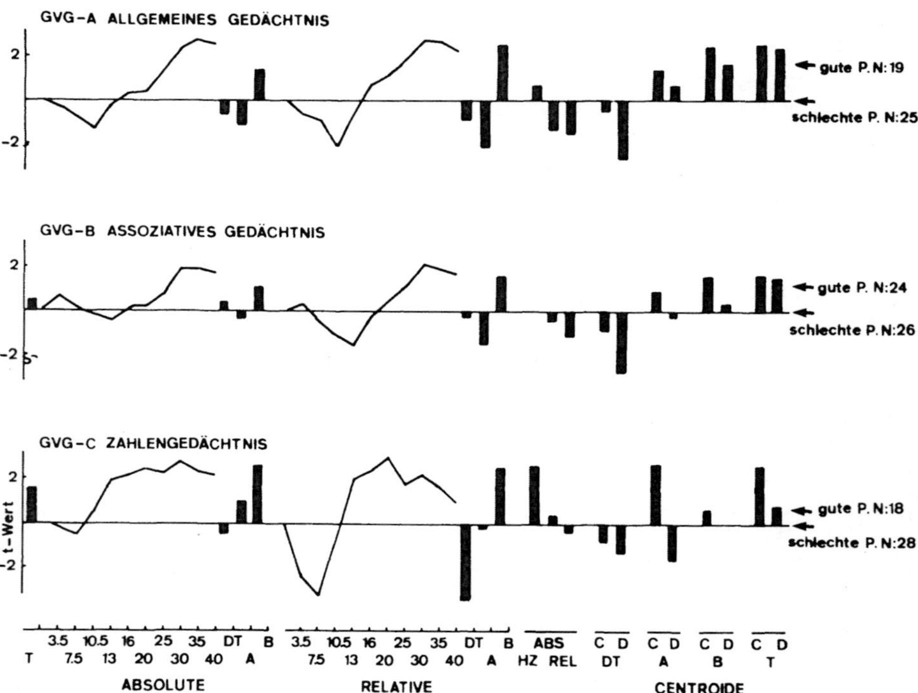

Abb. 4. Unterschiede im spektralanalysierten R-EEG zwischen (alters-gematchten) älteren Probanden mit guter und schlechter Gedächtnisleistung. 38 spektralanalysierte EEG-Variable sind in den Abszissen, Unterschiede zwischen Menschen mit guter und solcher mit schlechter Gedächtnisleistung sind in den Ordinaten dargestellt. Probanden mit guter Gedächtnisleistung zeigen weniger langsame und mehr rasche Aktivitäten als solche mit schlechter Gedächtnisleistung, wobei dies in bezug auf generelle, assoziative Merkfähigkeit und Zahlengedächtnis nachweisbar ist

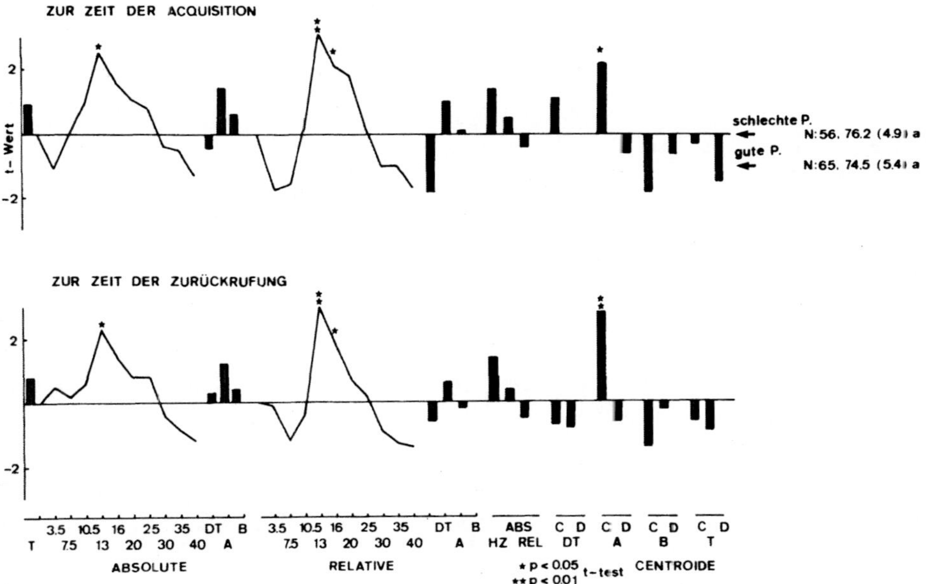

Abb. 5. Unterschiede im spektralanalysierten EEG zwischen älteren Menschen mit guter und schlechter Gedächtnisleistung (alters-gematcht) zum Zeitpunkt der Aquisition bzw. Rückrufung. Alternde Menschen mit guter Gedächtnisleistung zeigen sowohl zum Zeitpunkt der Aquisition als auch zum Zeitpunkt der Rückrufung signifikant mehr Alpha- und benachbarte langsame Betaaktivitäten sowie ein rascheres Alphazentroid als solche mit schlechter Gedächtnisleistung, was eine höhere Vigilanz ersterer im Vergleich zu letzteren anzeigt

bzw. zu falsifizieren. Wie in Abb. 4 erkennbar ist, zeigen ältere Probanden mit guter Gedächtnisleistung in drei verschiedenen Gedächtnistests (allgemeine Merkfähigkeit, assoziative Merkfähigkeit und numerische Gedächtnisleistung) weniger langsame und mehr rasche Aktivitäten, ein rascheres Alphazentroid und Zentroid der Gesamtaktivität als Probanden mit schlechter Gedächtnisleistung. In Beantwortung der Frage, ob diese mnestischen Unterschiede auf Vigilanzunterschiede zum Zeitpunkt der Aquisition oder zum Zeitpunkt des Abberufens von Gedächtnisinhalten zurückzuführen sei, fanden wir, daß zu beiden Zeitpunkten die Vigilanz bei Personen mit guter Gedächtnisleistung besser war als bei solchen mit schlechter (Abb. 5). Menschen mit guter Gedächtnisleistung zeigten sowohl zum Zeitpunkt der Aquisition wie dem des Abrufens weniger relative Power in langsamen Bändern, signifikant mehr Power im raschen Alpha- und langsamen Betabereich sowie ein rascheres Zentroid der Alphaaktivität als Menschen mit einer schlechten Gedächtnisleistung.

4 Vigilanzförderung als therapeutisches Prinzip

Wenn das oben beschriebene Vigilanzkonzept mehr als bloß theoretischen Wert haben soll, so müssen auch Konsequenzen für die Therapieforschung vorhanden sein. Man könnte postulieren, daß jegliche Verbesserung der Vigilanz,

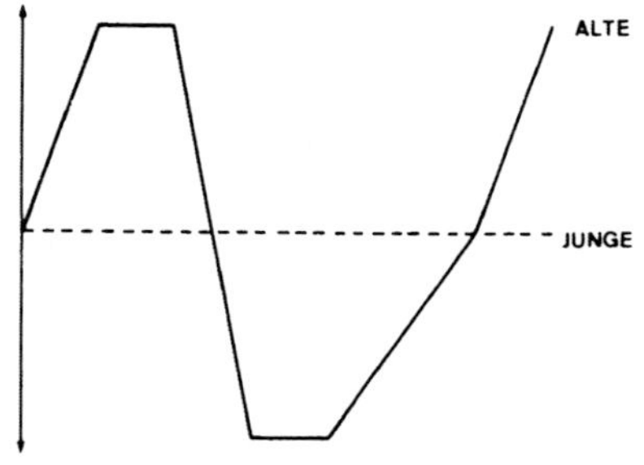

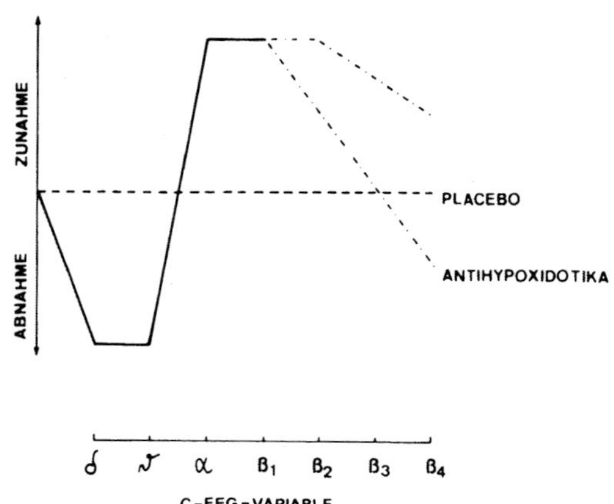

Abb. 6. Schematische quantitative EEG-Veränderungen des alternden Menschen im Vergleich zu jungen, sowie nach Antihypoxidotika/Nootropika im Vergleich zu Plazebo. Gewisse Antihypoxidotika/Nootropika bewirken gegenüber Plazebo EEG-Veränderungen, die durch eine Abnahme von Delta- und Theta- und Zunahme von Alpha- und langsamen Betaaktivitäten gekennzeichnet sind. Diese Veränderungen sind interessanterweise geradezu entgegengesetzt den altersinduzierten Veränderungen und zeigen eine Verbesserung der Vigilanz durch solche Medikamente an

objektiviert anhand des EEGs, auch zu einer Verbesserung der zerebralen Leistungsfähigkeit führen sollte. Tatsächlich konnten wir in den letzten Jahren zeigen, daß einige repräsentative gerontopsychopharmakologische Substanzen mit einer Reduzierung der langsamen Aktivitäten und Zunahme von Alpha- und benachbarten Betaaktivitäten solche ZNS-Veränderungen bewirkten, die geradezu oppositionell zu den altersassoziierten Veränderungen sind, die ja bereits eingangs beschrieben wurden (Abb. 6). Diese Substanzgruppe beinhaltet die beiden Ergotalkaloide Dihydroergotoxin (Hydergin, Ergomed) und Nicergolin (Sermion) (Saletu et al. 1977, 1979a, b); Vincaminalkaloide und Analoge wie Vincamin (Cetal retard) (Saletu u. Grünberger 1982), Vinconate (OC 340), und weitere Hexahydrocanthinone SL 76100 und SL 76188 (Saletu et al. 1982b); die Phenyläthanolaminderivate Suloctitil (Sulocton) und Ifenprodil, Tinofedrine (Saletu u. Anderer 1980); Derivate von Vitamin B_6 wie Piridoxilate (Glyo-6)

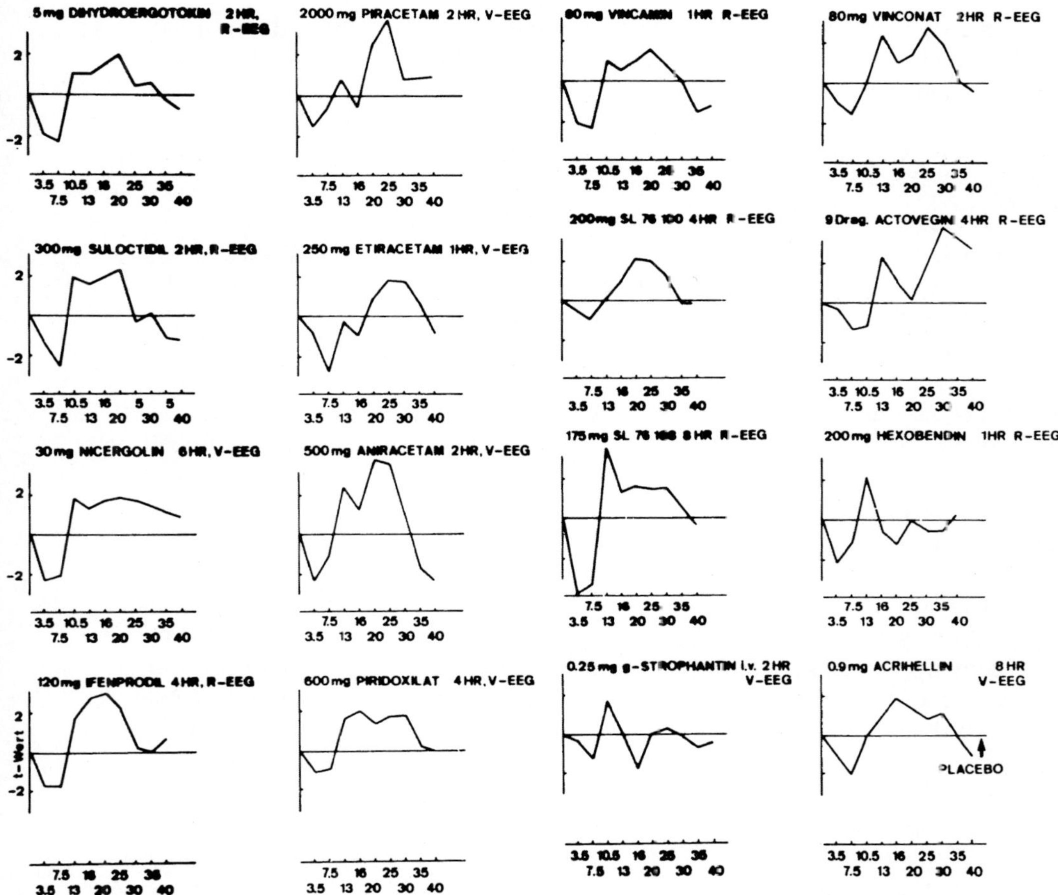

Abb. 7. Pharmako-EEG-Profile verschiedener Antihypoxidotika/Nootropika im Vergleich zu Plazebo. Spektralanalysierte EEG-Variable (relative Power) sind in der Abszisse, Veränderungen gegenüber Plazebo in der Ordinate dargestellt. Als gemeinsames Merkmal kann man eine Abnahme von langsamen Aktivitäten und Zunahme von Alpha- und/oder Alpha-benachbarten Betaaktivitäten erkennen

(Saletu et al. 1982a); Hexobendine (Ustimon) und das Xanthinderivat Etofyllin (Saletu 1981a, b) sowie die Hexobendin/Etofyllin/Etamivan-Kombination Instenon forte (Saletu u. Grünberger 1978); Actovegin, ein standardisiertes deproteinisiertes Hämoderivat aus Kälberblut (Saletu et al. 1984); sowie die strukturell mit GABA verwandten Pyrrolidinderivate Piracetam (Nootropil) (Saletu 1981a; Saletu u. Grünberger 1980; Saletu et al. 1980), Aniracetam (Saletu u. Grünberger 1980, 1983) und Etiracetam (Saletu 1981a, b; Saletu u. Grünberger 1980); CRL 40028 – ein Benzhydrylsulphinyl-Derivat und sein Hauptmetabolit CRL 40476; und das Kardiosteroid Acrihellin und Herzglykosid g-Strophantin (Abb. 7). Ähnliche Befunde wurden auch von Bente (1977) und Bente et al. (1979) sowie Matejcek u. Devos (1976) für Dihydroergotoxin und Piracetam beschrieben. Die letzteren Autoren konnten auch eine auffallende Parallelität zwischen Veränderungen im EEG (wie z. B. der Zunahme der dominanten Frequenz) und der Besserung der klinischen Symptomatologie während einer 12wöchigen Behandlung gerontopsychiatrischer Patienten mit Dihydroergotoxin demonstrieren.

Von Interesse erscheint die Tatsache, daß einige Präparate mit demselben Pharmako-EEG-Profil (s. Abb. 7) verschiedenen chemischen Unterklassen, ja verschiedenen Klassen hinsichtlich ihrer Wirkungsweise angehören. So zählen Dihydroergotoxin und Nicergolin zu den Ergotalkaloiden; Vincamin, Vinconate, SL 76100 und SL 76188 zu den Vinkaminalkaloiden und Analogen; Ifenprodil, Tinofedrin und Suloctitil zu den Phenyläthanolaminen. Piridoxilat kann als Glyoxylsäure-substituiertes Piridoxin zu den Vitamin B_6-Derivaten gezählt werden, wie ja zu dieser Gruppe auch das Pyritinol und das von uns hinsichtlich der Rückbildung des organischen Psychosyndroms des Alkoholikers dem Plazebo überlegen befundene EMD-21657 zuzurechnen sind (Saletu et al. 1978). Etofyllin ist ein Xanthinderivat. Strukturell (aber nicht funktionell) verwandt zu GABA sind die Pyrrolidinederivate Piracetam, Etiracetam und Aniracetam. Von der Wirkungsweise her sind den metabolisch aktiven Gerontopsychopharmaka Dihydroergotoxin, Nicergolin, Vincamin, Vinconate, SL 76100, SL 76188, Piracetam, Etiracetam, Aniracetam, Piridoxilat, Actovegin und Suloctitil zuzuordnen. Antithrombotisch sind u. a. Nicergolin und Suloctitil, wobei letzteres Präparat auch rheologisch aktiv ist. Vasoaktiv sind Nicergolin, Vincamin, Heoxbendin, Instenon forte, Ifenprodil und Suloctitil. Zu den indirekt wirkenden Gerontopsychopharmaka sind schließlich Substanzen zu zählen, die das Blutangebot an das Gehirn verbessern wie z.B. Herzglykoside, Kardiosteroide, Raubasin, Dihydroergotamin etc. Unsere pharmakoelektroenzephalographischen Befunde mit dem Kardiosteroid Acrihellin und dem Kardioglykosid g-Strophantin sind aber auch insofern von Interesse, als Heiss u. Zeiler (1978) eine mittels der Xenon-Clearance-Methode gemessene signifikante Verbesserung der Hirndurchblutung nach g-Strophantin feststellten, während andere Herzglykoside, wie Digoxin oder Methylproszillaridin, keinen Einfluß auf die Gehirngewebsperfusion nehmen konnten. Da aber gleichzeitig gemessene hämodynamische Parameter durch g-Strophantin und Digoxin gleichsinnig beeinflußt wurden, kann für die Steigerung der Hirndurchblutung durch g-Strophantin nicht die Verbesserung der kardialen Situation verantwortlich sein, so daß Heiss eher einen direkten Einfluß auf die Hirngefäße annimmt.

Daran interessiert, einen mehr direkten Zusammenhang zwischen neurophysiologischen Veränderungen und solchen im Verhalten nach Gabe von Gerontopsychopharmaka zu beweisen, korrelierten wir Etiracetam-induzierte Veränderungen in der Deltaaktivität im EEG mit den Befunden über „Wachheit/Frische“, die von älteren Probanden über 60 Jahre anhand eines semantischen differentiellen Polaritätenprofils beurteilt wurde. Wie aus Abb. 8 ersichtlich, ist eine Abnahme der relativen Power im Deltabereich signifikant mit einer Zunahme der Wachheit/ Frische korreliert.

Da aber der Vigilanzbegriff von Head (1923) mehr als nur Wachheit/Frische oder Vigilität umfaßt, sollten Veränderungen in der Gehirnaktivität nach vigilanzfördernden Pharmaka auch in Veränderungen anderer mittels Psychometrie objektivierbarer Verhaltensvariablen reflektiert sein. So fanden wir tatsächlich nach der Gabe von Aniracetam (Saletu et al. 1980) eine Beschleuni-

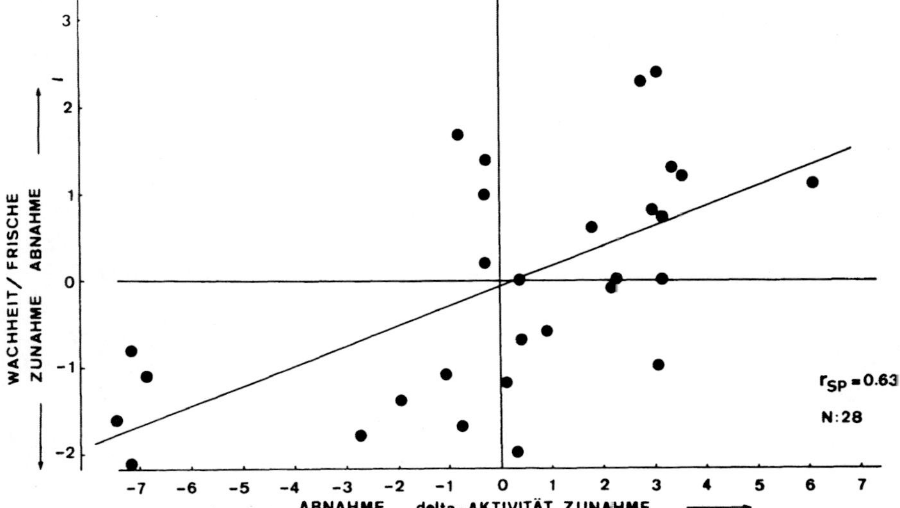

Abb. 8. Zusammenhang zwischen Etiracetam-induzierten Veränderungen in der Deltaaktivität (relative Power, V-EEG) und subjektiv empfundener Wachheit/Frische. Eine Abnahme der Deltaaktivität ist mit einer Zunahme der Wachheit/Frische und umgekehrt verbunden

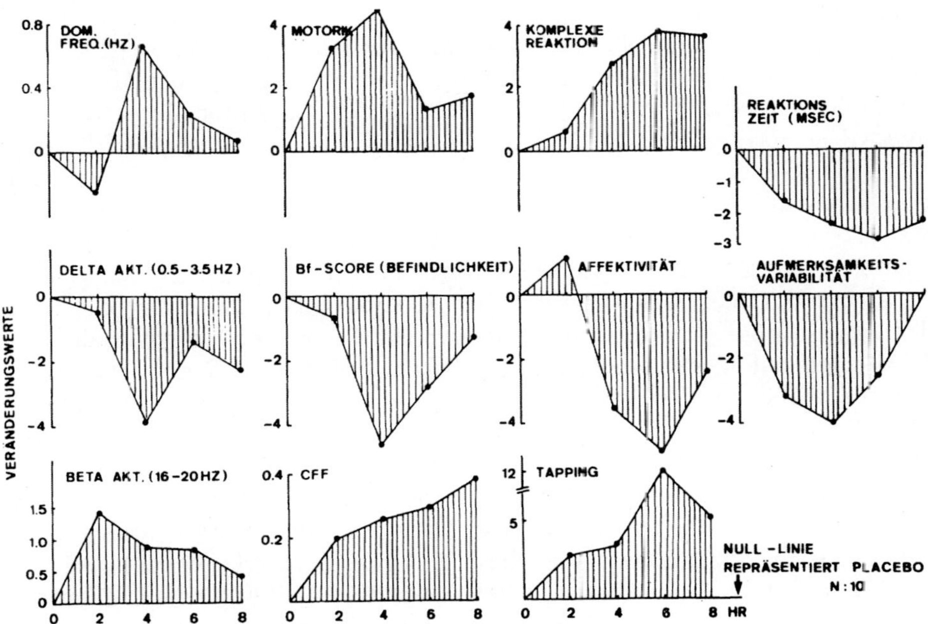

Abb. 9. Zusammenhänge zwischen Veränderungen im spektralanalysierten EEG und psychometrischer Variablen nach oralen Dosen von 1000 mg Aniracetam bei alternden Menschen (n: 10). Eine Beschleunigung der dominanten Frequenz, Abnahme der Deltaaktivität und Zunahme der langsamen Betaaktivität ist assoziiert mit einer Verbesserung der Motorik, komplexen Reaktion, Reaktionszeit, Befindlichkeit, Affektivität, Aufmerksamkeitsvariabilität sowie einer Zunahme der Flimmerfrequenz (CFF) und des Tappings

gung der dominanten Frequenz, eine Abnahme der Deltaaktivität und eine Zunahme der langsamen Betaaktivität (16–20 Hz) mit einer Verbesserung der Psychomotorik (gemessen anhand des Feinmotorik-Tests von Grünberger 1977), der komplexen Reaktion (gemessen anhand des Wiener Determinationsgeräts), einer Verkürzung der Reaktionszeit (gemessen anhand des Wiener Reaktionsgeräts von Schuhfried), einer Verbesserung der Befindlichkeit (gemessen anhand der Befindlichkeits-Skala nach von Zerssen (1970), einer Verbesserung der Affektivität (gemessen anhand des Polaritätenprofils nach Osgood), einer Abnahme der Aufmerksamkeitsvariabilität (gemessen anhand des alphabetischen Durchstreichtests von Grünberger), einer Zunahme der Flimmerverschmelzungsfrequenz und des Tappings assoziiert (Abb. 9). Diese Assoziation fanden wir nicht nur nach akuter Verabreichung von Antihypoxidotika, sondern auch nach chronischer Verabreichung, wie z. B. Nicergolin (Saletu et al. 1979 b).

5 Humanmodelle zum Wirksamkeitsnachweis von Antihypoxidotika

Während das Pharmako-EEG sich als ein sehr gutes Instrument insbesondere in der frühen Screening-Phase für Antihypoxidotika/Nootropika beim Menschen erwies, da es möglich war, objektiv und quantitativ enzephalotrope Wirkungen am Zielorgan – dem menschlichen Gehirn – zu messen, waren wir doch interessiert, auch Humanmodelle für den therapeutischen Wirksamkeitsnachweis zu entwickeln. Eine Möglichkeit, die Schutzwirkung von Antihypoxidotika gegen zerebrale Hypoxidose nachzuweisen, liegt in der Utilisation der zerebralen hypoxischen Hypoxidose (Saletu u. Grünberger 1983).

Eine hypoxische Hypoxidose induzierten wir mit einem fixen Gasgemisch von 11,3% Sauerstoff und 88,7% Stickstoff, das unter normobaren Bedingungen von jugendlichen Probanden über eine Zeitperiode von 23 Minuten inhaliert wurde. Das Erreichen der Hypoxämie wurde mit einer Blutgasanalyse des arterialisierten Kapillarbluts vom Ohrläppchen kontrolliert. Unter Hypoxie sank der Sauerstoffpartialdruck von Anfangswerten um 98 mm Hg innerhalb von 14 Minuten auf 40 mm Hg und blieb danach auf diesem Wert stehen. Die Spektralanalyse des EEGs zeigte unter Hypoxie eine ausgeprägte und signifikante Veränderung der Gehirnfunktion, die durch eine Zunahme von Deltaaktivität, Abnahme der Alpha- und langsamen Betaaktivität sowie durch eine Zunahme der raschen Betaaktivität gekennzeichnet war, während unter Normoxie nur minimale Veränderungen auftraten. Antihypoxidotische Medikamente wie z. B. das Aniracetam schwächten diese Hypoxie-induzierte Vermehrung der langsamen Aktivität und Abnahme der Alphaaktivität ab und zeigten demnach eine Schutzwirkung gegen Hypoxie (Abb. 10). Diese protektiven Qualitäten konnten auch auf der Verhaltensebene nachgewiesen werden, da die durch Hypoxie bewirkten psychometrischen Veränderungen durch Aniracetam abgeschwächt wurden. Hypoxie-induzierte Verhaltensveränderungen waren durch eine Verschlechterung der Psychomotorik, Aufmerksamkeit und Befindlichkeit charakterisiert sowie weniger ausgeprägt durch eine Abnahme der Aufmerk-

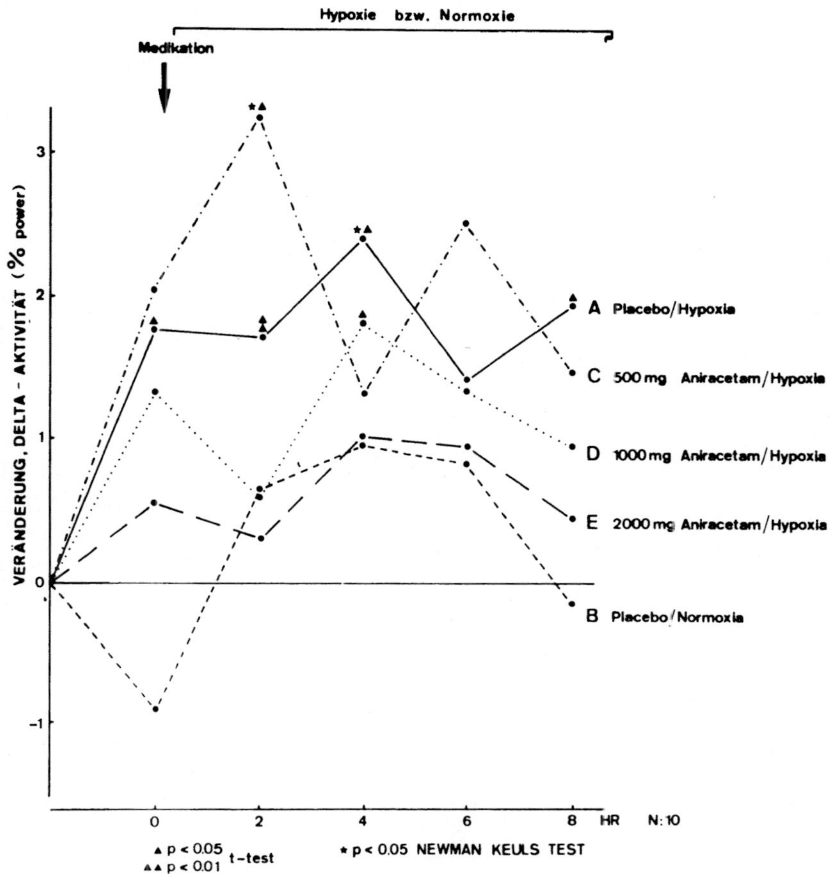

Abb. 10. Veränderungen in der relativen Power der Deltaaktivität unter Hypoxie bzw. Normoxie nach Plazebo und Aniracetam. Zeit ist in der Abszisse, Veränderungen der Deltaaktivität im Vergleich zum Ausgangswert in der Ordinate dargestellt. Während unter Normoxie/Plazebo nur geringe Veränderungen auftreten, kommt es unter Hypoxie/Plazebo zu einer signifikanten Zunahme der Deltaaktivität, was durch Gabe von Aniracetam dosisabhängig abgeschwächt wird

samkeitsvariabilität, Gedächtnisleistung und durch eine Zunahme der Fehler im Reaktionszeittest.

Eine weitere klinische Möglichkeit eines Wirksamkeitsnachweises scheint im organischen Psychosyndrom (OPS) des Alkoholikers zu liegen, ist ja das alkoholische OPS ein reversibles, dessen Verlauf über die Zeit unter weitaus besseren und kontrollierteren Bedingungen beobachtet werden kann als bei Alterspatienten, die ja wegen verschiedener Gebrechen zumeist auf eine Mehrzahl von Medikamenten eingestellt sind, was Interaktionsprobleme mitbringt, während die alkoholischen organischen Psychosyndrom-Patienten hauptsächlich mittels Gruppenpsychotherapie und Arbeitstherapie behandelt werden. Wie bereits vor Jahren begonnen (Saletu et al. 1978), untersuchten wir wiederholt die Frage, ob die in der Abstinenz spontan auftretende Rückbildung des orga-

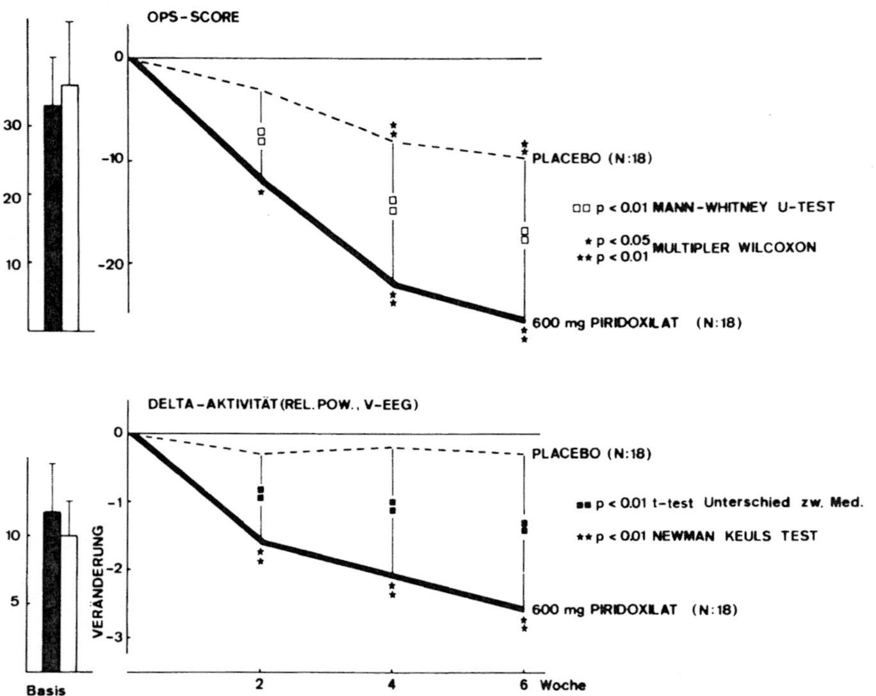

Abb. 11. Psychopathologische und neurophysiologische Veränderungen bei alkoholischen organischen Psychosyndrompatienten während der Behandlung mit Piridoxilat (3 × 200 mg täglich) bzw. Plazebo. Veränderungen im organischen Psychosyndrom-Score über 6 Wochen sind in der oberen Ordinate, Veränderungen der Deltaaktivität in der unteren Ordinate dargestellt. Eine signifikant stärkere Abnahme der Deltaaktivität bei mit Piridoxilat behandelten Patienten im Vergleich zu plazebobehandelten Patienten ist assoziiert mit einer signifikant stärkeren Abnahme des OPS-Score bei ersteren gegenüber letzteren

nischen Psychosyndroms nicht durch ein Nootropikum, wie z. B. dem Piridoxilat, beschleunigt werden könnte (Saletu et al. 1983). Piridoxilat ist ein reziprokes Salz zweier isomerer Halbazetale des glyoxylsäuresubstituierten Piridoxins und war von uns in doppelblinden plazebokontrollierten Pharmako-EEG-Experimenten als enzephalotrop und psychotrop erkannt worden (Saletu et al. 1982 a). Ähnlich wie bei anderen Antihypoxidotika/Nootropika war sein Pharmako-EEG-Profil durch eine Abnahme von langsamen Aktivitäten und Zunahme von Alpha- und Alpha-benachbarten Betaaktivitäten sowie durch eine Beschleunigung der dominanten Frequenz im Vergleich zu Plazebo charakterisiert. Diese neurophysiologischen Veränderungen waren auf der Verhaltensebene von einer Verbesserung der Konzentration, der Aufmerksamkeitsvariabilität, der komplexen Reaktion, der Affizierbarkeit sowie durch eine Zunahme der Flimmerverschmelzungsfrequenz im Vergleich zu Plazebo begleitet. Aufgrund dieser positiven Befunde führten wir eine doppelblinde plazebokontrollierte Studie bei organischen Psychosyndrompatienten durch, wobei klinische, psychometrische quantitative EEG- und Blutspiegelanalysen in der 0., 2., 4. und 6. Woche der Therapie durchgeführt wurden (Saletu et al. 1983). Es zeigte sich, daß die Patienten unter Piridoxilat eine statistisch signifikant ausgeprägtere Verbesserung ihres organischen Psychosyndroms aufwiesen als Patienten unter Plazebo (Abb. 11), was sich sowohl in Fremd- als auch Eigenbeurteilungen objektivieren ließ. Dieser klinische Verlauf beider Gruppen war erstaunlich ähnlich jenem, den wir im computeranalysierten EEG insbesondere an der Deltaaktivität beobachten konnten: Während mit Piridoxilat behandelte Patienten eine hochsignifikante Abnahme der Deltaaktivität aufwiesen, zeigten plazebobehandelte Patienten nur eine geringe, nicht signifikante Abnahme, wobei die Unterschiede zwischen den Gruppen statistisch signifikant waren. Eine Korrelationsanalyse zeigte dann auch zwischen (Abb. 11) dem OPS-Score und der Deltaaktivität eine Korrelation von +0,686 ($p < 0,01$). Nicht zuletzt bewies unsere klinische Studie an OPS-Patienten erneut die prognostische Relevanz von mittels der Pharmako-EEG-Methode bei Gesunden ermittelten Aussagen über Gerontopsychopharmaka.

Zusammenfassung

Die Gehirntätigkeit des Menschen zeigt mit fortschreitendem Alter eine Verlangsamung, die im computeranalysierten EEG durch eine Zunahme der Delta- und Thetaaktivität und Abnahme der Alpha- und langsamen Betaaktivität sowie durch eine Verlangsamung der dominanten Frequenz objektiviert werden kann. Visuelle EEG-Befunde zeigen neben der Verlangsamung der Hintergrundaktivität eine Zunahme von fokalen Veränderungen, eine Abnahme der Unterschiede zwischen verschiedenen Gehirnregionen, eine Abnahme der Gesamtamplitude sowie abgeschwächte Antworten auf aktivierende Prozesse wie Hyperventilation, Flackerlichtaktivierung, Alphablockierung. Im Schlaf-EEG kommt es, da die Wachzustände frequenter und länger werden, zu einer zunehmenden Fragmentierung des Schlafes; Schlafstadium 4 und, etwas weniger ausgeprägt, REM nehmen ab, während Stadium 2 zunimmt. Die gesamte Schlafzeit sowie Schlafspindeln nehmen ebenfalls ab. Patienten mit der Diagnose einer Demenz vom Alzheimer-Typ zeigen diese Befunde akzentuiert, speziell wenn es sich um präsenile Fälle handelt, während die Multiinfarktdemenz häufig einen intakten Alpharhythmus, aber intermittierende lateralisierte Theta- und Deltafoci aufweist. In der Pickschen Erkrankung kann Alphaaktivität ebenfalls persistieren, Foci fehlen, während sonst EEG-Veränderungen ähnlich (wenngleich weniger ausgeprägt) denen der Alzheimerschen Erkrankung sind. Die oben beschriebenen Veränderungen der Hintergrundaktivität zeigen Dysfunktionen in vigilanzregulierenden Systemen an. Unter Vigilanz ist der dynamische Zustand der neuralen Massenaktivität zu verstehen, welcher die Verfügbarkeit und den Organisationsgrad menschlichen adaptiven Verhaltens bestimmt. Demnach ist eine Vigilanzveränderung nicht nur in der Verhaltensvariable Wachheit/Frische sondern auch in anderen Verhaltensvariablen reflektiert, wobei solche Veränderungen mittels psychometrischer Testverfahren quantifiziert werden können. Gewisse Gerontopsychopharmaka bzw. Antihypoxidotika/Nootropika bewirken nun in einer Abnahme der Delta- und Thetaaktivität und Vermehrung der Alpha- und/oder Betaaktivität Veränderungen, die geradezu entgegengesetzt zu alterskorrelierten Veränderungen sind und vigilanzfördernde Eigenschaften dieser Medikamente widerspiegeln. Demnach scheint das Pharmako-EEG ein wertvolles Screening-Instrument zu sein, um objektiv und quantitativ den Effekt antihypoxidotischer Medikamente am Zielorgan – dem menschlichen Gehirn – zu bestimmen. Weitere Ansätze, um die therapeutische Wirksamkeit gerontopsychopharmakologischer Substanzen beim Menschen zu objektivieren, umfassen eine mittels Höhenluft experimentell induzierte zerebrale hypoxische Hypoxidose und das reversible alkoholische organische Psychosyndrom.

Literatur

Bente D (1979) Vigilanz: Psychophysiologische Aspekte. Verh dtsch Ges Inn Med 83:945–952

Bente D, Glattharr G, Ulrich G, Lewinsky M (1979) Quantitative EEG-Untersuchungen zur vigilanzfördernden Wirkung von Nicergolin. Arzneim-Forsch Drug Res 29:1804–1808

Busse EW, Obrist WD (1965) Pre-senescent electroencephalographic changes in normal subjects. J Geront 20:315–320

Constantinidis J, Krassoievitch M, Tissot R (1969) Correlations entre les perturbations électroenc éphalographiques et les lésions anatomohistologiques dans les démences. L'Encéphale 58:19–52

Feinberg I (1976) Functional implications of changes in sleep physiology with age. In R. D. Terry and S. Gershon (eds) Neurobiology of Aging. New York: Raven Press, pp. 23–41, 1976

Feinberg I, Koresko RL, Heller N (1967) EEG sleep patterns as a function of normal and pathological aging in man. J Psychiat Res 5:107–144

Fink M (1969) EEG and human psychopharmacology. Ann Rev Pharmacol 9:241–258

Freemon FR (1972) Sleep Research: A Critical Review. Thomas, Springfield

Gordon EB, Sim M (1967) The EEG in presenile dementia. J Neurol Neurosurg Psychiat 30:285–291

Grünberger J (1977) Psychodiagnostik des Alkoholkranken. Ein methodischer Beitrag zur Bestimmung der Organizität in der Psychiatrie. Maudrich, Wien

Head H (1923) The conception of nervous and mental energy. II. Vigilance: A physiological state of the nervous system. Br J Psycho 14:125–147

Heiss WD, Zeiler K (1978) Medikamentöse Beeinflussung der Hirndurchblutung. Pharmakotherapie 1:137–144

Herrmann WM (1982) Development and critical evaluation of an objective procedure for the electroencephalographic classification of psychotropic drugs. In: Herrmann WM (ed) EEG in Drug Research. Fischer, Stuttgart New York, pp 249–351

Itil TM (1974) Quantitative pharmaco-electroencephalography. Use of computerized cerebral biopotentials in psychotropic drug research. Mod Probl Pharmacopsych, Vol 8. Karger, Basel pp 43–75

Johannesson G, Brun A, Gustafson I, Ingvar DH (1977) EEG in presenile dementia related to cerebral blood flow and autopsy findings. Acta Neurol Scand 56:89

Kiloh LG, McComas AJ, Osselton JW, Upton ARM (1981) Clinical Electroencephalography. Butterworths, London

Lairy GC (1956) Organisation de l'électroencéphalogramme normal et pathologique. Rev Neurol 94:749

Letemendia F, Pampiglione G (1958) Clinical and electroencephalographic observations in Alzheimer's disease. J Neurol Neurosurg Psychiat 21:167

Liddell DW (1958) Investigation of EEG findings in presenile dementia. J Neurol Neurosurg Psychiat 21:173

Mankovsky NB, Belonog RP (1971) Aging of the human nervous system in the electroencephalographic aspect. Geriatrics 26:100–116

Matejcek M, Devos JE (1976) Selected methods or quantitative EEG analysis and their application in psychotropic drug research. In: Kellaway P, Peterson I (eds) Quantitative analytic studies in epilepsy. Raven, New York, pp 183–205

Müller HF, Schwartz G (1978) Electroencephalograms and autopsy findings in gerontopsychiatry. J Geront 33:504–513

Mundy-Castle AC, Hurst LA, Beerstecher DM, Prinsloo T (1954) The electroencephalogram in the senile psychoses. Electroenceph Clin Neurophysiol 6:245

Nevin S (1967) On some aspects of cerebral degeneration in later life. Proc Royal Soc Med 60:517

Obrist WD (1976) Problems of aging. In: Remond A (ed) Handbook of electroencephalography and clinical neurophysiology, Vol 6, Part A. Elsevier, Amsterdam, pp 275–292

Obrist WD (1980) Cerebral blood flow and EEG changes associated with aging and dementia. In: Busse EW, Blazer DG (eds) Handbook for Geriatric Psychiatry. Van Nostrand Reinhold, New York, pp 83–101

Otomo E, Tsubaki R (1966) Electroencephalography in subjects sixty years and over. Electroenceph Clin Neurophysiol 20:77–82

Passouant P, Cadilhac J, Walter M, Moretti E (1956) Les indications apportées par l'E.E.G. au cours des encéphaloses. Rev Neurol 95:573

Prinz PN (1977) Sleep patterns in the healthy aged: Relationship with intellectual function. J Geront 32:179–186

Saletu B (1976) Psychopharmaka, Gehirntätigkeit und Schlaf. Karger, Basel

Saletu B (1981a) Nootropic drugs and human brain function. In: Wheatley D (ed) Stress and the Heart. Raven Press, New York, pp 327–359, 1981

Saletu B (1981b) Application of quantitative EEG in measuring encephalotropic and pharmacodynamic properties of antihypoxidotic/nootropic drugs. In: Scientific International Research (ed) Drugs and Methods in C.V.D. Proc Int Cerebrovascular Diseases. Pergamon, France, pp 79–115

Saletu B, Anderer P (1980) Double-blind placebo-controlled quantitative pharmaco-EEG investigations after tinofedrine i.v. in geriatric patients. Curr Ther Res 28:1–15

Saletu B, Grünberger J (1978) Assessment of psychoactivity and pharmacodynamic of a cerebral vasodilating hexobenzinecombination by quantitative electroencephalographic and psychometric analyses. Prog Neuro-Psychopharmacol 2:543–551

Saletu B, Grünberger J (1980) Antihypoxidotic and nootropic drugs: Proof or their encephalotropic and pharmacodynamic properties by quantitative EEG investigations. Prog Neuro-Psychopharmacol 4:469–489

Saletu B, Grünberger J (1982) Zur Pharmakodynamik von Vincamin: Pharmako-EEG und psychometrische Studien bei Alternden. In: Lechner H (ed) Fortschritte in Pathophysiologie, Diagnostik und Therapie cerebraler Gefäßkrankheiten. Excerpta Medica, Amsterdam Oxford Princeton 154–177

Saletu B, Grünberger J (1983) Cerebral hypoxic hypoxidosis: Neurophysiological, psychometric and pharmacotherapeutic aspects. Adv Biol Psychiat, Vol 13. Karger, Basel, pp OX–OY

Saletu B, Grünberger J, Linzmayer L (1977) Classification and determination of cerebral bioavailability of psychotropic drugs by quantitative "pharmaco-EEG" and psychometric investigations (studies with AX-A-411-BS). Int J Clin Pharmacol 15:449–459

Saletu B, Grünberger J, Saletu M, Mader R, Volavka J (1978) Treatment of the alcoholic organic brain syndrome with EMD 21657 – a derivative of a pyritinol-metabolite: Doubleblind clinical, quantitative EEG and psychometric studies. Int Pharmacopsychiat 13:177–192

Saletu B, Grünberger J, Linzmayer L (1979a) Bestimmung der encephalotropen, psychotropen und pharmakodynamischen Eigenschaften von Nicergolin mittels quantitativer Pharmakoelektroenzephalographie und psychometrischer Analysen. Arzneim-Forsch Drug Res. 29:1251–1261

Saletu B, Grünberger J, Linzmayer L, Anderer P (1979b) Proof of CNS efficacy and pharmacodynamics of nicergoline in the elderly by acute and chronic quantitative pharmaco-EEG and psychometric studies. In: Tognoni G, Garattini S (eds) Drug treatment in chronic cerebrovascular disorders. Elsevier/North-Holland, Amsterdam, pp 245–272

Saletu B, Grünberger J, Linzmayer L (1980) Quantitative EEG and psychometric analyses in assessing CNS-activity of RO 13-5057 – a cerebral insufficiency improver. Meth Find Exptl Clin Pharmacol 2:269–285

Saletu B, Grünberger J, Rajna P, Stöhr H (1982a) Vigilanzverbesserung bei alternden Menschen. Doppelblinde, placebokontrollierte neurophysiologische und psychometrische Studien mit Piridoxilat. Therapiewoche 32:5590–5603

Saletu B, Grünberger J, Linzmayer L, Stöhr H (1982b) Objective measures in determining the central effectiveness of a new anti-hypoxidotic SL 76188: Pharmaco-EEG, psychometric and pharmacokinetic analyses in the elderly. Arch Gerontol Geriatr 1:261–285

Saletu B, Saletu M, Grünberger J, Mader R (1983) Spontaneous and drug-induced remission of the alcoholic organic brain syndrome: Clinical, psychometric, and quantitative EEG studies. Psychiatry Research 10:59–75

Saletu B, Grünberger J, Linzmayer L, Stöhr H (1984) Zur Funktionsbesserung des alternden Gehirns: Placebo-kontrollierte Pharmako-EEG und psychometrische Studien mit einem stoffwechselaktiven Hämoderivat (Actovegin). Z Gerontol 17:271–279

Squires K, Chippendale T, Wrege K, Goodin D, Starr A (1980) Electrophysiological assessment of mental function in aging and dementia. In: Gurski GE (ed) Determining the effects of aging on the central nervous system. Free University of Berlin/Schering AG, Berlin, pp 93–104

Stefoski D, Bergen D, Fox J, Morrell R, Huckman M, Tamsey R (1976) Correlation between diffuse EEG abnormalities and cerebral atrophy in senile dementia. J Neurol Neurosurg Psychiat 39:751

Strughold H (1944) Hypoxydose. Klin Wschr 23:221–222

Surwillo W (1968) Timing of behaviour in senescence and the role of the central nervous system. In: Talland E (ed) Human aging and behaviour. Academic Press, New York, pp 1–33

Swain IM (1959) Electroencephalographic abnormalities in presenile atrophy. Neurology 9:722

Tomlinson BE, Henderson G (1976) Some quantitative cerebral findings in normal and demented old people. In: Terry RD, Gershon S (eds) Neurobiology of aging. Raven, New York, pp 183–204

Tune GS (1969) Sleep and wakefulness in 509 normal human adults. Brit J Med Psychol 42:75–80

Van der Drift JHA (1961) Ischaemic cerebral lesions. Angiology 12:401

Van der Drift JHA, Kok NKD, Niedermeyer E, Naguet R, Vigouroux RS (1972) The EEG in relation to pathology in simple cerebral ischaemia. In: Remond A (ed) Handbook of electroencephalography and clinical neurophysiology, Vol 14A. Elsevier, Amsterdam

Zeersen VD von, Koeller DM, Rey ER (1970) Die Befindlichkeits-Skala (B-S) – ein einfaches Instrument zur Objektivierung von Befindlichkeitsstörungen, insbesondere im Rahmen von Längsschnittuntersuchungen. Arzneim-Forsch/Drug Res 20:915–918

6. Rapport der Diskussion

R. Zimmer

Entsprechend der zunehmenden Bedeutung der neuroradiologischen, neurophysiologischen und nuklearmedizinischen Untersuchungstechniken für den Fortschritt der gerontopsychiatrischen Diagnostik und für deren Einsatz in psychopharmakologischen Studien nahmen die genannten Verfahren im Rahmen der Tagung einen relativ großen Raum ein. Hierin zeigt sich nicht zuletzt auch der aufkommende Optimismus, der mit der gezielten systematischen Anwendung dieser Verfahren in der Gerontopsychiatrie verbunden ist.

In dem von Kohlmeyer demonstrierten Krankengut von 300 Patienten über 60 Jahre, von denen 150 klinisch die Diagnose „Demenz" und 150 die Diagnose „keine Demenz" erhalten hatten, ließ sich bei 14% der Fälle im Computertomogramm die Diagnose „Demenz" morphologisch nicht bestätigen. Dieser Befund wurde kritisch bezüglich diagnostischer Demenzkriterien hinterfragt (Paal, Lauter). Hierbei stellte sich heraus, daß der klinische Sicherheitsgrad der Diagnosen in den verschiedenen „Zubringerkliniken" schwer zu bestimmen war.

In weiteren ergänzenden Informationen zu den Fragen von Meyer und Lauter führte Kohlmeyer aus, daß sich unter den morphologisch diagnostizierten Demenzen drei Morbus Pick-Fälle, von denen einer klinisch diagnostiziert gewesen sei, jedoch keine Jakob-Creutzfeldsche Erkrankung befunden hätten. Unter den frontalen Tumoren standen die medialen Meningiome und Oligodendrogliome an erster Stelle.

Zu den diagnostischen Kriterien für die Diagnose Morbus Binswanger, auf deren Bedeutung Paal und Meyer hinwiesen, erläuterte Kohlmeyer, daß er sich bei klinisch bekanntem Diabetes mellitus oder Hochdruck auf die Diagnose Binswangersche Enzephalopathie im engeren Sinne festlegen würde, wenn die Demyelinisierungen an den typischen, von Binswanger und Alzheimer beschriebenen Stellen im Centrum semiovale lägen. Ähnliche periventrikuläre Demyelinisierungen seien aber auch bei chronischen Alkoholikern beschrieben. Die typischen demyelinisierenden Veränderungen bei der alkoholischen Demenz lägen zwischen den Vorderhörnern der Seitenventrikel (Marchiafava Bignami-Erkrankung). Diese Demyelinisierung im Balkenbereich sei zuerst von italienischen und französischen Neuroradiologen beschrieben worden.

Den Wunsch von Herrn Kanowski nach der Herausarbeitung von metabolischen „Demenzmustern" mittels Positronen-Emissions-Tomographie bezeichnete Herr Heiss als sehr schwierig. Er machte hierzu folgende Ausführungen: Die Unterscheidung zwischen z. B. primär ischämiebedingten Stoffwechselstörungen und sekundären Stoffwechselstörungen infolge von Inaktivierung, erfordere metabolische Mehrfachbestimmungen. Wie man in physiologischen Experimenten nachweisen konnte, folge der Glukosestoffwechsel sehr rasch der funktionellen Aktivierung, der Proteinstoffwechsel dagegen nicht. Diesen Unterschied könnte man zur Differenzierung von primären und sekundären Stoffwechselstörungen ausnützen. Interessant wären solche Messungen auch bei Morbus Alzheimer, wo die größten Veränderungen im Glukosestoffwechsel in der Parietalregion registriert werden, aber wo auch wieder vieles dafür spricht, daß die Proteinsynthese primär gestört ist und es erst sekundär zur Glukosestoffwechselstörung kommt.

Als ein weiteres Problem bei der Beurteilung des Glukosestoffwechsels bezeichnete Herr Heiss die unter ischämischen Bedingungen auftretende anaerobe Glykolyse. Hierbei steigt die Glukoseaufnahme an. Dieser Anstieg der Glukoseaufnahme stellt aber gleichzeitig das pathologische Substrat dar. Das Vorliegen der anaeroben Glykolyse kann bei gleichzeitiger Sauerstoffverbrauchsmessung anhand des O_2-Glukose-Verbrauchsquotienten erkannt werden. Ähnliche Mehrfachstoffwechselmessungen können auch die Erkenntnis über den zentralen Wirkungsnachweis von Nootropika wesentlich fördern. Sollte es z. B. gelingen, in einem ischämischen Gebiet eine Abnahme der Glukoseaufnahme unter Pirazetam zu erzielen, so könnte das z. B. eine Abnahme der pathologischen anaeroben Glykolyse bedeuten, wenn gleichzeitig eine Aktivierung der oxidativen Phosphorylierung nachgewiesen wird.

Die Frage von Herrn Paal nach einem klinischen Beispiel für einen falsch negativen CT-Befund und einen positiven PET-Befund beantwortete Herr Heiss mit den Ergebnissen aus seinen Untersuchungen an Kindern und Jugendlichen mit tuberöser Hirnsklerose und gleichzeitig bestehenden epileptischen Anfällen. Die Patienten wiesen im CT die bekannten periventrikulären und ventrikulären Verkalkungen auf, der Kortex war unauffällig. Bei den drei untersuchten Fällen fanden sich im PET abgegrenzte fokale Defizite im kortikalen Glukosestoffwechsel. Diese metabolisch gestörten Zonen wurden als Auslösezonen der Anfälle interpretiert. Ähnliche Befunde, berichtete Herr Heiss, seien von einer Arbeitsgruppe in Los Angeles bei Patienten mit Epilepsie erhoben worden. Diese amerikanischen Patienten hätten bei normalem EEG im Intervall häufig kortikale fokale Defizite im Glukosestoffwechsel aufgewiesen. Diese Befunde könnten Basis und Indikationsstellung für chirurgische Sanierungen darstellen.

Die Frage von Herrmann nach der Hemmfunktion von Desoxiglukose in der Zelle konnte Herr Heiss aufgrund der extrem niedrigen Konzentration von Desoxiglukose in der Zelle unter den Versuchsbedingungen verneinen.

Die von Herrn Grossmann gestellte Frage nach der Streuung der Glukosemeßwerte im PET in Vergleich zu den Hirndurchblutungsmeßwerten beurteilte Herr Heiss auf Grund des Fehlens der dritten Dimension bei der zweidimensionalen regionalen Hirndurchblutungsmessung mittels der 133-Xenon-Inhalationstechnik als günstiger. Das Auflösungsvermögen des PET gab Herr Heiss mit zur Zeit 7–8 mm an, betonte aber, daß in keinem Fall das in tierexperimentellen autoradiographischen Studien erreichte mikroskopische Auflösungsvermögen zu erwarten sei.

Das zentrale Thema der Diskussion der neurophysiologisch ausgerichteten Vorträge von Saletu und Herrmann war die Beziehung zwischen elektrophysiologischen Parametern und klinisch bzw. psychologisch beobachtbarem Verhalten in pharmakologischen Studien.

Herrmann äußerte sich zu diesen von Kanowski und Saletu aufgeworfenen Fragen sehr zurückhaltend. Er betonte, daß Stimulierung und Sedierung im EEG gut abbildbar seien, daß sich aber bei der Charakterisierung von verschiedenen Psychopharmaka Schwierigkeiten ergäben. So verhalte sich z.B. Hydergin in den EEG-Frequenzbändern nicht eindeutig, ganz im Gegensatz zu Amphetamin und Coffein. Dies sage jedoch nur aus, daß Hydergin nicht wie Amphetamin und Coffein eine stimulierende Substanz sei. Insgesamt dürfe also nicht die Hoffnung gehegt werden, daß mit den Vigilanzmodellen im EEG auch die Verhaltensebene mit erfaßt werden könne.

Zur Frage von Zimmer nach einem Zusammenhang zwischen Vigilanz und Gedächtnis führte Saletu aus, daß Patienten mit guten Leistungen im Gedächtnis auch eine gute Vigilanz aufwiesen. Als Beispiel für eine Korrelation zwischen EEG, psychometrischen Tests und klinischem Befund nannte Saletu das organische Psychosyndrom des Alkoholikers. Letzteres bilde sich auch unter Nootropika schneller zurück.

Paal wollte vor der Diskussion über das Vigilanzmodell geklärt haben, welche Parameter des organischen Psychosyndroms überhaupt geeignet seien, um Substanzwirkungen zu prüfen. Kanowski bemerkte hierzu, daß Gedächtnis oder Orientierung wohl geeignete klinische Parameter seien, daß aber das Vigilanzmodell eines der wenigen generalisierten Modelle sei, die für die Untersuchung von Nootropika bei hirnorganischen Psychosyndromen überhaupt zur Verfügung stünden. Als Symptome des organischen Psychosyndroms, die mit Störung der Vigilanzregulation einhergehen, nannte er Schlaf-, Konzentrations- und Aufmerksamkeitsstörungen, Störungen des Schlaf-/Wachrhythmus, schließlich auch das delirante Syndrom. Alle diese Symptome würden zeigen, daß die Adaptivität der Vigilanzfunktionen bei belastenden Umweltfaktoren eingeschränkt ist.

Wegen der Schwierigkeiten im Verständnis des Vigilanzmodells verlangte Möller nochmals eine genauere Begriffsdefinition. Herr Kanowski gab folgende Auskünfte: Die Vigilanzfunktion stelle eine Optimierungsfunktion dar. Der hier benutzte Begriff der Vigilanz umfasse den Grad der Bereitschaft des neuronalen Systems, auf ein Reizmuster in einer adäquaten Weise, d. h. mit einem präzisen, auf das Funktionsziel ausgerichteten Verhalten, zu reagieren. Es handele sich mithin i. S. von Head (1923) und Bente (1982) um „eine *neurodynamische* Größe, die den Organisationsgrad des aktuellen Verhaltens und sein adaptives Niveau“ bestimme. Das Vigilanzkonzept habe daher die integrative und zugleich generalisierende Ordnungsfähigkeit der ZNS-Strukturen, also letztlich deren neuronale Verschaltung, und ihre Widerspiegelung im EEG zum Grunde. Es erhebe sich aber die Frage, wie die generelle Ordnungsfunktion mit dem Einfluß des unspezifischen Aktivierungssystem zusammenhänge, das wir mehr mit Vigilität verknüpfen, mit anderen Worten gesagt, welche Verbindung zwischen der Formatio reticularis und/oder der kortikalen Aktivierung, d. h. der eigentlichen Arousalfunktion, bestünden. An dieser Stelle führte Kanowski noch den Vergleich mit den verschiedenen Reaktionstypen bei der Änderung der Hirndurchblutung in Abhängigkeit von Testaufgaben ein. Auch hier würden fokale und/oder fokale und generalisierende Aktivierung des Stoffwechsels bzw. Änderung der Hirndurchblutung stattfinden. In Analogie zu diesen Befunden wies Kanowski darauf hin, daß das Vigilanzkonzept sicherlich noch in lokalisierbare Teilfunktionen aufgespalten werden könne (Konzept der lokalen Vigilanz: Koella 1982).

Auf die Frage von Lehrl, ob Herrmann zwischen Aktivation und Vigilanz unterscheide oder ob beide Begriffe ein Synonym für ihn seien, bezeichnete letzterer die Vigilanz als einen neurophysiologischen Begriff und Aktivation als einen psychologischen.

Noch schwerer überschaubar wurden die ohnehin komplexen Zusammenhänge, als Kanowski die Frage aufwarf, ob sich im EEG die Nootropika-Effekte von Antidepressiva-Effekten trennen ließen oder ob beide über die Antriebs- und Vigilanzschiene wirken würden. Meyer bemerkte von der klinischen Seite hierzu, daß ein Mensch z. B. angenehm müde sein könne, ohne depressiv zu sein, oder sehr wach und nicht depressiv oder sehr wach und dabei agitiert depressiv. Herrmann griff dieses nach seiner Ansicht gute Beispiel auf und bemerkte, daß es bei angenehmer Müdigkeit, wie z. B. unter geringen Benzodiazepindosen, zu einer Leistungssteigerung und Vigilanzverbesserung komme, bei unangenehmer Müdigkeit, wie z. B. unter geringen Dosen von Neuroleptika, zu einer Vigilanzverschlechterung. Er fügte noch hinzu, daß sowohl bei depressiven Syndromen als auch bei organischen Psychosyndromen eine Labilität des Vigilanztonus beobachtet werde.

Abschließend bemerkte Kanowski, wenn es – wie am Vortag besprochen – in pharmakologischen Studien in der Gerontopsychiatrie nicht möglich sei, im mittleren und höheren Lebensalter mangels diagnostischer Potenz nosologisch zuverlässig zu differenzieren (bezieht sich auf Diskussionsbemerkung von Lauter, Seite 73), müsse man versuchen, dies auf der funktionalen Ebene zu tun. Hier böten sich Möglichkeiten auf psychometrischer, morphologischer und elektrophysiologischer Ebene an.

Paal gab zu bedenken, ob es dann noch möglich wäre, ausreichende Fallzahlen zu finden. Hierzu bemerkte Kanowski, daß dies vielleicht nur unter Verzicht auf gruppenstatistische Vergleiche und unter Berufung auf individualspezifische Formen der Therapieevaluation möglich sei. Gleichzeitig stellte er die Aussagefähigkeit von Multicenterstudien im Bereich der „Nootropika“ mit marginaler Wirkungseffizienz und dominierendem Einfluß von situativen und anderen Bedingungen in Frage.

Literatur

Bente D (1982) Vigilanzregulation, hirnorganisches Psychosyndrom und Alterserkrankungen: Ein psychophysiologisches Modell. In: Bente D, Coper H, Kanowski S (Hrsg) Hirnorganische Psychosyndrome im Alter. Springer, Berlin Heidelberg New York, pp 63–73

Koella WP (1982) Vigilanz – ihre Regulation und die Rolle der Neurotransmittersysteme. In: Bente D, Coper H, Kanowski S (Hrsg) Hirnorganische Psychosyndrome im Alter. Springer, Berlin Heidelberg New York, pp 199–219

Sachverzeichnis